临床外科常见病规范化诊疗与实践

主编◎刘 磊 等

辽宁科学技术出版社

·沈阳·

图书在版编目（CIP）数据

临床外科常见病规范化诊疗与实践 / 刘磊等主编
. 一 沈阳：辽宁科学技术出版社，2022.7

ISBN 978-7-5591-2589-7

Ⅰ．①临… Ⅱ．①刘… Ⅲ．①外科-常见病-诊疗

Ⅳ．①R6

中国版本图书馆CIP数据核字（2022）第135405号

出版发行：辽宁科学技术出版社
    （地址：沈阳市和平区十一纬路25号 邮编：110003）
印 刷 者：辽宁鼎籍数码科技有限公司
经 销 者：各地新华书店
幅面尺寸：185 mm × 260 mm
印 张：14.125
字 数：337千字
出版时间：2022年7月第1版
印刷时间：2022年7月第1次印刷
责任编辑：郑红 于倩
封面设计：李娜
责任校对：王玉宝

书 号：ISBN 978-7-5591-2589-7
定 价：120.00元

联系电话：024-23284526
邮购热线：024-23284502
http://www.lnkj.com.cn

《临床外科常见病规范化诊疗与实践》
编委会

主　编

刘　磊	日照市中医医院
张　琰	滕州市羊庄中心卫生院
张　岐	济南市历下区第三人民医院
袁　源	烟台毓璜顶医院
弨云涛	临邑县中医院
冯西恩	烟台毓璜顶医院

副主编

吴文晶	山东省枣庄滕州市龙阳镇卫生院
石　磊	大连医科大学附属第一医院
李培基	珠海市人民医院医疗集团高新医院
	（珠海市高新区人民医院）
郑明远	临沂河东医院
张明清	济南医院
周　哲	山东省立第三医院
焦建国	日照市岚山区人民医院

前　言

外科学是医学科学的一个重要组成部分，相比于内科学，更倾向于用"手术刀"解决问题。现代外科学经历了几百年的发展，诊疗方法不断改进，诊疗理念不断更新，诊疗技术不断进步。临床诊疗正逐渐通过微创和无创的方式，实现从单纯解决病灶、延长生存时间到提高生活质量的追求。面对日新月异的技术设备和理念，临床医生迫切需要掌握前沿信息，获得专业发展前沿的指导和参考。

本书介绍了肝胆外科疾病、胃肠外科疾病、肛肠外科疾病、骨外科疾病等相关的诊断和治疗方面的知识。本书注重体现基本知识、基本理论，注重思想性、科学性、创新性、启发性和先进性，条理清晰，内容丰富，理论和实践结合紧密，密切结合临床实际，力求体现以患者为中心的治疗模式，能够满足各级医院外科诊疗之需。本书融入了作者多年的临床诊疗经验和思考，对临床外科医师及其他相关专业医务人员，在进一步提高疾病的诊治上有所帮助。

鉴于临床疾病诊疗的复杂性，以及编者水平的限制，故书中难免会有不足，请广大读者提出宝贵意见，以便再版时加以改正。

编　者

目　　录

第一章　肝胆外科疾病

第一节　细菌性肝脓肿

一、概述

细菌性肝脓肿通常指由化脓性细菌引起的感染，故亦称化脓性肝脓肿。本病病原菌可来自胆管疾病（占 16%～40%），门静脉血行感染（占 8%～24%），经肝动脉血行感染率报道不一，最多者为 45%，直接感染者少见，隐匿感染占 10%～15%。致病菌以革兰阴性菌最多见，其中 2/3 为大肠埃希菌，粪链球菌和变形杆菌次之；革兰阳性球菌以金黄色葡萄球菌最常见。临床常见多种细菌的混合感染。细菌性肝脓肿 70%～83% 发生于肝右叶，这与门静脉分支走行有关。左叶者占 10%～16%；左右叶均感染者为 6%～14%。脓肿多为单发且大，多发者较少且小。少数细菌性肝脓肿患者的肺、肾、脑及脾等亦可有小脓肿。尽管目前对本病的认识、诊断和治疗方法都有所改进，但病死率仍为 30%～65%，其中多发性肝脓肿的病死率为 50%～88%，而孤立性肝脓肿的病死率为 12.5%～31%。本病多见于男性，男女比例约为 2：1。但目前的许多报道指出，本病的性别差异已不明显，这可能与女性胆管疾患发生率较高，而胆源性肝脓肿在化脓性肝脓肿发生中占主导地位有关。本病可发生于任何年龄，但中年以上者约占 70%。

二、病因病机

肝由于接受肝动脉和门静脉双重血液供应，并通过胆管与肠道相通，发生感染的机会很多。但是在正常情况下由于肝的血液循环丰富和单核吞噬细胞系统的强大吞噬作用，可以杀伤入侵的细菌并且阻止其生长，不易形成肝脓肿。但是当各种原因导致机体抵抗力下降时，或某些原因造成胆管梗阻时，入侵的细菌便可以在肝内重新生长引起感染，进一步发展形成脓肿。化脓性肝脓肿是一种继发性病变，病原菌可由下列途径进入肝。

（一）胆管系统

这是目前最主要的侵入途径，也是细菌性肝脓肿最常见的原因。当各种原因导致急性梗阻性化脓性胆管炎，细菌可沿胆管逆行上行至肝，形成脓肿。胆管疾病引起的肝脓肿占肝脓肿发病率的 21.6%～51.5%，其中肝胆管结石并发肝脓肿更多见。胆管疾病引起的肝脓肿常为多发性，以肝左叶多见。

（二）门静脉系统

腹腔内的感染性疾病，如坏疽性阑尾炎、内痔感染、胰腺脓肿、溃疡性结肠炎及化脓性盆腔炎等均可引起门脉属支的化脓性门静脉炎，脱落的脓毒性栓子进入肝形成肝脓肿。近年来由于抗生素的应用，这种途径的感染已大为减少。

（三）肝动脉

体内任何部位的化脓性疾患，如急性上呼吸道感染、亚急性细菌性心内膜炎、骨髓炎和痈等，病原菌由体循环经肝动脉侵入肝。当机体抵抗力低下时，细菌可在肝内繁殖形成多发性肝脓肿，多见于小儿败血症。

（四）淋巴系统

与肝相邻部位的感染如化脓性胆囊炎、膈下脓肿、肾周围脓肿、胃及十二指肠穿孔等，病原菌可经淋巴系统进入肝，亦可直接侵及肝。

（五）肝外伤后继发感染

开放性肝外伤时，细菌从创口进入肝或随异物直接从外界带入肝引发脓肿。闭合性肝外伤时，特别是中心型肝损伤患者，可在肝内形成血肿，易导致内源性细菌感染。尤其是合并肝内小胆管损伤，则感染的概率更大。

（六）医源性感染

近年来，由于临床上开展了许多肝脏手术及侵入性诊疗技术，如肝穿刺活检术、经皮肝穿刺胆管造影术（PTC）、内镜逆行胰胆管造影术（ERCP）等，操作过程中有可能将病原菌带入肝形成肝的化脓性感染。肝脏手术时由于局部止血不彻底或术后引流不畅，形成肝内积血积液时均可引起肝脓肿。

（七）其他

有一些原因不明的肝脓肿，如隐源性肝脓肿，可能肝内存在隐匿性病变。当机体抵抗力减弱时，隐匿病灶"复燃"，细菌开始在肝内繁殖导致肝的炎症和脓肿。Ranson 指出，25%隐源性肝脓肿患者伴有糖尿病。

三、临床表现

细菌性肝脓肿并无典型的临床表现，急性期常被原发性疾病的症状所掩盖，一般起病较急，全身脓毒性反应显著。

（一）寒战和高热

寒战和高热是为最早、最常见的症状。患者在发病初期骤感寒战，继而高热，热型呈弛张型，体温在 38～40℃，最高可达 41℃，伴有大量出汗，脉率增快，一日数次，反复发作。

（二）肝区疼痛

由于肝增大和肝被膜急性膨胀，肝区出现持续性钝痛；出现的时间可在其他症状之前或之后，亦可与其他症状同时出现，疼痛剧烈者常提示单发性脓肿；疼痛早期为持续性钝痛，后期可呈剧烈锐痛，随呼吸加重者提示脓肿位于肝膈顶部；疼痛可向右肩部放射，左肝脓肿也可向左肩部放射。

（三）乏力、食欲缺乏、恶心和呕吐

由于伴有全身毒性反应及持续消耗，患者可出现乏力、食欲缺乏、恶心、呕吐等消化道症状。少数患者还出现腹泻、腹胀以及顽固性呃逆等症状。

（四）体征

肝区压痛和肝大最常见。右下胸部和肝区叩击痛；若脓肿移行于肝表面，则其相应部位的皮肤呈红肿，且可触及波动性肿块。右上腹肌紧张，右季肋部饱满，肋间水肿并有触痛。

左肝脓肿时上述症状出现于剑突下。并发于胆管梗阻的肝脓肿患者常出现黄疸。其他原因的肝脓肿，一旦出现黄疸，表示病情严重，预后不良。少数患者可出现右侧反应性胸膜炎和胸腔积液，可查及肺底呼吸音减弱、啰音和叩诊浊音等。晚期患者可出现腹腔积液，这可能是由于门静脉炎以及周围脓肿的压迫影响门静脉循环及肝受损，长期消耗导致营养性低蛋白血症引起。

四、辅助检查

（一）实验室检查

白细胞计数明显升高，总数达（1～2）×10^{10}/L 或以上，中性粒细胞在 90％以上，并可出现核左移或中毒颗粒，谷丙转氨酶、碱性磷酸酶升高，其他肝功能检查也可出现异常。

（二）B 超检查

B 超检查是诊断肝脓肿最方便、简单又无痛苦的方法，可显示肝内液性暗区，区内有"絮状回声"并可显示脓肿部位、大小及距体表深度，并用以确定脓腔部位作为穿刺点和进针方向，或为手术引流提供进路。

此外，还可供术后动态观察及追踪随访。能分辨肝内直径 2cm 以上的脓肿病灶，可作为首选检查方法，其诊断阳性率可达 96％以上。

（三）X 线和 CT 检查

X 线片可见肝阴影增大、右侧膈肌升高和活动受限，肋膈角模糊或胸腔少量积液，右下肺不张或有浸润，以及膈下有液气面等。肝脓肿在 CT 图像上表现为密度减低区，吸收系数介于肝囊肿和肝肿瘤之间。CT 可直接显示肝脓肿的大小、范围、数目和位置，但费用昂贵。

（四）其他

如放射性核素肝扫描（包括 ECT）、选择性腹腔动脉造影等对肝脓肿的诊断有一定价值。但这些检查复杂、费时，因此在急性期患者最好选用操作简便、安全、无创伤性的 B 超检查。

五、诊断

在急性胆道感染和肠道炎症患者中，如突然发生脓毒性的寒战和高热，并伴有肝脏肿大和肝区疼痛者，应想到有肝脓肿可能。如患者白细胞数明显增多，X 线检查发现肝脏肿大，或有液平面可见，且右侧膈肌活动受限制者，对诊断更有帮助；而 B 型超声检查作为首选的检查方法，其阳性诊断率可达 96％以上。必要时可在 B 型超声定位引导下或在肝区压痛最明显处，进行肝脓肿穿刺，以确定诊断。

六、鉴别诊断

（一）阿米巴性肝脓肿

阿米巴性肝脓肿的临床症状和体征与细菌性肝脓肿有许多相似之处，但两者的治疗原则有本质上的差别，前者以抗阿米巴和穿刺抽脓为主，后者以控制感染和手术治疗为主，故在治疗前应明确诊断。阿米巴肝脓肿常有阿米巴肠炎和脓血便的病史，发生肝脓肿后病程较长，全身情况尚可，但贫血较明显。肝显著增大，肋间水肿，局部隆起和压痛较明显。若粪便中找到阿米巴原虫或滋养体，则更有助于诊断。此外，诊断性肝脓肿穿刺液为"巧克力"

样,可找到阿米巴滋养体。

(二)胆囊炎、胆石症

此类病有典型的右上部绞痛和反复发作的病史,疼痛放射至右肩或肩胛部,右上腹肌紧张,胆囊区压痛明显或触及增大的胆囊,X线检查无膈肌抬高,运动正常。B超检查有助于鉴别诊断。

(三)肝囊肿合并感染

这些患者多数在未合并感染前已明确诊断。对既往未明确诊断的患者合并感染时,需详细询问病史和仔细检查,亦能加以鉴别。

(四)膈下脓肿

膈下脓肿往往有腹膜炎或上腹部手术后感染史,脓毒血症和局部体征较化脓性肝脓肿为轻,主要表现为胸痛,深呼吸时疼痛加重。X线检查见膈肌抬高、僵硬、运动受限明显,或膈下出现气液平。B超可发现膈下有液性暗区。但当肝脓肿穿破合并膈下感染者,鉴别诊断就比较困难。

(五)原发性肝癌

巨块型肝癌中心区液化坏死而继发感染时易与肝脓肿相混淆。但肝癌患者的病史、发病过程及体征等均与肝脓肿不同,如能结合病史、B超和AFP检测,一般不难鉴别。

(六)胰腺脓肿

有急性胰腺炎病史,脓肿症状之外尚有胰腺功能不良的表现;肝无增大,无触痛;B超以及CT等影像学检查可辅助诊断并定位。

七、治疗方法

细菌性肝脓肿是一种继发疾病,如能及早重视治疗原发病灶可起到预防的作用。即便在肝脏感染的早期,如能及时给予大剂量抗生素治疗,加强全身支持疗法,也可防止病情进展。

(一)药物治疗

对急性期,已形成而未局限的肝脓肿或多发性小脓肿,宜采用此法治疗。即在治疗原发病灶的同时,使用大剂量有效抗生素和全身支持治疗,以控制炎症,促使脓肿吸收自愈。全身支持疗法很重要,由于本病的患者中毒症状严重,全身状况较差,故在应用大剂量抗生素的同时应积极补液,纠正水、电解质紊乱,给予B族维生素、维生素C、维生素K,反复多次输入少量新鲜血液和血浆以纠正低蛋白血症,改善肝功能和输注免疫球蛋白。目前多主张有计划地联合应用抗生素,如先选用对需氧菌和厌氧菌均有效的药物,待细菌培养和药敏结果明确再选用敏感抗生素。多数患者可望治愈,部分脓肿可局限化,为进一步治疗提供良好的前提。多发性小脓肿经全身抗生素治疗不能控制时,可考虑在肝动脉或门静脉内置管滴注抗生素。

(二)B超引导下经皮穿刺抽脓或置管引流术

适用于单个较大的脓肿,在B超引导下以粗针穿刺脓腔,抽吸脓液后反复注入生理盐水冲洗,直至抽出液体清亮,拔出穿刺针。亦可在反复冲洗吸净脓液后,置入引流管,以备术后冲洗引流之用,至脓腔直径小于1.5 cm时拔除。这种方法简便,创伤小,疗效亦满意。

特别适用于年老体虚及危重患者。操作时应注意：①选择脓肿距体表最近点穿刺，同时避开胆囊、胸腔或大血管。②穿刺的方向对准脓腔的最大径。③多发性脓肿应分别定位穿刺。但是这种方法并不能完全替代手术，因为脓液黏稠，会造成引流不畅，引流管过粗易导致组织或脓腔壁出血，对多分隔脓腔引流不彻底，不能同时处理原发病灶，厚壁脓肿经抽脓或引流后，脓壁不易塌陷。

（三）手术疗法

1. 脓肿切开引流术

适用于脓肿较大或经非手术疗法治疗后全身中毒症状仍然较重或出现并发症者，如脓肿穿入腹腔引起腹膜炎或穿入胆管等。常用的手术途径有以下几种。①经腹腔切开引流术：取右肋缘下斜切口，进入腹腔后，明确脓肿部位，用湿生理盐水垫保护手术野四周以免脓液污染腹腔。先试穿刺抽得脓液后，沿针头方向用直血管钳插入脓腔，排出脓液，再用手指伸进脓腔，轻轻分离腔内间隔组织，用生理盐水反复冲洗脓腔。吸净后，脓腔内放置双套管负压吸引。脓腔内及引流管周围用大网膜覆盖，引流管自腹壁戳口引出。脓液送细菌培养。这种入路的优点是病灶定位准确、引流充分，可同时探查并处理原发病灶，是目前临床最常用的手术方式。②腹膜外脓肿切开引流术：位于肝右前叶和左外叶的肝脓肿，与前腹膜已发生紧密粘连，可采用前侧腹膜外入路引流脓液。方法是做右肋缘下斜切口或右腹直肌切口，在腹膜外间隙，用手指推开肌层直达脓肿部位。此处腹膜有明显的水肿，穿刺抽出脓液后处理方法同上。③后侧脓肿切开引流术：适用于肝右叶膈顶部或后侧脓肿。患者左侧卧位，左侧腰部垫一沙袋。沿右侧第 12 肋稍偏外侧做一切口，切除一段肋骨，在第 1 腰椎棘突水平的肋骨床区做一横切口，显露膈肌，有时需将膈肌切开到达肾后脂肪囊区。用手指沿肾后脂肪囊向上分离，显露肾上极与肝下面的腹膜后间隙直达脓肿。将穿刺针沿手指方向刺入脓腔，抽得脓液后，用长弯血管钳顺穿刺方向插入脓腔，排出脓液。用手指扩大引流口、冲洗脓液后，置入双套管或多孔乳胶管引流，切口部分缝合。

2. 肝叶切除术

适用于：①病期长的慢性厚壁脓肿，切开引流后脓肿壁不塌陷，长期留有无效腔，伤口经久不愈合者。②肝脓肿切开引流后，留有窦道长期不愈者。③合并某肝段胆管结石，因肝内反复感染、组织破坏、萎缩，失去正常生理功能者。④肝左外叶内多发脓肿致使肝组织严重破坏者。肝叶切除治疗肝脓肿应注意术中避免炎性感染扩散到术野或腹腔，特别对肝断面的处理要细致妥善，术野的引流要通畅，一旦局部感染将导致肝断面的胆瘘、出血等并发症。肝脓肿急诊切除肝叶，有使炎症扩散的危险，应严格掌握手术指征。

八、预后

本病的预后与年龄、身体素质、原发病、脓肿数目、治疗是否及时与合理以及有无并发症等密切相关。有报道称多发性肝脓肿的病死率明显高于单发性肝脓肿。年龄超过 50 岁者的病死率为 79%，而 50 岁以下则为 53%。手术病死率为 10%～33%。全身情况较差，肝明显损害及合并严重并发症者预后较差。

第二节　阿米巴性肝脓肿

一、概述

阿米巴性肝脓肿是肠阿米巴病最多见的主要并发症。本病常见于热带与亚热带地区。好发于 20～50 岁的中青年男性，男女比例约为 10∶1。脓肿以肝右后叶最多见，占 90% 以上，左叶不到 10%，左右叶并发者亦不罕见。脓肿单腔者为多。国内临床资料统计，肠阿米巴病并发肝脓肿者占 1.8%～20%，最高者可达 67%。综合国内外报道 4819 例中，男性为 90.1%，女性为 9.9%。农村高于城市。

二、病因病机

阿米巴性肝脓肿是由溶组织阿米巴原虫所引起，有的在阿米巴痢疾期间形成，有的发生于痢疾之后数周或数月。据统计，60% 发生在患阿米巴痢疾后 4～12 周，但也有在长达 20～30 年或之后发病者。溶组织阿米巴是人体唯一的致病型阿米巴，在其生活史中主要有滋养体型和虫卵型。前者为溶组织阿米巴的致病型，寄生于肠壁组织和肠腔内，通常可在急性阿米巴痢疾的粪便中查到，在体外自然环境中极易破坏死亡，不易引起传染；虫卵仅在肠腔内形成，可随粪便排出，对外界抵抗力较强，在潮湿低温环境中可存活 12 日，在水中可存活 9～30 日，在低温条件下其寿命可为 6～7 周。虽然没有侵袭力，但为重要的传染源。当人吞食阿米巴虫卵污染的食物或水后，在小肠下段，由于碱性肠液的作用，阿米巴原虫脱卵而出并大量繁殖成为滋养体，滋养体侵犯结肠黏膜形成溃疡，常见于盲肠、升结肠等处，少数侵犯乙状结肠和直肠。

寄生于结肠黏膜的阿米巴原虫，分泌溶组织酶，消化溶解肠壁上的小静脉，阿米巴滋养体侵入静脉，随门静脉血流进入肝；也可穿过肠壁直接或经淋巴管到达肝内。进入肝的阿米巴原虫大多数被肝内单核吞噬细胞消灭；仅当侵入的原虫数目多、毒力强而机体抵抗力降低时，其存活的原虫即可繁殖，引起肝组织充血炎症，继而原虫阻塞门静脉末梢，造成肝组织局部缺血坏死；又因原虫产生溶组织酶，破坏静脉壁，溶解肝组织而形成脓肿。

三、临床表现

本病的发展过程一般比较缓慢，急性阿米巴肝炎期较短暂，如不能及时治疗，继之为较长时期的慢性期。

（一）急性肝炎期

在肠阿米巴病过程中，出现肝区疼痛、肝大、压痛明显，伴有体温升高（持续在 38～39℃），脉速、大量出汗等症状亦可出现。此期如能及时、有效治疗，炎症可得到控制，避免脓肿形成。

（二）肝脓肿期

临床表现取决于脓肿的大小、位置、病程长短及有无并发症等。但大多数患者起病比较缓慢，病程较长，此期间主要表现为发热、肝区疼痛及肝增大等。

1. 发热

大多起病缓慢，持续发热（38～39℃），常以弛张热或间歇热为主；在慢性肝脓肿患者体温可正常或仅为低热；如继发细菌感染或其他并发症时，体温可高达40℃以上；常伴有畏寒、寒战或多汗。体温大多晨起低，在午后上升，夜间热退时有大汗淋漓；患者多有食欲缺乏、腹胀、恶心、呕吐，甚至腹泻、痢疾等症状；体重减轻、虚弱乏力、消瘦、精神不振、贫血等亦常见。

2. 肝区疼痛

常为持续性疼痛，偶有刺痛或剧烈疼痛；疼痛可随深呼吸、咳嗽及体位变化而加剧。疼痛部位因脓肿部位而异，当脓肿位于右膈顶部时，疼痛可放射至右肩胛或右腰背部；也可因压迫或炎症刺激右膈肌及右下肺而导致右下肺肺炎、胸膜炎，产生气急、咳嗽、肺底湿啰音等。如脓肿位于肝的下部，可出现上腹部疼痛症状。

3. 局部水肿和压痛

较大的脓肿可出现右下胸、上腹部膨隆，肋间饱满，局部皮肤水肿发亮，肋间隙因皮肤水肿而消失或增宽，局部压痛或叩痛明显。右上腹部可有压痛、肌紧张，有时可扪及增大的肝脏或肿块。

4. 肝增大

肝往往呈弥散性增大，病变所在部位有明显的局限性压痛及叩击痛。右肋缘下常可扪及增大的肝，下缘钝圆有充实感，质中坚，触痛明显，且多伴有腹肌紧张。部分患者的肝有局限性波动感，少数患者可出现胸腔积液。

5. 慢性病例

慢性期疾病可迁延数月甚至1～2年。患者呈消瘦、贫血和营养性不良性水肿甚至胸腔积液和腹腔积液；如不继发细菌性感染，发热反应可不明显。上腹部可扪及增大坚硬的包块。少数患者由于巨大的肝脓肿压迫胆管或肝细胞损害而出现黄疸。

四、辅助检查

（一）实验室检查

1. 血液常规检查

急性期白细胞总数可达（10～20）×10^9/L，中性粒细胞在80%以上，明显升高者应怀疑合并有细菌感染。慢性期白细胞升高不明显。病程长者贫血较明显，血沉可增快。

2. 肝功能检查

肝功能多数在正常范围内，偶见谷丙转氨酶、碱性磷酸酶升高，清蛋白下降。少数患者血清胆红素可升高。

3. 粪便检查

仅供参考，因为阿米巴包囊或原虫阳性率不高，仅少数患者的新鲜粪便中可找到阿米巴原虫，国内报道阳性率约为14%。

4. 血清补体结合试验

对诊断阿米巴病有较大价值。有报道结肠阿米巴期的阳性率为15.5%，阿米巴肝炎期为83%，肝脓肿期可为92%～98%，且可发现隐匿性阿米巴肝病，治疗后即可转阴。但由于在流行区内无症状的带虫者和非阿米巴感染的患者也可为阳性，故诊断时应结合具体患者进行分析。

（二）超声检查

B超检查对肝脓肿的诊断有肯定的价值，准确率在90％以上，能显示肝脓性暗区。同时B超定位有助于确定穿刺或手术引流部位。

（三）X线检查

由于阿米巴性肝脓肿多位于肝右叶膈面，故在X线透视下可见到肝阴影增大，右膈肌抬高，运动受限或横膈呈半球形隆起等征象。有时还可见胸膜反应或积液，肺底有云雾状阴影等。此外，如在X线片上见到脓腔内有液气面，则对诊断有重要意义。

（四）CT检查

CT可见脓肿部位呈低密度区，造影强化后脓肿周围呈环形密度增高带影，脓腔内可有气液平面。囊肿的密度与脓肿相似，但边缘光滑，周边无充血带；肝肿瘤的CT值明显高于肝脓肿。

（五）放射性核素肝扫描

放射性核素肝扫描可发现肝内有占位性病变，即放射性缺损区，但直径小于2cm的脓肿或多发性小脓肿易被漏诊或误诊，因此仅对定位诊断有帮助。

（六）诊断性穿刺抽脓

这是确诊阿米巴肝脓肿的主要证据，可在B超引导下进行。典型的脓液呈巧克力色或咖啡色，黏稠无臭味。脓液中查滋养体的阳性率很低（为3％～4％），若将脓液按每毫升加入链激酶10U，在37℃条件下孵育30分钟后检查，可提高阳性率。从脓肿壁刮下的组织中，几乎都可找到活动的阿米巴原虫。

（七）诊断性治疗

如上述检查方法未能确定诊断，可试用抗阿米巴药物治疗。如果治疗后体温下降，肿块缩小，诊断即可确立。

五、诊断

肝脏肿大的临床诊断基本要点为：①右上腹痛、发热、肝脏肿大和压痛。②X线检查右侧膈肌抬高、运动减弱。③超声波检查显示肝区液平面。若肝穿刺获得典型的脓液，或脓液中找到阿米巴滋养体，或对特异性抗阿米巴药物治疗有良好效应，即可确诊为阿米巴性肝脓肿。

六、鉴别诊断

（一）原发性肝癌

同样有发热、右上腹痛和肝大等，但原发性肝癌常有传染性肝炎病史，并且合并肝硬化占80％以上，肝质地较坚硬，并有结节。结合B超检查、放射性核素肝扫描、CT、肝动脉造影及AFP检查等，不难鉴别。

（二）细菌性肝脓肿

细菌性肝脓肿病程急骤，脓肿以多发性为主，且全身脓毒血症明显，一般不难鉴别。

（三）膈下脓肿

膈下脓肿常继发于腹腔继发性感染，如溃疡病穿孔、阑尾炎穿孔或腹腔手术之后。本病全身症状明显，但腹部体征轻；X线检查肝向下推移。横膈普遍抬高和活动受限，但无局限性隆起，可在膈下发现液气面；B超提示膈下液性暗区而肝内则无液性区；放射性核素肝扫描不显示肝内有缺损区；MRI检查在冠状切面上能显示位于膈下与肝间隙内有液性区，而肝内正常。

（四）胰腺脓肿

本病早期为急性胰腺炎症状。脓毒症状之外可有胰腺功能不良，如糖尿、粪便中有未分解的脂肪和未消化的肌纤维。肝增大亦甚轻，无触痛。胰腺脓肿时膨胀的胃挡在病变部前面。B超扫描无异常所见，CT可帮助定位。

七、治疗方法

本病的病程长，患者的全身情况较差，常有贫血和营养不良，故应加强营养和支持疗法，给予高糖类、高蛋白、高维生素和低脂肪饮食，必要时可补充血浆及蛋白，同时给予抗生素治疗，最主要的是应用抗阿米巴药物，并辅以穿刺排脓，必要时采用外科治疗。

（一）药物治疗

1. 甲硝唑（灭滴灵）

为首选治疗药物，视病情可给予口服或静脉滴注，该药疗效好，毒性小，疗程短，除妊娠早期均可适用，治愈率70%～100%。

2. 依米丁（吐根碱）

由于该药毒性大，目前已很少使用。对阿米巴滋养体有较强的杀灭作用，可根治肠内阿米巴慢性感染。本品毒性大，可引起心肌损害、血压下降、心律失常等。此外，还有胃肠道反应、肌无力、神经闪痛、吞咽和呼吸肌麻痹。故在应用期间，每日测量血压，若发现血压下降应停药。

3. 氯喹

本品对阿米巴滋养体有杀灭作用。口服后肝内浓度高于血液200～700倍，毒性小，疗效佳，适用于阿米巴性肝炎和肝脓肿。成人口服第1、第2日每日0.6g，以后每日服0.3g，3～4周为1个疗程，偶有胃肠道反应、头痛和皮肤瘙痒。

（二）穿刺抽脓

经药物治疗症状无明显改善者，或脓腔大或合并细菌感染病情严重者，应在抗阿米巴药物应用的同时，进行穿刺抽脓。穿刺应在B超检查定位引导下和局部麻醉后进行，取距脓腔最近部位进针，严格无菌操作。每次尽量吸尽脓液，每隔3～5天重复穿刺，穿刺术后应卧床休息。如合并细菌感染，穿刺抽脓后可于脓腔内注入抗生素。近年来也加用脓腔内放置塑料管引流，收到良好疗效。患者体温正常，脓腔缩小为5～10mL后，可停止穿刺抽脓。

（三）手术治疗

常用术式有2种。

1. 切开引流术

下列情况可考虑该术式。①经抗阿米巴药物治疗及穿刺抽脓后症状无改善者。②脓肿伴有细菌感染，经综合治疗后感染不能控制者。③脓肿穿破至胸腔或腹腔，并发脓胸或腹膜炎者。④脓肿深或由于位置不好不宜穿刺排脓治疗者。⑤左外叶肝脓肿，抗阿米巴药物治疗不见效，穿刺易损伤腹腔脏器或污染腹腔者。在切开排脓后，脓腔内放置多孔乳胶引流管或双套管持续负压吸引。引流管一般在无脓液引出后拔除。

2. 肝叶切除术

对慢性厚壁脓肿，引流后腔壁不易塌陷者，遗留难以愈合的无效腔和窦道者，可考虑做肝叶切除术。手术应与抗阿米巴药物治疗同时进行，术后继续抗阿米巴药物治疗。

八、预后

本病预后与病变的程度、脓肿大小、有无继发细菌感染或脓肿穿破以及治疗方法等密切相关。根据国内报道，抗阿米巴药物治疗加穿刺抽脓，病死率为 7.1%，但在兼有严重并发症时，病死率可增加 1 倍多。

本病是可以预防的，主要在于防止阿米巴痢疾的感染。只要加强粪便管理，注意卫生，对阿米巴痢疾进行彻底治疗，阿米巴肝脓肿是可以预防的；即使进展到阿米巴肝炎期，如能早期诊断、及时彻底治疗，也可预防肝脓肿的形成。

第三节　转移性肝癌

一、概述

肝脏恶性肿瘤可分为原发性肝癌和转移性肝癌两大类。原发性肝癌包括常见的肝细胞肝癌，少见的胆管细胞癌，罕见的肝血管肉瘤等。身体其他部位的癌肿转移到肝脏，并在肝内继续生长、发展，其组织学特征与原发性癌相同，称之为肝转移癌或继发性肝癌。在西方国家，继发性肝癌的发生率远高于原发性肝癌，造成这种情况的原因是多方面的，而后者的发病率低是其中的影响因素之一；我国由于原发性肝癌的发病率较高，继发性肝癌发生率相对低于西方国家，两者发病率相近。国内统计两者之比为 2∶1～4∶1，西方国家高达 20∶1 以上。在多数情况下，肝转移癌的发生可被看成是原发性肿瘤治疗失败的结果。目前，虽然肝转移癌的综合治疗已成为共识，但外科治疗依然被看作治疗转移性肝癌最重要、最常见的手段，尤其是对结直肠癌肝转移而言，手术治疗已被认为是一种更积极、更有效的治疗措施，其 5 年生存率目前可达 20%～40%。近年来，随着对肝转移癌生物学特性认识的加深，肝脏外科手术技巧的改进以及围术期支持疗法的改善，肝转移癌手术切除的安全性和成功率已大大提高，手术病死率仅为 1.8%，5 年生存率达 33.6%。因此，早期发现、早期诊断、早期手术治疗是提高肝转移癌远期疗效的重要途径，手术切除肝转移癌灶可使患者获得痊愈或延长生命的机会，因此对肝转移癌的外科治疗需持积极态度。

二、病因病机

肝脏是全身最大的实质性器官，也是全身各种肿瘤转移的高发区域，这与肝脏本身的解剖结构、血液供应和组织学特点有关。

　　肝脏的显微结构表现为肝小叶，肝小叶是肝脏结构和功能的基本单位。小叶中央是中央静脉，围绕该静脉为放射状排列的单层细胞索（肝细胞板），肝板之间形成肝窦，肝窦的壁上附有 Kuffer 细胞，它具有吞噬能力。肝窦实际上是肝脏的毛细血管网，它的一端与肝动脉和门静脉的小分支相通，另一端与中央静脉相连接。肝窦直径为 9～13mm，其内血流缓慢，肝窦内皮细胞无基底膜，只有少量网状纤维，不形成连续结构，因此，在血液和肝细胞之间没有严密的屏障结构，有助于癌细胞的滞留、浸润。此外，肝窦通透性高，许多物质可以自由通过肝窦内皮下间隙（Disse 间隙）。Disse 间隙有富含营养成分的液体，间隙大小不等，肝细胞膜上的微绒毛伸入该间隙，癌细胞进入 Disse 间隙后可逃避 Kuffer 细胞的"捕杀"。这些结构特点有助于癌细胞的滞留、生长与增生。

　　在血液循环方面，肝脏同时接受肝动脉和门静脉双重的血液供应，血流极为丰富，机体多个脏器的血液经门静脉回流至此，为转移癌的快速生长提供了较为充足的营养。有关转移癌的血供研究表明：当瘤体小于 1 mm 时，营养主要来源于周围循环的扩散；瘤体直径达1～3 mm时，由肝动脉、门静脉、混合的毛细血管在肿瘤周围形成新生的血管网；当瘤体进一步增大，直径超过 1.5 cm，从血管造影等观察，血液供应 90% 主要来自于肝动脉，瘤体边缘组织的部分血供可能来自门静脉，也有少部分肝脏转移癌的血液供应主要来自门静脉。

　　这些因素都在肝转移性肿瘤的形成中起着决定作用，使肝脏成为肿瘤容易侵犯、转移、生长的高发区域。在全身恶性肿瘤中，除淋巴结转移外，肝转移的发病率最高。据 Pickren报道。在 9700 例尸体解剖中共发现恶性肿瘤 10912 个，其中有肝转移者 4444 例，占41.4%，是除淋巴结转移（57%）外转移部位最多的器官。

　　转移性肝癌的发生与原发肿瘤类型、部位有关，全身各部位的癌肿，以消化道及盆腔部位（如胃、小肠、结肠、胆囊、胰腺、前列腺、子宫和卵巢等）的癌肿转移至肝脏者较为多见，临床统计转移性肝癌中腹腔内脏器癌肿占 50%～70%，有 40%～65% 的结直肠癌、16%～51% 的胃癌、25%～75% 的胰腺癌、65%～90% 的胆囊癌产生肝转移，临床资料还表明结直肠癌与其肝转移癌同时发现者为 16%～25%，大多数是在原发处切除后 3 年内出现肝转移；其次是造血系统肿瘤，占 30%；胸部肿瘤（包括肺、食管肿瘤）占 20%；还有少数来自女性生殖系、乳腺、软组织、泌尿系的肿瘤等，如 52% 的卵巢癌、27% 的肾癌、25%～74% 的支气管癌、56%～65% 的乳腺癌、20% 的黑色素瘤、10% 的霍奇金病出现肝转移。肾上腺、甲状腺、眼和鼻咽部的癌肿转移至肝脏者亦不少见。中国医学科学院肿瘤医院经病理检查发现，在 83 例转移性肝癌中，原发灶来源于结直肠癌占 24%，乳腺癌占 16%，胃癌占 13%，肺癌占 8%，其他尚有食管癌、鼻咽癌、淋巴瘤、胸腺瘤、子宫内膜癌等。资料还显示，随着年龄增大，转移性肝癌发生率降低。按系统划分，转移性肝癌来源依次为消化系统、造血系统、呼吸系统及泌尿生殖系统等。

（一）转移途经

　　人体各部位癌肿转移至肝脏的途径有门静脉转移、肝动脉转移、淋巴转移和直接浸润四种。

　　1. 门静脉转移

　　凡血流汇入门静脉系统的脏器，如食管下端、胃、小肠、结直肠、胰腺、胆囊及脾等的恶性肿瘤均可循门静脉转移至肝脏，这是原发癌播散至肝脏的重要途径。有报道门静脉血流存在分流现象，即脾静脉和肠系膜下静脉的血流主要进入左肝，而肠系膜上静脉的血流主要汇入右肝，这些门静脉所属脏器的肿瘤会因不同的血流方向转移至相应部位的肝脏。但临床上这种肿瘤转移的分流情况并不明显，而以全肝散在性转移多见。其他如子宫、卵巢、前列腺、膀胱和腹膜后组织等部位的癌肿，亦可通过体静脉和门静脉的吻合支转移至肝；也可因此部位的肿瘤增长侵犯门静脉系统的脏器，再转移至肝脏；或先由体静脉至肺，然后再由肺到全身循环而至肝脏。经此途径转移的肿瘤占肝转移癌的 35%～50%。

2. 肝动脉转移

任何血行播散的癌肿均可循肝动脉转移到肝脏，如肺、肾、乳腺、肾上腺、甲状腺、睾丸、卵巢、鼻咽、皮肤及眼等部位的恶性肿瘤均可经肝动脉而播散至肝脏。眼的黑色素瘤转移至肝脏者也较常见。

3. 淋巴转移

盆腔或腹膜后的癌肿可经淋巴管至主动脉旁和腹膜后淋巴结，然后倒流至肝脏。消化道癌肿也可经肝门淋巴结循淋巴管逆行转移到肝脏。乳腺癌或肺癌也可通过纵隔淋巴结而逆行转移到肝脏，但此转移方式较少见。临床上更多见的是胆囊癌沿着胆囊窝的淋巴管转移到肝脏。

4. 直接浸润

肝脏邻近器官的癌肿，如胃癌、横结肠癌、胆囊癌和胰腺癌等，均可因癌肿与肝脏粘连使癌细胞直接浸润而蔓延至肝脏，右侧肾脏和肾上腺癌肿也可以直接侵犯肝脏。

（二）病理学特点

转移癌的大小、数目和形态多变，少则 1～2 个微小病灶，多则呈多结节甚至弥散性散在生长，也有形成巨块的，仅有约 5% 的肝转移灶是孤立性结节或局限于单叶。转移灶可发生坏死、囊性变、病灶内出血以及钙化等。转移性肝癌组织可位于肝脏表面，也可位于肝脏中央。癌结节外观多呈灰白色，质地硬，与周围肝组织常有明显分界，肝转移癌灶多有完整包膜，位于肝脏表面者可有凸起或凹陷，癌结节中央可有坏死和出血。多数肝转移癌为少血供肿瘤，少数肝转移癌血供可相当丰富，如肾癌肝转移。来自结、直肠癌的肝转移可发生钙化，钙化也可见于卵巢、乳腺、肺、肾脏和甲状腺癌肿的转移。来自卵巢与胰腺癌（特别是腺癌或囊腺癌）的转移灶可发生囊变。肉瘤的肝转移灶常表现为巨大肿块，并伴有坏死、出血等。转移性肝癌的病理组织学变化和原发病变相同如来源于结直肠的腺癌组织学方面可显示腺状结构，来自恶性黑色素瘤的肝转移癌组织中含有黑色素。但部分病例由于原发性癌分化较好，使肝脏转移灶表现为间变而无法提示原发病灶。与原发性肝癌不同，转移性肝癌很少合并肝硬化，一般也无门静脉癌栓形成，而已产生肝硬化的肝脏则很少发生转移性肿瘤。Jorres 等报道 6356 例癌症患者尸体解剖发现有 300 例肝转移癌中，仅有 2 例伴有肝硬化，认为其原因可能是硬化的肝脏血液循环受阻和结缔组织改变限制了肿瘤转移和生长。肝转移癌切除术后肝内复发率为 5%～28%，低于原发性肝癌切除术后肝内复发率。临床上根据发现转移性肝癌和原发肿瘤的先后分为同时转移、异时转移以及先驱性肝转移。同时转移是指初次诊断或者外科治疗原发性肿瘤时发现转移病灶，发生率为 10%～25%。资料显示，年龄、性别与肝转移无关，但大城市患者发生肝转移少于小城市和农村地区，这与在大城市易得到早期检查、早期发现有关。同时性肝转移癌发生率和临床病理分期明显相关，晚期患者中发病率较高，且多呈分散性多结节病灶。异时转移是指原发性肿瘤手术切除或局部控制后一段时间在随访中发现肝转移病灶，大多数在原发灶切除后 2～3 年内发现，其发生率尚不清楚。同时转移和异时转移可占肝转移的 97％。先驱性肝转移是指肝转移病灶早于原发肿瘤发现，其发生率较低。

（三）肝转移癌的分期

判明肿瘤分期对治疗方案选择、预后判断、疗效考核、资料对比极为重要，近几十年来国内外对肝转移癌的分期提出了多种分类标准。

Fortner 对术后证实的肝转移进行了以下分级。①Ⅰ级：肿瘤局限在切除标本内，切缘无癌残留。②Ⅱ级：肿瘤已局部扩散，包括肿瘤破溃、直接蔓延至周围邻近器官、镜下切缘癌阳性、直接浸润至大的血管或胆管。③Ⅲ级：伴有肝外转移者，包括肝外淋巴结转移、腹腔内其他器官转移、腹腔外远处转移。

Petlavel 提出肝转移癌的分期需要兼顾转移灶的大小、肝功能状态和肝大情况，依此将肝转移癌分为四期。资料表明Ⅰ期预后最好，中位生存期为 21.5 个月，Ⅱ、Ⅲ、Ⅳ期中位生存期分别为 10.4 个月、4.7 个月和 1.4 个月。

Genneri 认为肝转移癌的预后主要与肝实质受侵犯的程度有关。根据转移灶的数目和肝实质受侵犯程度将肝转移癌分为三期：Ⅰ期为单发性肝转移，侵犯肝实质 25％ 以下；Ⅱ期为多发性肝转移，侵犯肝实质 25％ 以下或单发性肝转移累计侵犯肝实质 25％～50％；Ⅲ期为多发性肝转移，侵犯肝实质 25％～50％ 或超过 50％。他认为Ⅰ期最适合手术治疗，Ⅱ期、Ⅲ期则应侧重于综合治疗。

Petreli 进一步肯定了肝实质被侵犯的程度是影响预后最重要的因素。肝实质受侵犯程度可以通过测量肝脏被肿瘤侵犯的百分比、肝脏大小和肝功能试验（包括碱性磷酸酶和胆红素水平）来判断，其他影响预后的因素主要为肝转移癌结节的数目以及分布（单叶或双叶）、大小、能否手术切除、出现时间（与原发灶同时或异时）、有无肝外转移、肝外侵犯的类型、患者功能状况、有无症状或并发症等。

三、临床表现

转移性肝癌常以肝外原发性癌肿所引起的症状为主要表现，但因无肝硬化，病情发展常较后者缓慢，症状也较轻。临床表现主要包括：①原发性肿瘤的临床表现。②肝癌的临床表现。③全身状况的改变。

（一）原发性肿瘤的临床表现

早期主要表现为原发肿瘤的症状，肝脏本身的症状并不明显，大多在原发肿瘤术前检查、术中探查或者术后随访时候发现。如结直肠癌出现大便性状改变，黑便、血便等；肺癌出现刺激性干咳和咯血等。部分原发性肿瘤临床表现不明显或晚于肝转移癌，是造成肝转移癌误诊、延诊的主要因素。继发性肝癌的临床表现常较轻，病程发展较缓慢。诊断的关键在于查清原发癌灶。

(二) 肝癌的临床表现

随着病情的发展，肝癌转移性肿瘤增大，肝脏转移的病理及体外症状逐渐表现出来，出现了如消瘦、乏力、发热、食欲缺乏、肝区疼痛、肝区结节性肿块、腹腔积液、黄疸等中晚期肝癌的常见症状。也有少数患者出现继发性肝癌的症状以后，其原发癌灶仍不易被查出或隐匿不现，因此，有时与原发性肝癌难以鉴别。消瘦与恶性肿瘤的代谢消耗、进食少、营养不良有关；发热多是肿瘤组织坏死、合并感染以及肿瘤代谢产物引起，多不伴寒战；肝区疼痛是由于肿瘤迅速生长使肝包膜紧张所致；食欲缺乏是由于肝功能损害，肿瘤压迫胃肠道所致；肝区疼痛部位和癌肿部位有密切关系，如突然发生剧烈腹痛并伴腹膜刺激征和休克，多有肝转移癌结节破裂的可能；腹部包块表现为左肝的剑突下肿块或（和）右肝的肋缘下肿块，也可因肝转移癌占位导致肝大；黄疸常由于癌肿侵犯肝内主要胆管，或肝门外转移淋巴结压迫肝外胆管所引起，癌肿广泛破坏肝脏可引起肝细胞性黄疸。

(三) 全身状况的改变

由于机体消耗增多和摄入减少，患者往往出现体重减轻，严重者出现恶病质。如发生全身多处转移，还可出现相应部位的症状，如肺转移可引起呼吸系统的临床表现。

四、辅助检查

(一) 实验室检查

1. 肝功能检查

肝转移癌患者在癌肿浸润初期肝功能检查多属正常，乙肝、丙型肝炎病毒感染指标往往呈阴性。随肿瘤的发展，患者血清胆红素、碱性磷酸酶（AKP）、乳酸脱氢酶（LDH）、希谷氨酰转肽酶（GGT）、天门冬氨酸转氨酶（AST）等升高，但由于肝转移癌多数不伴肝炎、肝硬化等，所以肝脏的代偿功能较强。在原发性肝癌中常出现的白/球蛋白比例倒置、凝血酶原时间延长等异常，在肝转移癌中则极少出现。在无黄疸和骨转移时，AKP活性增高对诊断肝转移癌具有参考价值。

2. 甲胎蛋白（AFP）

肝转移癌中 AFP 的阳性反应较少，主要见于胃癌伴肝转移。大约 15% 的胃癌患者 AFP 阳性，其中绝大多数患者在 $100\ \mu g/L$ 以下，仅 1%～2% 患者超过 $200\ \mu g/L$。切除原发病灶后即使保留转移癌，AFP 也可以降至正常水平。

3. 癌胚抗原（CEA）

消化道肿瘤，特别是结直肠癌肿瘤患者的 CEA 检查，对于肝转移癌的诊断十分重要。目前多数学者认为 CEA 检查可作为肝转移癌的辅助诊断指标，尤其是对无肿瘤病史、肝内出现单个肿瘤病灶、无明确肝炎病史、AFP 阴性的患者，必须复查 CEA 等指标，以警惕肝转移癌的发生。一般认为 CEA 水平迅速升高或 CEA 超过 $20\ \mu g/L$ 是肝转移的指征，但其变化与肿瘤大小并无正相关。若 CEA 阳性，需复查 B 超、CT、结肠镜等寻找原发病灶以明确诊断或随访。肝转移癌术后动态监测 CEA 对于手术切除是否彻底、术后辅助化疗疗效、肿瘤复发具有重要意义。在清除所有癌灶后，CEA 可降至正常水平。原发性结直肠癌术后 2 年应定期监测，可 3 个月 1 次，如果 CEA 升高，应高度怀疑肿瘤复发，同时有 AKP、LDH、CEA 明显增高提示肝转移。CEA 升高时，有时影像学检查并无转移迹象，此时常需通过核素扫描或剖腹探查才能发现。此外，国外文献报道胆汁中的 CEA 敏感性远较血清 CEA 高。Norton 等研究发现，结直肠癌肝转移患者，胆汁 CEA 水平是血清的 29 倍，这对原发病灶在术后肝转移以及隐匿性癌灶的发现尤为重要。

4. 其他肿瘤标志物测定

其他部位的肿瘤患者如出现 $5'$-核苷磷酸二酯酶同工酶 V（$5'$-NPDV）阳性常提示存在肝内转移的可能，同时它也可以作为肝转移癌术后疗效和复发监测的指标，但不能区分原发性和转移性肝肿瘤。其他临床常用的肿瘤标志物还有酸性铁蛋白、CA19-9、CA50、CA242等，它们在多种肿瘤特别是消化系统肿瘤中均可增高，但组织特异性低，可作为肝转移癌检测的综合判断指标。

（二）影像学检查

影像学检查方法同原发性肝癌。转移性肝癌在影像学上可有某些特征性表现：①病灶常为多发且大小相仿。②由于病灶中央常有液化坏死。在 B 超和 MRI 上可出现"靶征"或"牛眼征"。③CT 扫描上病灶密度较低，有时接近水的密度，对肝内微小转移灶（<1cm）普通的影像学检查常难以发现而漏诊，可采用 CT 加动脉门静脉造影（CTAP），其准确率可达 96％。对这些微小转移灶的定性诊断，目前以正电子发射断层扫描（PET）特异性最强，后者以^{18}F-氟脱氧葡萄糖（^{18}F-FDG）作为示踪剂，通过评价细胞的葡萄糖代谢状况确定其良恶性。

五、诊断

肝转移癌的诊断关键在于确定原发病灶，其特点是：①多数有原发性肿瘤病史，以结直肠癌、胃癌、胰腺癌等最常见。②常无慢性肝病病史。如 HBV、HCV 标志物多阴性。③由于肝转移癌很少合并肝硬化，所以体检时癌结节病灶多较硬而肝脏质地较软。④影像学显示肝内多个散在、大小相仿的占位性病变，B 超可见"牛眼"征，且多无肝硬化影像，肝动脉造影肿瘤血管较少见。

临床上诊断的依据主要有：①有原发癌病史或依据。②有肝脏肿瘤的临床表现。③实验室肝脏酶学改变，CEA 增高而 AFP 可呈阴性。④影像学发现肝内占位性病变，多为散在、多发。⑤肝脏穿刺活检证实。对于某些组织学上证实为肝转移癌，但不能明确或证实原发性肿瘤起源的情况，临床上并不少见，如 Kansaa 大学医院所记载的 21000 例癌症患者中，有686 例（3.2％）未明确原发癌的部位。对于此类病例需要通过更仔细的病史询问、更细致的体格检查以及相关的影像学和实验室检查来判断。例如原发肿瘤不明时，乳腺、甲状腺及肺可能是原发灶；粪便潜血阳性提示胃肠道癌，胃镜、结肠镜、钡餐及钡灌肠检查对诊断有帮助；疑有胰体癌时，应行胰腺扫描及血管造影等。

六、鉴别诊断

（一）原发性肝癌

患者多来自肝癌高发区，有肝癌家族史或肝病病史，多合并肝硬化，肝功能多异常，肝癌的并发症较常见，病情重且发展迅速，AFP 等肿瘤标志呈阳性，影像学呈"失结构"占位性病变，孤立性结节型也较多见。肝转移癌多有原发肿瘤病史和症状，很少合并肝硬化，肝功能多正常，病情发展相对缓慢，AFP 多正常，CEA 多增高，影像学发现肝脏多个散在占位结节，可呈"牛眼征"。但 AFP 阴性的原发性肝癌和原发灶不明确的肝转移癌之间的鉴别诊断仍有一定困难，有时须依靠肝活检，当组织学检查发现有核居中央的多角形细胞、核内有胞质包涵体、恶性细胞被窦状隙毛细血管分隔、胆汁存留、肿瘤细胞群周围环绕着内皮细胞等表现时，提示为原发性而非继发性肝癌。

（二）肝血管瘤

一般容易鉴别。女性多见，病程长，发展慢。临床症状多轻微，实验室酶学检查常属正常。B 超见有包膜完整的与正常肝脏有明显分界的影像，其诊断符合率达 85%；CT 表现为均匀一致的低密度区，在快速增强扫描中可见特征性增强，其对血管瘤的诊断阳性率近95%；血管造影整个毛细血管期和静脉期持续染色，可见"早出晚归"征象。

（三）肝囊肿

病史较长，一般情况好，囊肿常多发，可伴多囊肾，B 超提示肝内液性暗区，可见分隔，血清标志物 AFP、CEA 阴性。

（四）肝脓肿

肝脓肿多有肝外感染病史，临床可有或曾有发热、肝痛、白细胞计数增高等炎症表现，抗感染治疗有效。超声检查可见液平，穿刺为脓液，细胞培养阳性。

（五）肝脏肉瘤

此病极少见患者无肝脏外原发癌病史。多经病理证实。

七、治疗方法

（一）手术切除

与原发性肝癌一样，转移性肝癌的治疗也是以手术切除为首选，这是唯一能使患者获得长期生存的治疗手段，如大肠癌肝转移切除术后 5 年生存率可达 25%～58%，而未切除者 2 年生存率仅为 3%，4 年生存率为 0。

转移性肝癌的手术适应证近年来有逐渐放宽的趋势。最早对转移性肝癌的手术价值还存在怀疑，直到 1980 年 Adson 和 Van Heerdon 报道手术切除大肠癌肝脏孤立性转移灶取得良好效果，才确定手术切除是孤立性肝转移癌的首选治疗方法。以后有许多研究发现，多发性与孤立性肝转移癌切除术后在生存率上并无明显差异，因而近年来手术切除对象不只是限于孤立病灶，位于肝脏一侧或双侧的多发转移灶也包括在手术适应证内，至于可切除多发转移灶数目的上限，以往通常定为 3～4 个，有学者认为以转移灶的数目作为手术适应证的依据没有足够理由，不可机械从事，只要保证有足够的残肝量和手术切缘，任何数目的肝转移癌均为手术切除的适应证。有肝外转移者以往被认为是手术禁忌证，近年来的研究发现，只要肝外转移灶能得到根治性切除，可获得与无肝外转移者一样好的疗效，故也为手术治疗的适应证。目前临床上掌握转移性肝癌的手术指征为：①原发灶已切除并无复发，或可切除，或已得到有效控制（如鼻咽癌行放疗后）。②单发或多发肝转移灶，估计切除后有足够的残肝量并可保证足够的切缘。③无肝外转移或肝外转移灶可切除。④无其他手术禁忌证。

转移性肝癌的手术时机，原则上一经发现应尽早切除。但对原发灶切除后近期内刚发现的较小转移灶（如<2cm）是否需要立即手术，有学者认为不必急于手术，否则很可能在手术后不久就有新的转移灶出现，对这样的病例可密切观察一段时间（如 3 个月）或在局部治

疗下（如 PEI）观察，若无新的转移灶出现再做手术切除。对同时转移癌的手术时机也是一个存在争议的问题，如大肠癌在原发灶手术的同时发现肝转移者占 8.5%～26%，是同期手术还是分期手术尚有意见分歧，有学者认为只要肝转移灶可切除、估计患者能够耐受、可获得良好的切口显露，应尽可能同期行肝癌切除。

转移性肝癌的手术方式与原发性肝癌相似，但有如下几个特点：①由于转移性肝癌常为多发，术中 B 超检查就显得尤为重要，可以发现术前难以发现的隐匿于肝实质内的小病灶，并因此改变手术方案。②因很少伴有肝硬化，肝切除范围可适当放宽以确保阴性切缘，切缘一般要求超过 1cm，因为阴性切缘是决定手术远期疗效的关键因素。③由于转移性肝癌很少侵犯门静脉形成癌栓，肝切除术式可不必行规则性肝叶切除，确保阴性切缘的非规则性肝切除已为大家所接受，尤其是多发转移灶的切除更为适用。④伴肝门淋巴结转移较常见，手术时应做肝门淋巴结清扫。

转移性肝癌术后复发也是一个突出的问题，如大肠癌肝转移切除术后 60%～70% 复发，其中 50% 为肝内复发，是原转移灶切除后的复发还是新的转移灶在临床上难以区别。与原发性肝癌术后复发一样，转移性肝癌术后复发的首选治疗也是再切除，其手术指征基本同第一次手术。再切除率文献报道差别较大，为 13%～53%，除其他因素外，这与第一次手术肝切除的范围有关，第一次如为局部切除则复发后再切除的机会较大，而第一次为半肝或半肝以上的切除则再切除的机会明显减小。

（二）肝动脉灌注化疗

虽然手术切除是转移性肝癌的首选治疗方法，但可切除病例仅占 10%～25%，大多数患者则因病灶广泛而失去手术机会，此时肝动脉灌注化疗（HAI）便成为这类患者的主要治疗方法。转移性肝癌的血供来源基本同原发性肝癌，即主要由肝动脉供血，肿瘤周边部分有门静脉参与供血。与全身化疗相比，HAI 可提高肿瘤局部的化疗药物浓度，同时降低全身循环中的药物浓度，因而与全身化疗相比，可提高疗效而降低药物毒性作用，已有多组前瞻性对照研究证明，HAI 对转移性肝癌的有效率显著高于全身化疗。

HAI 一般经全置入性 DDS 实施，后者可于术中置入；也可采用放射介入的方法置入，化疗药物多选择氟尿嘧啶（5-FU）或氟尿嘧啶脱氧核苷（FudR），后者的肝脏清除率高于前者。文献报道 HAI 治疗转移性肝癌的有效率为 40%～60%，部分病例可因肿瘤缩小而获得二期切除，对肿瘤血供较为丰富者加用碘油栓塞可使有效率进一步提高。但转移性肝癌多为相对低血供，这与原发性肝癌有所不同，为了增加化疗药物进入肿瘤的选择性，临床上有在 HAI 给药前给予血管收缩药（如血管紧张素 II 等）或可降解性淀粉微球暂时使肝内血流重新分布，以达到相对增加肿瘤血流量、提高化疗药物分布的癌/肝比值之目的，从而进一步提高 HAI 的有效率。

前瞻性对照研究表明，与全身化疗相比，HAI 虽然显著提高了治疗的有效率，但未能显著提高患者的生存率，究其原因主要是由于 HAI 未能有效控制肝外转移的发生，使得原来死于肝内转移的患者死于肝外转移。因此，对转移性肝癌行 HAI 应联合全身化疗（5-FU 十四氢叶酸），或加大化疗药物的肝动脉灌注剂量，以使部分化疗药物因超过肝脏的清除率而"溢出"肝脏进入全身循环，联合使用肝脏清除率低的化疗药物，如丝裂霉素（MMC）

亦可达到相同作用。

（三）其他

治疗转移性肝癌的方法还有许多，如射频、微波、局部放疗、肝动脉化疗栓塞、瘤体无水酒精注射、氩氦刀等。

第四节　肝囊肿

一、概述

肝囊肿临床上较为常见，分先天性与后天性两大类，后天性多为创伤、炎症或肿瘤性因素所致，以寄生虫性如肝包虫感染所致最多见。先天性肝囊肿又称真性囊肿，最为多见，其发生原因不明，可由先天性因素所致，可能与肝内迷走胆管与淋巴管在胚胎期的发育障碍，或局部淋巴管因炎性上皮增生阻塞，导致管腔内分泌物滞留所致。可单发，亦可多发，女性多于男性，从统计学资料来看，多发性肝囊肿多有家族遗传因素。

二、病因病机

肝囊肿多根据形态学或病因学进行分类，Debakey 根据病因将肝囊肿分为先天性和后天性两大类，其中先天性肝囊肿又可分为原发性肝实质肝囊肿和原发性胆管性肝囊肿，前者又可分为孤立性和多发性肝囊肿；后者则可分为局限性肝内主要胆管扩张和 Caroli 病。后天性肝囊肿可分为外伤性、炎症性和肿瘤性，炎症性肝囊肿可由胆管炎性或结石滞留引起，也可与肝包囊病有关。肿瘤性肝囊肿则可分为皮样囊肿、囊腺瘤或恶性肿瘤引起的继发性囊肿。

孤立性肝囊肿多发生于肝右叶，囊肿直径一般从数毫米至 30cm 不等，囊内容物多为清晰、水样黄色液体，呈中性或碱性反应，含液量一般在 500mL 以上，囊液含有清蛋白、黏蛋白、胆固醇、白细胞、酪氨酸等，少数与胆管相通者可含有胆汁，若囊内出血可呈咖啡样。囊壁表面平滑反光，呈乳白色或灰蓝色，部分菲薄透明，可见血管走行。囊肿包膜通常较完整，囊壁组织学可分三层：①纤维结缔组织内层：往往衬以柱状或立方上皮细胞。②致密结缔组织中层：以致密结缔组织成分为主，细胞少。③外层为中等致密的结缔组织，内有大量的血管、胆管通过，并有肝细胞，偶可见肌肉组织成分。

多发性肝囊肿分两种情况，一种为散在的肝实质内很小的囊肿，另一种为多囊肝，累及整个肝脏，肝脏被无数大小不等的囊肿占据。显微镜下囊肿上皮可变性扁平或阙如；外层为胶原组织，囊壁之间可见为数较多的小胆管和肝细胞。多数情况下合并多囊肾、多囊脾，有的还可能同时合并其他脏器的先天性畸形。

三、临床表现

由于肝囊肿生长缓慢，多数囊肿较小且囊内压低，临床上可无任何症状。但随着病变的持续发展，囊肿逐渐增大，可出现邻近脏器压迫症状，如上腹饱胀不适，甚至隐痛、恶心呕吐等，少数患者因囊肿破裂或囊内出血而出现急性腹痛。晚期可引起肝功能损害而出现腹腔积液、黄疸、肝大及食管静脉曲张等表现，囊肿伴有继发感染时可出现畏寒、发热等症状。

体检可发现上腹部包块，肝大，可随呼吸上下移动、表面光滑的囊性肿物以及脾肿大、腹腔积液及黄疸等相应体征。

肝囊肿巨大时 X 线平片可有膈肌抬高，胃肠受压移位等征象。

B 超检查见肝内一个或多个圆形、椭圆形无回声暗区，大小不等，囊壁菲薄，边缘光滑整齐，后方有增强效应。囊肿内如合并出血、感染，则液性暗区内可见细小点状回声漂浮，部分多房性囊肿可见分隔状光带。

CT 表现为外形光滑、境界清楚、密度均匀一致。平扫 CT 值在 0～20 Hu，增强扫描注射造影剂后囊肿的 CT 值不变，周围正常肝组织强化后使对比更清楚。

MRI 图像 T_1 加权呈极低信号，强度均匀，边界清楚；质子加权多数呈等信号，少数可呈略低信号；T_2 加权均呈高信号，边界清楚；增强后 T 加权囊肿不强化。

四、辅助检查

(一) 超声检查

首选检查方法。超声检查囊肿呈圆形或椭圆形无回声区，囊壁菲薄，边缘光滑，与周围组织边界清晰，其后回声增强。

(二) CT 检查

可见囊肿呈圆形，边缘清楚，密度均匀，CT 值近水密度，增强扫描囊肿不强化。

(三) 核素扫描

可出现边缘整齐的占位性病变。

(四) X 线检查

囊肿巨大时可见膈肌升高，胃受压移位。

(五) 腹腔镜检查

适用于疑难杂症病例，可在直视下观察病变，并穿刺行细胞学检查及穿刺抽液，但是腹腔镜检查属于创伤性检查，应慎重选择使用。

(六) 其他

必要时可行肾分泌造影、肾动脉造影检查。

五、诊断

肝囊肿诊断多不困难，结合患者体征及 B 超、CT 等影像学检查资料多可做出明确诊断，但如要对囊肿的病因做出明确判断，需密切结合病史，应注意与下列疾病相鉴别：①肝包虫囊肿：有疫区居住史，嗜伊红细胞增多，Casoni 试验阳性，超声检查可在囊内显示少数漂浮移动点或多房性、较小囊状集合体图像。②肝脓肿：有炎症史，肝区有明显压痛、叩击痛，B 超检查在未液化的声像图上，多呈密集的点状、线状回声，脓肿液化时无回声区与肝囊肿相似，但肝脓肿呈不规则的透声区，无回声区内见杂乱强回声，长期慢性的肝脓肿，内层常有肉芽增生，回声极不规则，壁厚，有时可见伴声影的钙化强回声。③巨大肝癌中心液化：有肝硬化史以及进行性恶病质，B 超、CT 均可见肿瘤轮廓，病灶内为不规则液性占位。

六、鉴别诊断

本病应与肝包虫病、肝囊腺癌、胆总管囊肿等疾病相鉴别。

七、治疗方法

对体检偶尔发现的小而无症状的肝囊肿可定期观察，无须特殊治疗，但需警惕其发生恶变。对于囊肿近期生长迅速，疑有恶变倾向者，宜及早手术治疗。

（一）孤立性肝囊肿的治疗

1. B 超引导下囊肿穿刺抽液术

B 超引导下囊肿穿刺抽液术适用于浅表的肝囊肿，或患者体质差，不能耐受手术，囊肿巨大有压迫症状者。抽液可缓解症状，但穿刺抽液后往往复发，需反复抽液，有继发出血和细菌感染的可能。近年有报道经穿刺抽液后向囊内注入无水酒精或其他硬化剂的治疗方法，但远期效果尚不肯定，有待进一步观察。

2. 囊肿开窗术或次全切除术

囊肿开窗术或次全切除术适用于巨大的肝表面孤立性囊肿，在囊壁最菲薄、浅表的地方切除 1/3 左右的囊壁，充分引流囊液。

3. 囊肿或肝叶切除术

囊肿在肝脏的周边部位或大部分凸出肝外或带蒂悬垂者，可行囊肿切除。若术中发现肝囊肿较大或多个囊肿集中某叶或囊肿合并感染及出血，可行肝叶切除。此外，对疑有恶变的囊性病变，如肿瘤囊液为血性或黏液性或囊壁厚薄不一，有乳头状赘生物时，可即时送病理活检，一旦明确，则行完整肝叶切除。

4. 囊肿内引流

术中探查如发现有胆汁成分则提示囊肿与肝内胆管相通，可行囊肿空肠 Roux-en-Y 吻合术。

（二）多发性肝囊肿的治疗

多发性肝囊肿一般不宜手术治疗，若因某个大囊肿或几处较大囊肿引起症状时，可考虑行一处或多处开窗术，晚期合并肝功能损害，有多囊肾、多囊膜等，可行肝移植或肝、肾多脏器联合移植。

第五节 肝细胞腺瘤

一、概述

肝细胞腺瘤是一种女性多发的肝脏良性肿瘤，通常由类似正常的肝细胞所组成。

二、病因病机

主要与口服避孕药的广泛应用有关。在口服避孕药没有问世以前该病的发生率相当低，Edmondson 统计，1918－1954 年洛杉矶总医院的 5000 例尸检，仅发现 2 例。20 世纪 60－70 年代，该病的发病率显著增高。1973 年 Baum 报道了口服避孕药与肝细胞腺瘤的关系，发现避孕药及同类药物均与肝细胞腺瘤有明显的关系，在美国肝细胞腺瘤几乎都发生于服避孕药物 5 年以上的妇女，发生率约为 3.4%，据认为雌激素能使肝细胞增生，孕激素使肝血管肥大。该病晚期易恶变。但在临床上往往还可见到一些无服避孕药物历史的成年男性、婴儿、儿童等患者。

肝细胞腺瘤多发生于无肝硬化的肝右叶内，左叶少见。多为单发的孤立结节，可有或无包膜，境界清楚、质软，表面有丰富的血管，直径从 1～2 cm 到 10 cm 大小，切面呈棕黄色，内有暗红色或棕色出血或梗死区，无纤维基质。少数有蒂，有时可见不规则坏死后所遗留的瘢痕标志。往往可见较粗的动静脉内膜增生性改变。光镜所见肝细胞腺瘤由分化良好的肝细胞所组成，细胞较正常肝细胞为大，因为有较多的糖原或脂肪，胞质常呈空虚或空泡状。细胞排列成片状或条索状，无腺泡结构。很少有分裂象，核浆比正常。无明显的狄氏腔，无胆管。电镜检查瘤细胞内细胞器缺乏。有时瘤体由分化不同的肝细胞组成，若有明显的异型性应警惕同时并有肝细胞癌的可能。

三、临床表现

肝细胞腺瘤生长缓慢，早期多无临床症状，往往于体检或剖腹手术时发现。该病多发生于 15～45 岁服避孕药的育龄妇女，其中以 20～39 岁最为多见。男性及儿童也可发病。随着肿瘤逐渐增大，可出现腹胀、隐痛或恶心等压迫症状。肝细胞腺瘤有明显的出血倾向。当瘤内出血时可有急性腹痛，甚至出现黄疸。遇外伤瘤体破裂，可造成腹腔内大出血，出现低血容量性休克及贫血，甚至引起循环衰竭而死亡。

（一）肝功能、AFP、ALP

通常都在正常范围。

（二）影像学检查

1. B超检查

B超示肿瘤边界清楚、光滑。常可见明显包膜，小的肝腺瘤多呈分布均匀的低回声，大的肝腺瘤亦是分布欠均匀的低回声或间以散在边缘清晰的增强回声，部分还可呈较强的回声斑，但后方不伴声影，肿瘤后方多无增强效应，较大的肝腺瘤内常伴有出血或坏死液化，超声图像上显示有不规则的液性暗区。

2. CT检查

CT 表现：①平扫：肝内低密度或等密度占位性病变，出血、钙化可为不规则高密度，边缘光滑，周围可见"透明环"影，常为特征性表现。病理基础一般是由瘤周被挤压的肝细胞内脂肪空泡增加而致。②增强：早期可见均匀性增强，之后，密度下降与正常肝组织呈等密度。晚期呈低密度。其瘤周之透明环无增强表现。③肿瘤恶变可呈大的分叶状肿块或大的坏死区，偶尔可见钙化。

3. 放射性核素检查

放射性核素[67]Ga 扫描表现为冷结节，[99m]TcPMT 表现为早期摄入、排泄延迟以及放射性稀疏。

4. 细针穿刺

细针穿刺细胞学检查能明确诊断，但有出血的可能，应慎重对待。

四、辅助检查

（一）超声检查

显示边界清楚的回声增强区，内部回声分布不均，其内可见更强的回声斑点。

（二）CT 检查

1. 平扫。肝内低密度或等密度占位性病变，出血、钙化可为不规则高密度，边缘光滑，周围可见"透明环"影，常为特征性表现，一般是由瘤周被挤压的肝细胞内脂肪空泡增加所致。

2. 增强。早期可见均匀性增强，之后密度下降与正常肝组织呈等密度；晚期呈低密度。瘤周"透明环"无增强表现。

3. 肿瘤恶变可呈现大的分叶状肿块或大的环死区，偶可见钙化。

（三）组织病理学检查

肿瘤一般为单发，多为圆形，外覆被膜，大小不一。镜下观察肿瘤细胞比正常肝细胞体积稍大，可有空泡形成，间质为毛细血管及结缔组织。

五、诊断与鉴别诊断

首先要引起注意的是男性也可以患肝腺瘤，其次就是与肝癌的鉴别诊断。根据患者病史、实验室检查以及影像学综合检查，多数患者可做出诊断。

六、治疗方法

手术切除为最好的治疗方法，因肝细胞腺瘤有出血及恶变的危险，且常与肝癌不易相区别。故有学者主张一旦发现，均应行手术治疗。又因有学者发现在停用口服避孕药后有些肝细胞腺瘤患者肿瘤可发生退化，故多数学者认为对于大于 5 cm 的肝细胞腺瘤应积极手术治疗；小于 5 cm 的肿瘤，若无症状或症状较轻者，在停用口服避孕药的情况下，定期行 CT 或 B 超检查，若继续增大，则行手术治疗。对于因肝细胞腺瘤破裂所致腹腔内出血者，应根据患者情况酌情处理。对于手术切除有困难的患者应做活检确诊，并长期随访。

第六节　肝胆管结石

一、概述

肝胆管结石亦即肝内胆管结石，是指肝管分叉部以上原发性胆管结石，绝大多数是以胆红素钙为主要成分的色素性结石。虽然肝内胆管结石属原发性胆管结石的一部分，有其特殊性，但若与肝外胆管结石并存，则常与肝外胆管结石的临床表现相似。由于肝内胆管深藏于肝组织内，其分支及解剖结构复杂，结石的位置、数量、大小不定，诊断和治疗远比单纯肝外胆管结石困难，至今仍然是肝胆系统难以处理、疗效不够满意的疾病。

二、病因病机

原发性肝内胆管结石的病因和成石机制，尚未完全明了。目前比较肯定的主要因素为胆系感染、胆管梗阻、胆汁淤滞、胆管寄生虫病、代谢因素，以及胆管先天性异常等。

几乎所有肝胆管结石患者都有不同程度的胆管感染、胆汁细菌培养阳性率达 95％～100％。细菌谱以大肠埃希菌、克雷白菌属和脆弱类杆菌等肠道细菌为主。这些细菌感染时所产生的细菌源性 β 葡萄糖醛酸苷酶（β-G）和由肝组织释放的组织源性 β-G，可将双结合胆红素分解为单结合胆红素，再转变成非结合胆红素。它与胆汁中的钙离子结合，形成不溶解的胆红素钙。当胆管中的胆红素钙浓度增加处于过饱和状态，则可沉淀并形成胆红素钙结石。在胆红素钙结石形成的过程中，尚与胆汁中存在的大分子物质——黏蛋白、酸性黏多糖和免疫球蛋白等形成支架结构并与钙、钠、铜、镁、铁等金属阳离子聚合有关。

胆管寄生虫病与肝胆管结石形成的关系，已得到确认。已有许多资料证实在一些胆管结石的标本内见到蛔虫残体。显微镜下观察，在结石的核心中找到蛔虫的角质层残片或蛔虫卵等。1983－1985 年的全国调查资料中，26％～36％的原发性胆管结石患者有胆管蛔虫病史。推测蛔虫或肝吸虫的残骸片段、虫卵等为核心，由不定形的胆色素颗粒或胆红素钙沉淀堆积，加上炎症渗出物、坏死组织碎片、脱落细胞、黏蛋白和胆汁中其他固定成分沉淀形成结石。

胆管梗阻胆流不畅、胆汁淤滞是发生肝内胆管结石的重要因素和条件。胆汁淤滞、积聚或流速减慢，一方面为成石物质的聚集、沉淀提供了条件，另一方面也是发生和加重感染的重要因素。正常情况下，胆管内胆汁的流动呈层流状态。胆汁中的固体质点沿各自流线互相平行移动，胆汁中的固体成分不易发生聚合。当肝胆管发生狭窄或汇合异常等因素，上端胆管扩张，胆汁停滞；胆管狭窄或扩张后胆汁流动可出现环流现象，有利于成石物质集结，聚合形成结石。胆汁淤滞的原因，多为胆管狭窄、结石阻塞、胆管或血管的先天异常，如肝内胆管的解剖变异，血管异位压迫胆管导致胆流不畅。结石和炎症往往并发或加重狭窄、互为因果，逐渐加重病理和病程进展。

我国各地肝内胆管结石的调查结果，农民所占的比例较多，达 50％～70％。提示肝内胆管结石的发生可能与饮食结构、机体代谢、营养水准和卫生条件等因素有关。

我国和东亚、东南亚一些国家和地区，均属肝内胆管结石的高发区。据 1983－1985 年全国调查结果和近年收集的资料，我国肝内胆管结石占胆系结石病的 16.1％～18.2％，但存在明显的地区差别：华北和西北地区仅 4.1％和 4.8％，华中和华南地区高达 25.4％和 30.5％。虽然目前我国尚缺乏人群绝对发病率的资料，但就近年国内文献表明，肝内胆管结石仍然是肝胆系统多见的、难治性的主要疾病。

肝胆管结石的基本病理改变是由于结石引起胆管系统的梗阻、感染，导致胆管狭窄、扩张，肝脏纤维组织增生、肝硬化、萎缩，甚至癌变等病理改变。

肝内胆管结石约 2/3 以上的患者伴有肝门或肝外胆管结石。据全国调查资料 78.3％合并肝外胆管结石，有学者研究 559 例肝内胆管结石的资料中有 75.7％同时存在肝外胆管结石。因此有 2/3～3/4 的病例可以发生肝门或肝外胆管不同程度的急性或慢性梗阻，导致梗阻以上的胆管扩张，肝脏淤胆，肝大、肝功损害，并逐渐加重肝内汇管区纤维组织增生。胆管梗阻后，胆管压力上升，当胆管内压力高达 2.94kPa（300 mmH$_2$O）时肝细胞停止向毛细胆管内分泌胆汁。若较长时间不能解除梗阻，最后难免出现胆汁性肝硬化、门静脉高压、消化道出血、肝功障碍等。若结石阻塞发生在肝内某一叶、段胆管，则梗阻引发的改变主要局限于相应的叶、段胆管和肝组织。最后将导致相应的叶、段肝组织由肥大、纤维化至萎缩，丧失功能。相邻的叶、段肝脏可发生增生代偿性增大。如左肝萎缩则右肝代偿性增大。由于右肝占全肝的2/3，右肝严重萎缩则左肝及尾叶常发生极为明显的代偿增大。这种不对称性的增生、萎缩，常发生以下腔静脉为中轴的肝脏转位，增加外科手术的困难。

感染是肝胆管结石难以避免的伴随病变和临床主要表现之一。炎症改变累及肝实质。胆管结石与胆系感染多同时并存，急性、慢性的胆管炎症往往交替出现、反复发生。若结石严重阻塞胆管并发感染，即成梗阻性化脓性胆管炎，并可累及毛细胆管，甚至并发肝脓肿。较长时间的严重梗阻、炎症、感染的胆汁、胆沙、微小结石，可经小胆管通过坏死肝细胞进入肝中央静脉，造成胆沙血症、败血症、肺脓肿和全身性脓毒症、多器官衰竭等严重后果。反复急慢性胆管炎的结果，多为局部或节段性胆管壁纤维组织增生、管壁增厚。逐渐发生纤维瘢痕组织收缩，管腔缩小，胆管狭窄。这种改变多发生在结石部位的附近或肝的叶、段胆管汇合处，如肝门胆管、左右肝管或肝段胆管口等部位。我国 4197 例肝内胆管结石手术病例的资料，合并胆管狭窄平均占 24.28%，高者达 41.96%。昆明某医院 1448 例中合并胆管狭窄者占 43.8%，日本 59 例肝内胆管结石合并胆管狭窄占 62.7%。可见肝胆管结石合并胆管狭窄的发生率很高。狭窄部位的上端胆管多有不同程度的扩张，胆汁停滞，进一步促进结石的形成、增大、增多。往往在狭窄、梗阻胆管的上端大量结石堆积，加重胆管感染的程度和频率。肝胆管结石的病情发展过程中结石、感染、狭窄互为因果，不断地加重胆管和肝脏的病理改变，肝功损毁，最终导致肝叶或肝段纤维化或萎缩。

长期慢性胆管炎或急性炎症反复发生，有些病例的整个肝胆管系统，直至末梢胆管壁及其周围组织炎性细胞浸润，胆管内膜增生，管壁增厚纤维化，管腔极度缩小甚至闭塞，形成炎性硬化性胆管炎的病理改变。

肝内胆管结石合并胆管癌，是近年来才被广泛重视的一种严重并发症。其发生率各家报告的差别较大，0.36%～10% 不等。这可能与诊断和治疗方法不同、病程长短等因素有关。

三、临床表现

肝胆管结石虽然以 30～50 岁的青壮年多发，但亦可发生在不满 10 岁儿童等任何年龄。女性略多于男性，男：女约为 0.72：1。50% 以上的病例为农民。

（一）合并肝外胆管结石表现

肝内胆管结石的病例中有 2/3～3/4 与肝门或肝外胆管结石并存。因此大部分病例的临床表现与肝外胆管结石相似。常表现为急性胆管炎、胆绞痛和梗阻性黄疸。其典型表现按严重程度，可出现 Charcot 三联征（疼痛、畏寒发热、黄疸）或 Reynolds 五联征（前者加感染性休克和神志改变）、肝大等。有些患者在非急性炎症期可无明显症状，或仅有不同程度的右上腹隐痛，偶有不规则的发热或轻、中度黄疸，消化不良等症状。

（二）不合并肝外胆管结石表现

不伴肝门或肝外胆管结石，或虽有肝外胆管结石，而胆管梗阻、炎症仅发生在部分叶、段胆管时，临床表现多不典型。常不被重视，容易误诊。单纯肝内胆管结石、无急性炎症发作时，患者可以毫无症状或仅有轻微的肝区不适、隐痛，往往在 B 超、CT 等检查时才被发现。

侧肝内胆管结石发生部分叶、段胆管梗阻并急性感染，引起相应叶、段胆管区域的急性化脓性胆管炎（AOSHC）。其临床表现，除黄疸轻微或无黄疸外，其余与急性胆管炎相似。严重者亦可发生疼痛、畏寒、发热、血压下降、感染性休克或神志障碍等重症急性胆管炎的表现。右肝叶、段胆管感染、炎症，则以右上腹或肝区疼痛并向右肩、背放散性疼痛和右肝大为主。左肝叶、段胆管梗阻、炎症的疼痛则以中上腹或剑突下疼痛为主，多向左肩、背放散、左肝大。由于一侧肝叶，段胆管炎，多无黄疸或轻微黄疸，甚至疼痛不明显，或疼痛部位不确切，常被忽略，延误诊断，应于警惕。

侧肝内胆管结石并急性感染，未能及时诊断有效治疗，可发展成相应肝脏叶、段胆管积脓或肝脓肿。长时间消耗性弛张热，逐渐体弱、消瘦。

反复急性炎症必将发生肝实质损害、肝包膜、肝周围炎和粘连。急性炎症控制后，亦常遗留长时间不同程度的肝区疼痛或向肩背放散痛等慢性胆管炎症的表现。

（三）腹部体征

非急性肝胆管梗阻、感染的肝内胆管结石患者，多无明显的腹部体征。部分患者可有肝区叩击痛或肝大。左右肝内存在广泛多发结石，长期急慢性炎症反复交替发作者，可有肝、脾肿大，肝功能障碍，肝硬化，腹腔积液或上消化道出血等门静脉高压征象。

肝内胆管急性梗阻并感染患者，多可扪及右上腹及右肋缘下明显压痛、肌紧张或肝大。同时存在胆总管结石和梗阻，有时可扪及肿大的胆囊或 Murphy 征阳性。

四、辅助检查

（一）实验室检查

慢性期可有贫血、低蛋白血症。急性感染期多有白细胞增高，血清转氨酶、胆红素增高。严重急性感染菌血症者，血液培养常有致病菌生长。

（二）影像学检查

最后确定诊断并明确结石和肝胆系统的病理状况，主要依靠现代影像学检查。

1. B 超检查

简便、易行、无创。对肝内胆管结石的阳性率为 70％左右。影像特点是沿肝胆管分布的斑点状或条索状、圆形或不规则的强回声、多数伴有声影，其远端胆管多有不同程度的扩张。但不足之处是难以准确了解结石在胆管内的具体位置、数量和胆管系统的变异和病理状况，并易与肝内钙化灶混淆，难以满足外科治疗的要求。

2. CT 检查

肝内胆管结石 CT 检查的敏感性和准确率平均 80％左右，略高于超声波检查。一般结石密度高于肝组织，对于一些含钙少，散在、不成型的泥沙样胆色素结石可成低密度。在扩张胆管内的结石容易发现，但不伴胆管扩张的小结石不易与钙化灶区别。对于伴有肝内胆管明显扩张、肝脏局部增大、缩小、萎缩或并发脓肿甚至癌变者，CT 检查有很高的诊断价值。但不能准确了解肝胆管的变异和结石在肝胆管内的准确位置和分布。

3. 经皮肝穿刺胆系造影（PTC）和经内镜逆行胆胰管造影（ERCP）

PTC 成功后肝胆管的影像清晰，对肝胆管的狭窄、扩张、结石的诊断准确率达 95％以上。伴有肝胆管扩张者穿刺成功率 90％以上，但无胆管扩张者成功率较低，约 70％。此检查有创，平均有 4％左右较严重并发症及 0.13％的病死率。不适于有凝血机制障碍、肝硬化和腹腔积液的病例。ERCP 的成功率在 86％～98％，并发症约 6％，但一般比 PTC 的并发症轻，病死率约 8/10 万。相比之下，ERCP 比 PTC 安全。但若肝门或肝外胆管狭窄者，肝内胆管显影不良或不显影。因此 ERCP 还不能完全代替 PTC。

阅读分析胆系造影片时应特别注意肝胆管的正常典型分支及变异，仔细辨明各叶段胆管内结石的具体位置、数量、大小、分布以及肝胆管狭窄、扩张的部位、范围、程度和移位等。若某一叶段胆管不显影或突然中断，很可能因结石阻塞或严重狭窄，应在术中进一步探明。因此显影良好的胆系造影是诊断肝内胆管结石病不可缺少的检查内容。

4. 磁共振胆系成像

磁共振胆系成像（MRC）可以清楚显示肝胆管系统的影像，无创。用于胆管肿瘤等梗阻性黄疸的影像诊断很有价值。但对于胆固醇和钙质含量少的结石，仅表现为低或无 MR 信号的圆形或不规则形阴影和梗阻以远的胆管扩张。对肝胆管结石的诊断不如 PTC 和 ERCP 清晰。

5. 影像检查鉴别结石和钙化灶

目前 B 超和 CT 已广泛用于肝胆系统的影像诊断，或一般体检的检查内容。由于肝内胆管结石和钙化灶在 B 超和 CT 的影像表现相似，常引起患者不安，需要鉴别。一般情况下肝内钙化无胆管梗阻、护张及感染症状，鉴别不难。但遇无明显症状和无明显胆管扩张的肝内胆管结石或多发成串排列的钙化灶，在 B 超、CT 影像中难于准确区别。有研究曾总结 B 超或 CT 检查报告为肝内胆管结石或钙化灶的 225 例进行了 ERCP 或肝区 X 线检查，结果证实有 73.8%（166/225）属肝内胆管结石，26.2%（59/225）为肝内钙化病灶。ERCP 显示钙化灶在肝胆管外、结石在肝胆管内。钙化灶多可在 X 线平片上显示，肝内胆管结石 X 线平片为阴性，因此最终需要显影良好的胆系造影和（或）X 线检查才能区别。

6. 术中诊断

由于肝内胆管的解剖结构、结石状况复杂病情因素或设备条件限制，有时未能在术前完成准确定位诊断的检查。有的术前虽已进行 ERCP 或 PTC 等影像检查，但结果并不满意，或术中发现新的病理状况或定位诊断与术前诊断不相符合等情况时，则需在术中进行胆系影像学检查，进一步明确诊断。胆管探查取石后，不能确定结石是否取净或疑有其他病理因素者，最好在术中重复影像检查，以求完善术中措施。

术中常用的影像检查方法有术中胆管造影、术中胆管镜检查和术中 B 超检查，可根据具体情况和设备条件选择。

一般常用术中胆管造影，影像清晰、准确率高。术中胆管镜检查发现结石，可随即取出，兼有诊断与治疗两者的功能。

五、诊断

由于肝内胆管解剖结构复杂，结石多发，分布不定，治疗困难，因此对于肝内胆管结石的诊断要求极高。应在手术治疗之前全面了解肝内胆管解剖变异，结石在肝内胆管具体位置、数量、大小、分布以及胆管和肝脏的病理改变。如肝胆管狭窄与扩张的部位、范围、程度、肝叶、段增大、缩小、硬化、萎缩或移位等状况，以便合理选择手术方法，制订手术方案。肝内胆管结石常可落入胆总管，形成继发于肝内胆管的胆总管结石或同时伴有原发性胆总管结石。故所有胆总管结石患者都有肝内胆管结石可能，均应按肝内胆管结石的诊断要求进行各种影像学检查。

六、鉴别诊断

（一）肝内的钙化灶

是肝脏的一种非特异性钙化，B超检查下肝内钙化灶同肝内胆管结石表现相像，但后者常无相应的胆管扩张，易与肝内胆管结石混淆。

（二）胆囊结石

主要为胆固醇结石，表现为吃饱或进食油腻的食物后发生胆绞痛，B超下可见胆囊内结石的强回声影，可进行鉴别。

（三）肝外胆管结石

临床也可表现为高烧、寒战、腹痛、黄疸等相似症状，B超、CT和磁共振胰胆管造影可清晰显示结石的大小，发生部位明显与肝内胆管结石不同，易鉴别。

（四）黄疸型肝炎

临床表现也可表现为黄疸，与肝内胆管结石、胆管梗阻时产生的黄疸相像，B超检查及肝炎标志物检查可鉴别诊断。

七、治疗方法

由于肝内胆管的解剖结构和结石的部位和分布复杂多样，并发胆管狭窄的发生率高，取石困难。残留和再发结石率高，迄今治疗效果尚不够满意。目前仍然是肝胆系统难治性疾病之一。

（一）术前准备

肝内胆管结石，特别是复杂性肝内胆管结石病情复杂，手术难度大、时间长，对全身各系统功能的影响和干扰较大。除按一般常规手术的术前准备外，还应特别注意下列问题。

1. 改善全身营养状况

肝内胆管结石常反复发作胆管炎或多次手术，长期慢性消耗，多有贫血、低蛋白等营养状况不佳。术前应给予高蛋白、高糖类饮食，补充维生素。有低蛋白血症或贫血者应从静脉补充人体清蛋白、血浆或全血、改善健康状况，提高对手术创伤的耐受性和免疫功能。

2. 充分估计和改善肝、肾功能、凝血机制

术前要求肝、肾功能基本正常、无腹腔积液。凝血酶原时间和凝血酶时间在正常范围。

3. 重视改善肺功能

肝胆系统手术，对呼吸功能影响较大，易发生肺部并发症。术前应摄胸片，必要时检查肺功能。有慢性支气管炎或肺功能较差，应在术前治疗基本恢复后进行手术。

4. 抗感染治疗

肝内胆管结石，多有肠道细菌的感染因素存在，术前应使用对革兰阴性细菌和厌氧菌有效的抗菌药物，控制感染。

（二）麻醉

可根据病情、术前诊断、估计手术的复杂程度选择麻醉。若为单纯切开肝门或肝外胆管取石，连续硬膜外麻醉多可完成手术。但肝内胆管结石多为手术复杂、时间较长，术中需要严密监控呼吸、循环状况，选择气管内插管全身麻醉比较安全。

（三）体位和切口

一般取仰卧位或右侧抬高 20°～30°的斜卧位。若遇体形宽大或肥胖患者，适当垫高腰部或升高肾桥便以操作。切口最好选择右肋缘下斜切口，必要时向左肋缘延伸呈屋顶式。如果术前能够准确认定右肝内无胆管狭窄等病变存在，手术不涉及右肝者，也可采用右上腹经腹直肌切口，必要时向剑突方向延长，亦可完成左肝切除或左肝内胆管切开等操作。

（四）手术方式的选择

肝内胆管结石手术治疗的原则和目的是：取净结石、解除狭窄、去除病灶、胆流通畅和防止感染。为了达到上述目的，需要根据结石的部位、大小、数量、分布范围和肝胆管系统、肝脏的病理改变以及患者的全身状况综合分析、选择合理、效佳的手术方式。

治疗肝内胆管结石的术式较多，目前较常用的主要术式有：胆管切开取石、引流、胆管整形，胆肠吻合，肝叶、肝段切除等基本术式和这几种术式基础上的改进术式，或几种术式的联合手术。

1. 单纯肝外胆管切开取石引流术

仅适用于不伴肝内外胆管狭窄，Oddi 括约肌功能和乳头正常，局限于肝门和左右肝管并容易取出的结石。取石后放置"T"形管引流。

2. 肝外胆管切开、术中、术后配合使用纤维胆管镜取石引流术

适用于肝内Ⅱ、Ⅲ级以上胆管结石并有一定程度的胆管扩张，允许胆管镜到达结石部位附近，而无明显肝胆管狭窄或肝组织萎缩者。取石后放置"T"形管引流。若术后经"T"形管造影发现残留结石，仍可用纤维胆管镜通过"T"形管的窦道取石。昆明某医院按此适应证的 461 例，平均随访 5 年半的优良效果达 85.7%。

3. 肝叶、肝段切除术

1957 年我国首次报道用肝叶切除术治疗肝内胆管结石，今已得到确认和普遍采用。肝切除可以去除病灶，效果最好，优良达 90%～95%。其最佳适应证为局限性的肝叶肝段胆管多发结石，合并该叶段胆管明显狭窄或已有局部肝组织纤维化、萎缩者。对于肝内胆管广泛多发结石或合并多处肝胆管狭窄者，则需与其他手术方法联合使用，才能充分发挥其优越性。

4. 狭窄胆管切开取石、整形

单纯胆管切开取石、整形手术，不改变胆流通道，保留 Oddi 括约肌的生理功能为其优点。但此法仅适于肝门或肝外胆管壁较薄、瘢痕少、范围小的单纯环状狭窄。取石整形后应放置支撑管半年以上。对于狭窄部胆管壁厚或其周围结缔组织增生、瘢痕多、狭窄范围大者，日后瘢痕收缩、容易再狭窄。因此大多数情况下，胆管狭窄部整形应与胆肠吻合等联合应用，才能获得远期良好的效果。

5. 胆管肠道吻合术

胆肠吻合的目的是为了解除胆管狭窄、重建通畅的胆流通道，并有利于残留或再发结石排入肠道，目前已广泛应用于治疗肝胆管结石并狭窄者。胆肠吻合的手术方式包括胆总管十二指肠吻合、胆管空肠 Roux-en-Y 吻合、胆管十二指肠空肠间置三种基本形式，或在此基础上设置空肠皮下盲瓣等改进的术式。

胆总管十二指肠吻合术：不可避免地发生明显的十二指肠内容物向胆管反流。此术式用于肝内胆管结石的优良效果仅为 42%～70%。不适于难以取净的肝内胆管结石或合并肝门以上的肝内胆管狭窄、肝萎缩者。对于无肝门、肝内胆管狭窄或囊状扩张、不伴肝纤维化、肝萎缩、肝脓肿，并已确认结石取净无残留结石，仅单纯合并胆总管下段狭窄者，可以酌情选用。总之肝内胆管结石在多数情况下不宜采用这一术式，应当慎重。

胆管空肠 Roux-en-Y 吻合术：空肠袢游离性好、手术的灵活度大，几乎适用于各部位的胆管狭窄。无论肝外肝门和肝内胆管狭窄段切开，取出结石后均可将切开的胆管与空肠吻合。可以达到解除狭窄、胆流通畅的目的。辅于各种形式的防反流措施，可以减轻胆管反流，减少反流性胆管炎。优良效果 85%～90%。

胆管十二指肠空肠间置术：适应证和效果与胆管空肠 Roux-en-Y 吻合相近，但其胆管反流和胆汁淤积比 Roux-en-Y 吻合明显，较少采用。

6. 游离空肠通道式胆管造口成形术

切取带蒂的空肠段 12～15 cm，远侧端与切开的肝胆管吻合，近端缝闭成盲瓣留置于腹壁皮下。既可解除肝胆管狭窄又保留 Oddi 括约肌的正常功能。日后再发结石，可通过皮下盲瓣取石。适于胆总管下段、乳头无狭窄和 Oddi 括约肌正常者。

7. 肝内胆管结石并感染的急诊手术

肝内胆管结石并发梗阻性的重症急性胆管炎，出现高热、休克或全身性严重中毒症状，非手术治疗不能缓解者，常需急诊手术。急诊情况下，不宜进行复杂手术。一般以解除梗阻、疏通胆管引流胆汁为目的。应根据梗阻部位选择手术方式。肝外胆管、肝门胆管或左右肝管梗阻，一般切开肝外或肝门胆管可以取出结石，放置"T"形管引流有效。肝内叶、段胆管梗阻，切开肝外或肝门胆管取石困难者，可在结石距肝面的浅表处经肝实质切开梗阻的肝胆管，取出结石后放置引流管。待病情好转、恢复后三个月以上再行比较彻底的根治性手术为妥。

第七节　胆总管结石

一、概述

胆总管结石多位于胆总管的中下段。但随着结石增多、增大和胆总管扩张、结石堆积或上下移动，常累及肝总管。胆总管结石的含义实际上应包括肝总管在内的整个肝外胆管结石。胆总管结石的来源分为原发性和继发性。原发性胆总管结石为原发性胆管结石的组成部分，它可在胆总管中形成，或原发于肝内胆管的结石下降落入胆总管。继发性胆总管结石是指原发于胆囊内的结石通过胆囊管下降到胆总管。

继发性胆总管结石的发生率，各报道有较大的差异。国内报道胆囊及胆总管同时存在结石者占胆石症病例的 5%～29%，平均 18%。我国 1983－1985 年和 1992 年的两次调查，胆囊及胆总管均有结石者分别占胆石症的 11% 和 9.2%，分别占胆囊结石病例的 20.9% 和

11.5%。国外报告胆囊结石患者的胆总管含石率为10%～15%，并随胆囊结石的病程延长，继发性胆总管结石相对增多。

原发性胆总管结石，西方国家很少见，东方各国多发。我国20世纪50年代原发性胆管结石约占胆石症的50%。1983－1985年全国11307例胆石症手术病例调查结果，胆囊结石相对构成比平均为52.8%。胆囊与胆管均有结石占10.9%。肝外胆管结石占20.1%，肝内胆管结石16.2%，实际的原发性胆管结石应为36.3%。1992年我国第二次调查结果相对构成比有明显变化：胆囊结石平均为79.9%，胆囊、胆管结石9.2%，肝外胆管结石6.1%，肝内胆管结石4.7%，原发性胆管结石平均为10.8%。这与我国20世纪80年代以后生活水平提高、饮食结构改变和卫生条件改善密切相关。不过这两次调查资料主要来自各省、市级的大医院，对于农村和基层医院的资料尚觉不足。我国幅员辽阔、人口众多，地理环境、饮食结构和卫生条件的差异很大，其发病构成比亦有较大差别。总的状况为我国南方地区和农村的原发性胆管结石发病率要比西北地区和城市的发病率高。如广西地区1991－1999年胆石症调查的构成比：肝外胆管结石和肝内胆管结石仍分别占23.6%和35.8%，农民占36.7%和53.1%。因此目前我国原发性胆管结石仍然是肝胆外科的重要课题。

原发性胆总管结石，可在胆总管内形成或原发于肝内胆管的结石下降至胆总管。全国4197例肝内胆管结石病例同时存在肝外胆管结石者占78.3%。提示在诊治胆总管结石过程中要高度重视查明肝内胆管的状况。

二、病因病机

（一）继发性胆总管结石

形状、大小、性状基本上与同存的胆囊结石相同或相似。数量多少不一，可为单发或多发，若胆囊内多发结石的直径较小、并有胆囊管明显扩张者，结石可以大量进入胆总管、肝总管或左右肝管。

（二）原发性胆总管结石

原发性胆总管结石是发生在胆总管的原发性胆管结石。外观多呈棕黑色、质软、易碎、形状各异、大小及数目不一。有的状如细沙或不成形的泥样，故有"泥沙样结石"之称。这种结石的组成是以胆红素钙为主的色素性结石。经分析其主要成分为胆红素、胆绿素和少量胆固醇以及钙、钠、钾、磷、镁等矿物质和多种微量元素。在矿物质中以钙离子的含量最高并易与胆红素结合成胆红素钙。此外尚有多种蛋白质及黏蛋白构成网状支架。有的在显微镜下可见寄生虫的壳皮、虫卵和细菌聚集等。

原发性胆管结石的病因和形成机制尚未完全明了。目前研究结果认为这种结石的生成与胆管感染、胆汁淤滞、胆管寄生虫病有密切关系。

胆总管结石患者，绝大多数都有急性或慢性胆管感染病史。胆汁细菌培养的阳性率达80%～90%，细菌谱以肠道细菌为主。其中85%为大肠埃希菌，绝大多数源于上行感染。带有大量肠道细菌的肠道寄生虫进入胆管是引起胆管感染的重要原因。这是我国农民易发胆管结石的主要因素。此外，Oddi括约肌功能不全，肠内容物向胆管反流，乳头旁憩室等都是易发胆管感染的因素。胆管炎症水肿，特别是胆总管末端炎症水肿，容易发生胆汁淤滞。感染细菌和炎症脱落的上皮可以成为形成结石的核心。

肠道寄生虫进入胆管，一方面引起感染炎症，另一方面虫卵和死亡的虫体或残片可以成为形成结石的核心。

胆汁淤滞是结石生成和增大、增多的必需条件。如果胆流正常通畅，没有足够时间的淤滞积聚，即使胆管内存在感染、寄生虫等成石因素，胆管内的胆红素或胆红素钙等颗粒，可随胆流排除，不至增大形成结石病。反复胆管感染，胆总管下段或乳头慢性炎症，管壁纤维组织增生管腔狭窄，胆管和 Oddi 括约肌功能障碍等因素都可影响胆流通畅，导致胆总管胆汁淤滞，利于结石形成。但临床常可遇见胆总管结石患者经胆管造影或手术探查，虽有胆总管扩张而无胆总管下段明显狭窄，有的患者 Oddi 括约肌呈松弛状态，通畅无阻甚至可以宽松通过直径 1cm 以上的胆管探子。此种情况，可能与 Oddi 括约肌功能紊乱，经常处于痉挛状态有关。胆管结石形成之后又容易成为胆管梗阻的因素。因此，梗阻－结石－梗阻，互为因果，致使结石增大、增多甚至形成铸形结石或成串堆积。

三、临床表现

胆总管结石的临床表现比较复杂，其临床症状和体征主要表现为胆管梗阻和炎症并存的特征。由于结石的生成、增大和增多为一缓慢过程，其病史往往长达数年、数十年之久。在长期的病理过程中，多为急、慢性的梗阻、炎症反复发生。病情和表现的轻、重、缓、急，均取决于胆管梗阻是否完全和细菌感染的严重程度。

胆总管结石患者的典型临床表现多为反复发生胆绞痛、梗阻性黄疸和胆管感染的症状。常为餐后无原因地突然发生剧烈的胆绞痛，疼痛以右上腹为主，可向右侧腰背部放散，多伴恶心呕吐，常需口服或注射解痉止痛类药物才能缓解。绞痛发作之后往往伴随出现四肢冰冷、寒战、高热等感染症状，体温可达 39～41℃。持续数小时后全身大汗，体温逐渐降低。一般在绞痛发作后 12～24 小时出现黄疸、尿色深黄或浓茶样。如不及时给予有力的抗感染等措施，则可每日发作寒战、高热，甚至高热不退、黄疸加深、疼痛不止。有的很快发展成急性梗阻化脓性重症胆管炎、胆源性休克、肝脓肿、器官衰竭等严重并发症，预后凶险。

结石引起胆总管梗阻，除非结石嵌顿，则多属不完全性。梗阻发生后，胆管内压力增高，胆总管多有不同程度扩张，随着炎症消退或结石移动，胆流通畅，疼痛减轻，黄疸很快消退，症状缓解，病情好转。继发性胆总管结石的临床表现特点。一般为较小的胆囊结石通过胆囊管进入胆总管下端，突然发生梗阻和 Oddi 括约肌痉挛，故多为突然发生胆绞痛和轻中度黄疸，较少并发明显胆管炎。用解痉挛、止痛等对症处理，多可在 2～3 日缓解。如果结石嵌顿于胆总管下端或壶腹部而未并发胆管感染者，疼痛可以逐渐减轻，但黄疸加深。若长时间梗阻，多数患者将会继发胆管感染。

原发性胆总管结石由于胆管感染因素长期存在，一旦急性发作，多表现为典型的疼痛、寒战高热和黄疸三联征等急性胆管炎的症状。急性发作缓解后，可呈程度不同的慢性胆管炎的表现。

常为反复出现右上腹不适、隐痛、不规则低热、消化紊乱，时轻时重，并可在受冷、疲劳时症状明显，颇似"感冒"。有的患者可以从无胆管炎的病史。在体检或首次发作胆管炎进行检查时发现胆总管多发结石并胆管扩张，或已明确诊断后数年无症状。这种情况可能因为 Oddi 括约肌功能良好，结石虽多但间有空隙、胆管随之扩张，没有发生明显梗阻和感染。

说明胆总管虽有结石存在，若不发生梗阻或感染，可以不出现临床症状。

腹部检查在胆总管梗阻、感染期，多可触及右上腹压痛、肌紧张或反跳痛等局限性腹膜刺激征。有时可扪到肿大的胆囊或肝脏边缘或肝区叩击痛。胆管炎恢复后的缓解期或慢性期，可有右上腹深部压痛或无明显的腹部体征。

实验室检查在急性梗阻性胆管炎时主要为白细胞增多和中性粒细胞增加等急性炎症的血液像，血胆红素增高和转氨酶增高等梗阻性黄疸和肝功受损的表现。若较长时间的胆管梗阻、黄疸或短期内反复发作胆管炎肝功明显受损，可出现低蛋白血症和贫血征象。

四、辅助检查

（一）超声检查

目前，诊断胆总管结石的初筛方法，具有操作方便、安全、可靠、开展广泛等特点，可显示肝内外胆管及胆囊的病变情况，但胆总管下端常受胃肠道气体干扰而降低检查准确率。

（二）磁共振胰胆管成像（MRCP）和内镜超声（EUS）

推荐 MRCP 和 EUS 作为胆总管结石患者的精确检查方法，能够清晰显示胆总管内的结石位置、数量、大小等信息。

（三）内镜逆行胰胆管造影（ERCP）

ERCP 具有一定的创伤性和风险，患者大多需要住院治疗，费用较高，术后可能发生急性胰腺炎、急性胆管炎、出血、穿孔等并发症，目前大多已被 MRCP 取代。因此，原则上不建议实施单纯诊断性 ERCP。

（四）增强 CT 或 MRI 检查

对疑似合并恶性肿瘤的患者推荐增强 CT 或 MRI 检查，但是 CT 无法发现胆总管内等密度的泥沙样结石或者含钙少的结石。

五、鉴别诊断

原发性胆总管结石与继发性胆总管结石的不同点：

（一）原发性胆总管结石

是以胆色素为主要成分的混合性结石，棕色、易碎，不定形颗粒物堆聚在胆管内形成；发病年龄轻，一部分患者曾"吐虫"或胆道蛔虫病史。

（二）继发性胆总管结石

来源于胆囊内结石的下降，是胆囊结石病的并发症，而且胆囊本身已存在种种病损和（或）其他并发症，因而功能不完全或完全丧失功能。

（三）其他

每次胆囊结石嵌顿，胆囊管阻塞和胆囊炎发作时，这种功能发生紊乱，同时还反射性引起胆管下端括约肌的痉挛、水肿致局部缺血和局部炎症发作，致肌纤维透明性变，若在排石过程中有局部组织损伤，都渐次不断引起在修复过程中的括约肌纤维化缩窄，因而加重了继发性胆管结石急性阻塞胆管炎发作的程度。在急性发作期后的间期常致上腹不适，而在胆囊切除后，即使胆管内未留结石，亦可出现右上腹绞痛，低热和轻度短暂的黄疸，常经对症处理后缓解而忽视了这一常见病变，被冠之以"胆道术后综合征"从而模糊了病变的存在，延误了诊治的时机。原发性胆管结石，结石梗阻后反复发作的炎症损害和胆道高压，高位胆管常多有狭窄形成，而胆管下端的炎性损害在部分患者则常表现括约肌弛缓，类似于闭锁不全，肠液反流，使胆道感染发作更加频繁，也难以有效控制，这在临床上也是施行胆总管横断，另行胆－肠通路重建的原因和理由。

六、治疗方法

胆总管结石患者多因出现疼痛、发热或黄疸等急性胆管炎发作时就诊。急性炎症期手术，难以明确结石位置、数量和胆管系统的病理改变，不宜进行复杂的手术处理，需要再手术的概率较大。但若梗阻和炎症严重，保守治疗常难以奏效。因此急诊情况下恰当掌握手术与非手术治疗的关系具有重要性。

一般情况下，应尽量避免急诊手术。采用非手术措施，控制急性炎症期，待症状缓解后，择期手术为宜。经强有力的抗感染、抗休克、静脉输液保持水、电解质和酸碱平衡、营养支持和对症治疗，PTCD 或经内镜乳头切开取石，放置鼻胆管引流减压，多能奏效。经非手术保守治疗 12～24 小时，不见好转或继续加重，如持续典型的 Charcot's 三联征或出现休克、神志障碍等严重急性梗阻性化脓性重症胆管炎表现者，应及时行胆管探查减压。

胆总管结石外科治疗原则和目的主要是取净结石，解除梗阻，胆流通畅，防止感染。

（一）经内镜 Oddi 括约肌切开术或经内镜乳头切开术

经内镜 Oddi 括约肌切开术（EST）或经内镜乳头切开术（EPT）适于数量较少和直径较小的胆总管下段结石。特别是继发性结石，多因结石小、数量少，容易嵌顿于胆总管下段、壶腹或乳头部。直径 1 cm 以内的结石可经 EPT 或 EST 取出。此法创伤小，见效快，更适于年老、体弱或已做过胆管手术的患者。

经纤维内镜用胆管子母镜取石，需先行 EST，然后放入子母镜，用取石网篮取石。若结石较大，应先行碎石才能取出。此法可以取出较高位的胆管结石，但操作比较复杂。

（二）开腹胆总管探查取石

目前仍然是治疗胆总管结石的主要手段。采用右上腹经腹直肌切口或右肋缘下斜切口都能满意显露胆总管。开腹后应常规触扣探查肝、胆胰、胃和十二指肠等相关脏器。对于择期手术，有条件者在切开胆总管之前最好先行术中胆管造影或术中 B 超检查，进一步明确结石和胆管系统的病理状况。尤其原发性胆总管结石，多数伴有肝内胆管结石或胆管狭窄等改变，需要在术中同时解决。

切开胆总管取出结石后，最好常规用纤维胆管镜放入肝内外胆管检查和取石。直视下观察肝胆管系统有无遗留结石、狭窄等病变并尽可能取净结石。然后用 F10～12 号导尿管，若能顺利通过乳头进入十二指肠并从导尿管注入 10 mL 左右的生理盐水试验无误，表明乳头无明显狭窄。如果 F10 导尿管不能进入十二指肠，可用直径 2～3 mm 的 Bakes 胆管扩张器试探。正常 Oddi 乳头可通过直径 3～4 mm 以上的扩张器，使用金属胆管扩张器应从直径 2～3 mm 的小号开始，能顺利通过后使用逐渐增大一号的扩张器。随胆总管的弯度轻柔缓慢放入，不可猛力强行插入，以免穿破胆总管下端形成假道，发生严重后果。胆总管明显扩张者可将手指伸入胆总管探查。有时质软、泥样的结石可以黏附在扩张胆管一侧的管壁或壶腹部，不阻碍胆管探子和导尿管通过，此时手感更为准确。还应再次强调，无论采用导尿管、Bakes 扩张器，或手指伸入探查，都不能准确了解有无胆管残留结石或狭窄，特别是肝内胆管的状况。而术中胆管镜观察和取石，可以弥补这一不足，有效减少或避免残留结石。北京大学第三医院手术治疗 1589 例原发性肝胆管结石病例，单纯外科手术未使用胆管镜检查取石的 683 例中，残留结石达 42.8%（292/683）。术中术后联合使用胆管镜检查碎石取石的 906 例中，残留结石仅 2.1%（19/906）。因此择期胆管探查手术，常规进行胆管镜检查取石具有重要意义。

胆总管切开探查后，是否放置胆管引流意见不一致。目前认为不放置胆管引流，仅适于单纯性胆总管内结石（主要是继发结石），胆管系统基本正常，确切证明无残留结石、无胆管狭窄（特别是无胆总管下段或乳头狭窄）、无明显胆管炎等少数情况。可以缩短住院时间，避免胆管引流的相关并发症。严格掌握适应证的情况下可以即期缝合胆总管。在缝合技术上最好使用无创伤的带针细线，准确精细严密缝合胆总管切口，预防胆汁溢出。但应放置肝下腹腔引流，以便了解和引出可能发生的胆汁溢出。

胆总管探查取石放置"T"形管引流，是多年来传统的方法。可以有效防止胆汁外渗，避免术后胆汁性腹膜炎和局部淤胆感染，安全可靠，并可在术后通过"T"形管了解和处理胆管残留结石等复杂问题。特别是我国原发性胆管结石发病率高，并存肝内胆管结石和肝内外胆管扩张狭窄等复杂病变者较多，很难保证胆总管探查术中都能完善处理。因此大多数情况下仍应放置"T"形管引流为妥。"T"形管材料应选择乳胶管，容易引起组织反应，一般在 2～3 周可因周围粘连形成窦道。用硅胶管或聚乙烯材料的 T 形管，组织反应轻，不易形成窦道，拔管后发生胆汁性腹膜炎的机会较多，不宜采用。"T"形管的粗细，应与胆总管内腔相适应。经修剪后放入胆总管的短臂直径不宜超过胆管内径，以免缝合胆管时有张力。因为张力过大、过紧，有可能导致胆管壁血供不足或裂开、胆汁溢出和日后发生胆管狭窄。若有一定程度胆总管扩张者，最好选用 22～24F 的"T"形管，以便术后用纤维胆管镜经窦道取石。缝合胆总管切口，以 2-0 或 3-0 号的可吸收线为好。因为丝线等不吸收线的线结有可能进入胆总管内成为结石再发的核心。胆总管缝合完成后，可经"T"形管长臂，轻轻缓慢注入适量生理盐水试验是否缝合严密，若有漏水应加针严密缝合，以免术后发生胆汁渗漏。关腹前将"T"形管长臂和肝下腹腔引流管另戳孔引出体外，以免影响腹壁切口一期愈合。

（三）腹腔镜胆总管探查取石

主要适于单纯性胆总管结石，并经术前或术中胆管造影证明确无胆管系统狭窄和肝内胆管多发结石者。因此这一方法多数为继发性胆总管结石行腹腔镜胆囊切除术时探查胆总管。切开胆总管后多数需要经腹壁戳孔放入纤维胆管镜用取石网篮套取结石，难度较大，需要有熟练的腹腔镜手术基础。取出结石后可根据具体情况决定直接缝合胆总管切口或放置"T"形管引流。

（四）胆总管下段狭窄、梗阻的处理

无论原发性或继发性胆总管结石并胆总管明显扩张者，常有并存胆总管下端狭窄梗阻的可能。术中探查证实胆总管下端明显狭窄、梗阻者，应同时行胆肠内引流术，建立通畅的胆肠通道。

1. 胆总管十二指肠吻合术

手术比较简单、方便、易行，早期效果较好，过去常被采用。但因这一术式不可避免发生胆管反流或反流性胆管炎，反复炎症容易导致吻合口狭窄，复发结石，远期效果欠佳。特别是吻合口上端胆管存在狭窄或肝内胆管残留结石未取净者，往往反复发生严重胆管炎或胆源性肝脓肿。笔者总结 72 例胆总管十二指肠吻合术后平均随访 5 年半的效果，优良仅占70.8％，死于重症胆管炎或肝脓肿者占 6.3％。分析研究远期效果不良的原因：吻合口上端胆管存在不同程度的狭窄或残留结石占 52.7％，吻合口狭窄占 21％，单纯反流性胆管炎占26.3％。因此，胆总管十二指肠吻合术今已少用。目前多主张仅用于年老、体弱、难以耐受较复杂的手术并已明确吻合口以上胆管无残留结石、无狭窄梗阻者。吻合口径应在 2～3 cm以上，防止日后回缩狭窄。

2. 胆总管十二指肠间置空肠吻合术

将一段长 20～30 cm 带血管的游离空肠两端分别与胆总管和十二指肠吻合，形成胆总管与十二指肠间用空肠架桥式的吻合通道。虽然在与十二指肠吻合处做成人工乳头或延长空肠段达 50～60 cm，仍难以有效防止胆管反流并易引起胆汁在间置空肠段内滞留、增加感染因素。手术过程也比较复杂，远期效果和手术操作并不优于胆总管空肠吻合术。目前较少采用。

3. 胆总管空肠 Roux-en-Y 吻合术

利用空肠与胆总管吻合，容易实现 3～5 cm 及以上的宽大吻合口，有利于防止吻合口狭窄。空肠的游离度大、操作方便、灵活，尤其并存肝总管、肝门以上肝胆管狭窄或肝内胆管结石者，可以连续切开狭窄的肝门及左右肝管乃至Ⅲ级肝胆管，解除狭窄，取出肝内结石，建立宽畅的大口吻合。适应范围广、引流效果好。辅以各种形式的防反流措施，防止胆管反流和反流性胆管炎，是目前最常用的胆肠内引流术式。

4. Oddi 括约肌切开成形术

早年较多用于胆总管末端和乳头狭窄患者，切开十二指肠行 Oddi 括约肌切开、成形。实际上如同低位胆总管十二指肠吻合，而且操作较十二指肠吻合复杂、较易发生再狭窄，远期效果并不优于胆总管十二指肠吻合术。特别是近年来 EST 成功用于临床和逐渐普及，不开腹、创伤小、受欢迎。适于 Oddi 括约肌切开的病例，几乎均可采用 EST 代替，并能获得同样效果，因此开腹 Oddi 括约肌切开成形术已极少采用。

第八节　胆囊结石

一、概述

胆囊结石是世界范围的常见病、多发病，其发病总体呈上升趋势，而且近些年的研究提示胆囊结石与胆囊癌的关系密切。因而，对胆囊结石的发病研究越来越重视，目的是找出与其发病相关的因素，以便更好地预防其发生，同时减少并发症，也可能对降低胆囊癌的发病率起到一定作用。我国胆石症的平均发病率为 8% 左右，个别城市普查可高达 10% 以上，而且胆石症中 80% 以上为胆囊结石。

胆囊结石的发病与年龄、性别、肥胖、生育、种族和饮食等因素有关，也受用药史、手术史和其他疾病的影响。

（一）发病年龄

大多的流行病学研究表明，胆囊结石的发病率随着年龄的增长而增加。本病在儿童期少见，其发生可能与溶血或先天性胆管疾病有关。一项调查表明，年龄在 40~69 岁的 5 年发病率是低年龄组的 4 倍，高发与低发的分界线为 40 岁，各国的报道虽有一定差异，但发病的高峰年龄都在 40~50 岁这一年龄段。

（二）发病性别差异

近年来超声诊断研究结果男女发病之比约为 1：2，性别比例的差异主要体现在胆固醇结石发病方面，胆囊的胆色素结石发病率无明显性别差异。女性胆固醇结石高发可能与雌激素降低胆流、增加胆汁中胆固醇分泌、降低总胆汁酸量和活性，以及黄体酮影响胆囊动力、使胆汁淤滞有关。

（三）发病与肥胖的关系

临床和流行病学研究显示，肥胖是胆囊胆固醇结石发病的一个重要危险因素，肥胖人发病率为正常体重人群的 3 倍。肥胖人更易患胆囊结石的原因在于其体内的胆固醇合成量绝对增加，或者比较胆汁酸和磷脂相对增加，使胆固醇过饱和。

（四）发病与生育的关系

妊娠可促进胆囊结石的形成，并且妊娠次数与胆囊结石的发病率呈正相关，这种观点已经临床和流行病学研究所证明。妊娠易发生结石的原因有：①孕期的雌激素增加使胆汁成分发生变化，可增加胆汁中胆固醇的饱和度。②妊娠期的胆囊排空滞缓，B 超显示，孕妇空腹时，胆囊体积增大，收缩后残留体积增大，胆囊收缩速率减小。③孕期和产后的体重变化也影响胆汁成分，改变了胆汁酸的肠肝循环促进了胆固醇结晶的形成。

（五）发病的地区差异

不同国家和地区发病率存在一定差别，西欧、北美和澳大利亚人胆石症患病率高，而非洲的许多地方胆石症罕见；国家和地区间的胆石类型亦不同，在瑞典、德国等国家以胆固醇结石为主，而英国则碳酸钙结比其他国家发病率高。

（六）发病与饮食因素

饮食习惯是影响胆石形成的主要因素，进食精制食物、高胆固醇食物者胆囊结石的发病率明显增高。

因为精制糖类增加胆汁胆固醇饱和度。我国随着生活水平提高，即胆囊结石发病已占胆石症的主要地位，且以胆固醇结石为主。

（七）发病与遗传因素

胆囊结石发病在种族之间的差异亦提示遗传因素是胆石症的发病机制之一。即凡有印第安族基因的人群，其胆石发病率就高。以单卵双胎为对象的研究证明，胆石症患者的亲属中发生胆石的危险性亦高，而胆石症家族内的发病率，其发病年龄亦提前，故支持胆石症可能具有遗传倾向。

（八）其他因素

胆囊结石的发病亦与肝硬化、糖尿病、高脂血症、胃肠外营养、手术创伤和应用某些药物有关。如肝硬化患者胆石症的发病率为无肝硬化的 3 倍，而糖尿病患者胆石症的发病率是无糖尿病患者的 2 倍。

二、病因病机

胆囊结石成分主要以胆固醇为主，而胆囊结石的形成原因至今尚未完全清楚，目前考虑与脂类代谢、成核时间、胆囊运动功能、细菌基因片段等多种因素密切相关。

人类对于胆囊结石形成机制的研究已有近百年历史，并且在很长的一段时间内一直处于假说的水平。

20 世纪 60 年代 Small 等提出胆囊结石中胆固醇的主要成分是其单水结晶，胆囊结石的形成实际上是单水结晶形成、生长、凝固和固化的结果。他们并对胆汁中胆固醇的溶解过程进行了详细的研究，最终发现胆固醇与胆盐、磷脂酰胆碱三者以微胶粒的形式溶解于胆汁中，并且于 1968 年提出了著名的 "Admri-and-Small" 三角理论。1979 年 Holan 等在实验中将人体胆汁进行超速离心，用偏光显微镜观察胆汁中出现单水结晶所需的时间即 "成核时间"，发现胆囊结石患者胆汁的成核时间要明显短于正常胆汁成核时间，在正常的胆囊中胆汁成核时间平均长达 15 日，因而胆汁中的胆固醇成分可通过胆管系统而不致被析出；相反，胆囊结石患者的胆汁，其成核时间可能缩短至 2.9 日。目前显示胆汁中的黏液糖蛋白、免疫球蛋白等均有促成核的作用。至于抑制成核时间的物质可能与蛋白质成分有关，多为小分子蛋白质，但具体性质尚未确定。因而初步发现胆囊结石的形成与胆汁中胆固醇过饱和的程度无关。其实验结果明显与 Small 等研究结果相矛盾，这样使胆石成因的研究工作一度处于停顿状态。

在以后的胆石成因探讨中，人们发现胆囊结石的形成不仅与胆固醇有关，而且与细菌感染存在一定的联系，细菌在胆石形成中的作用开始被重视。过去的结果显示细菌在棕色结石的病因发生中具有至关重要的作用，较典型的证据是细菌多在胆总管而非胆囊中发生。然而形成鲜明对照的是进行胆囊结石手术的患者 10%～25% 可得到胆汁阳性细菌培养结果，并发胆囊炎时则更高。但由于过去人们把研究目标集中到胆囊结石中的主要成分胆固醇上，细菌在其发生中的作用被忽略了。Vitetta 终于注意到了这一点，并在胆囊结石相关胆汁中发现了胆色素沉积，他通过进一步研究发现近半数的胆囊结石尽管胆固醇是其主要成分，但在其核心都存在着类似胆色素样的沉积，这其中一部分甚至是胆汁细菌培养阴性的患者。

Stewart 用扫描电镜也发现细菌不仅存在于色素型胆囊结石中，而且也存在于混合型胆囊结石中。在这诸多探讨中，Goodhart 的研究应当说是最为接近的，在他实验中约半数无症状胆囊结石患者的胆石、胆汁及胆囊壁培养出有短棒菌苗生长，但最为可惜的是当时由于培养出的细菌浓度较低和缺乏应有的生物学性状，最终把实验结果归结于细菌污染而没有进行更深入的探讨。

无论前人的研究如何接近，由于受研究方法的限制一直没有从胆囊结石中可靠地繁殖出大量细菌，而且用传统方法所培养出来的细菌往往不能代表原始的菌群，因此只有在方法上改进才能使这一研究得以深入。现代分子生物学的飞速发展为胆囊结石成因的探讨提供了新途径，尤其是具有细菌"活化石"之称的 16SrRNA 的发现，为分析胆囊结石形成中的细菌序列同源性提供了有力手段。Swidsinsk 通过对 20 例胆汁培养阴性患者的胆囊结石标本行 PCR 扩增，结果在胆固醇含量 70%～80% 的 17 例患者中 16 例发现有细菌基因片段存在，而胆固醇含量在 90% 以上的 3 例患者则未发现细菌 DNA。此后细菌在胆囊结石形成中的作用才真正被人们所关注，有关该方面的报道日渐增多。由此认为细菌是胆石症患者结石中一个极其重要的分离物，初步揭示了细菌在胆囊结石的形成初期具有重要作用。然而由于 16SrRNA 的同源性分析仅适合属及属以上细菌菌群的亲缘关系，因此该方法并不能彻底确定细菌的具体种类，也就无法确定不同细菌在胆囊结石形成中的不同作用。因此确定胆囊结石形成中细菌的种类成为胆石成因研究中的关键问题。而目前只有在改良传统培养方法的基础上，确定常见的胆囊结石核心细菌菌种，才能设计不同的引物，进行更深入的探讨。

国内学者通过对胆固醇结石与载脂蛋白 B 基因多态性的关系研究，发现胆固醇组 X 等位基因频率明显高于对照组，并且具有 X^+ 等位基因者其血脂总胆固醇、低密度脂蛋白胆固醇及 ApoB 水平显著高于非 X^+ 者，提示 X^+ 等位基因很可能是胆固醇结石的易感基因。

三、临床表现

约 60% 的胆囊结石患者无明显临床表现，于查体或行上腹部其他手术而被发现。当结石嵌顿引起胆囊管梗阻时，常表现为右上腹胀闷不适，类似胃炎症状，但服用治疗胃炎药物无效，患者多厌油腻食物；有的患者于夜间卧床变换体位时，结石堵塞于胆囊管处暂时梗阻而发生右上腹和上腹疼痛，因此部分胆囊结石患者常有夜间腹痛。

因胆囊结石多伴有轻重不等的慢性胆囊炎，疼痛可加剧而不缓解，可引起化脓性胆囊炎或胆囊坏疽、穿孔，而出现相应的症状与体征。胆囊结石可排入胆总管而形成继发性胆总管结石、胆管炎。

当胆囊结石嵌顿于胆囊颈或胆囊管压迫肝总管和胆总管时，可引起胆管炎症、狭窄、胆囊胆管瘘，也可引起继发性胆总管结石及急性重症胆管炎，这是一种少见的肝外梗阻性黄疸，国外报道其发生率为 0.7%～1.8%，国内报道为 0.5%～0.8%。

四、辅助检查

（一）实验室检查

血常规可正常，若合并胆囊炎可见白细胞计数升高。生化检查可正常，也可出现胆红素升高。

（二）影像学检查

1. 腹部超声

腹部超声是最准确的检查方式，也是首选检查方式。超声显示胆囊内强回声团、随体位改变而移动、后有声影即可确诊为胆囊结石。

2. 腹部 X 线

有 10%～15% 的患者结石含钙，这时腹部 X 线片也可以看到，但要注意与右肾结石区别。

3. 其他

CT、磁共振胰胆管成像（MRCP）也可显示胆囊结石，但不作为常规检查。

五、诊断

根据临床典型的绞痛病史，影像学检查可确诊。首选 B 超检查，可见胆囊内有强回声团、随体位改变而移动、其后有声影即可确诊为胆囊结石。仅有 10%～15% 的胆囊结石含有钙，腹部 X 线检查能确诊，侧位照片可与右肾结石区别。CT、MRI 也可显示胆囊结石，但不作为常规检查。

六、鉴别诊断

1. 慢性胃炎

慢性胃炎主要症状为上腹闷胀疼痛、嗳气、食欲减退及消化不良史。纤维胃镜检查对慢性胃炎的诊断极为重要，可发现胃黏膜水肿、充血、黏膜色泽变为黄白或灰黄色、黏膜萎缩。肥厚性胃炎可见黏膜皱襞肥大，或有结节并可见糜烂及表浅溃疡。

2. 消化性溃疡

有溃疡病史，上腹痛与饮食规律性有关，而胆囊结石及慢性胆囊炎往往于进食后疼痛加重，特别进高脂肪食物。溃疡病常于春秋季节急性发作，而胆石性慢性胆囊炎多于夜间发病。钡餐检查及纤维胃镜检查有明显鉴别价值。

3. 胃神经官能症

虽有长期反复发作病史，但与进食油腻无明显关系，往往与情绪波动关系密切。常有神经性呕吐，每于进食后突然发生呕吐，一般无恶心，呕吐量不多且不费力，吐后即可进食，不影响食欲及食量。本病常伴有全身性神经官能症状，用暗示疗法可使症状缓解，鉴别不难。

4. 胃下垂

本病可有肝、肾等其他脏器下垂。上腹不适以饭后加重，卧位时症状减轻，立位检查可见中下腹部胀满，而上腹部空虚，有时可见胃型并可有振水音，钡餐检查可明确诊断。

5. 肾下垂

常有食欲不佳、恶心呕吐等症状，并以右侧多见，但其右侧上腹及腰部疼痛于站立及行走时加重，可出现绞痛，并向下腹部放射。体格检查时分别于卧位、坐位及立位触诊，如发现右上腹肿物因体位改变而移位则对鉴别有意义，卧位及立位肾 X 线平片及静脉尿路造影有助于诊断。

6. 迁延性肝炎及慢性肝炎

本病有急性肝炎病史，尚有慢性消化不良及右上腹不适等症状，可有肝大及肝功不良，并在慢性肝炎可出现脾大、蜘蛛痣及肝掌，B 超检查胆囊功能良好。

7. 慢性胰腺炎

常为急性胰腺炎的后遗症，其上腹痛向左肩背部放射，X 线平片有时可见胰腺钙化影或胰腺结石，纤维十二指肠镜检查及逆行胆胰管造影对诊断慢性胰腺炎有一定价值。

8. 胆囊癌

本病可合并有胆囊结石。本病病史短，病情发展快，很快出现肝门淋巴结转移及直接侵及附近肝组织，故多出现持续性黄疸。右上腹痛为持续性，症状明显时多数患者于右上腹肋缘下可触及硬性肿块，B超及CT检查可帮助诊断。

9. 肝癌

原发性肝癌如出现右上腹或上腹痛多已较晚，此时常可触及肿大并有结节的肝脏。B超检查，放射性核素扫描及CT检查分别可发现肝脏有肿瘤图像及放射缺损或密度减低区，甲胎蛋白阳性。

七、治疗方法

胆囊结石的治疗方法很多，自1882年Langenbuch在德国实行了第一例胆囊切除术治疗胆囊结石以来，已延用了一百多年，目前仍不失为一种安全有效的治疗方法。但对患者和医师来讲，手术毕竟不是最理想的方案，因此这一百多年来，医务工作者不断探讨非手术治疗胆囊结石的方法，如溶石、碎石、排石等，但均有其局限性和不利因素。

（一）非手术治疗

1. 溶石治疗

自1891年Walker首创乙醚溶石治疗以来，医务工作者不断探讨溶石药物如辛酸酰甘油、甲基叔丁醚等。它们在体外溶石试验具有一定的疗效，但体内效果不佳，且具有一定的毒性，而这种灌注溶石的药物在临床适用术后由"T"形管灌注治疗胆管残余结石，而对胆囊结石进行溶解则需要穿刺插管再灌注的方法，其复杂性不亚于手术，且溶石后易再复发。

1972年美国的Danzinger等用鹅去氧胆酸溶解胆囊结石取得成功以来，鹅去氧胆酸、熊去氧胆酸作为口服溶石药物一直被人们沿用，其机制是通过降低胆固醇合成限速酶、还原酶的活性，降低内源性胆固醇的合成，扩大胆酸池，减少胆固醇吸收与分泌，因而使胆固醇结晶在不饱和胆汁中得以溶解，达到溶石目的。但溶石率较低且用药时间长，费用高。1983年全美胆石协作组报道连续服药2年完全溶石率只达5%～13%，停药后复发率达50%，且多在1～2年内复发，此二药对肝脏具有一定的毒性，可导致GTP升高、腹泻、肝脏和血浆胆固醇的蓄积。

2. 体外冲击波碎石术

20世纪70年代中期慕尼黑大学医学院首先采用体外冲击波碎石方法治疗肾结石以来，得到广泛应用。在此基础上1984年医务工作者对胆石也采用体外冲击波碎石的方法治疗胆囊结石，但实验和临床结果表明其与肾结石碎后排石截然不同，胆结石不易排出体外，其原因有：胆汁量明显少于尿量而较黏稠；胆囊管较细，一般内径在0.3cm左右，内有多数螺旋瓣，而且多数有一定的迂曲，阻碍了破碎结石的排出；体外震波碎石后，胆囊壁多半受到冲击导致水肿充血，影响胆囊的收缩，进而导致胆囊炎发作，所以部分病例，在碎石后常因同时发生急性胆囊炎而行急诊胆囊切除术，所以体外震波碎石术对胆囊结石的治疗目前已较少应用，对肝内结石、胆总管单发结石尚有一定疗效。

（二）手术治疗

鉴于上述非手术治疗未获满意的效果，所以一百多年来胆囊切除术治疗胆囊结石一直被公认为有效措施。

1. 胆囊切开取石术

简化手术方法的同时治疗外科疾病，一直是外科医师努力奋斗的目标。胆囊切开取石与胆囊切除相比确实创伤小、简便，但对于胆囊结石的治疗是一个不可取的方法。因为胆囊结石的形成是多因素作用的结果：一是胆汁成分的改变。二是胆囊运动功能的障碍。三是感染因素。另外胆囊本身分泌的黏蛋白等多种因素导致胆石的形成，胆囊切开取石术后胆囊周围的粘连无疑增加了胆囊运动功能的障碍，影响胆囊的排空，同时增加了感染因素，所以切开取石术后胆石复发率较高。因此，笔者认为胆囊切开取石只适用于严重的急性胆囊结石，胆囊壁的炎症和周围粘连，导致手术时大量渗血，胆囊三角解剖关系不清，易造成胆管损伤。这种患者可采用切开取石胆囊造瘘，待手术3个月到半年后再次行胆囊切除术。目前随着影像学的发展，有人采用硬质胆管镜在B超定位下经皮肝胆囊穿刺取石，虽然手术创伤进一步缩小，但仍存在着上述缺点，且操作难度大，故不易推广，适应证与胆囊切开取石相同。

2. 开腹胆囊切除术

(1) 适应证：胆囊结石从临床症状上大致分为三类：第一类为无症状胆囊结石。第二类具有消化不良表现，如食后腹胀、剑下及右季肋隐痛等症状的胆囊结石。第三类具有典型胆绞痛的胆囊结石。从临床角度上讲，除第一类无症状的胆囊结石外，第二、第三类患者均为手术适应证。所谓无症状胆囊结石是指无任何上腹不适的症状，而是由于正常查体或其他疾病检查时发现胆囊结石的存在，这一类胆囊结石的患者是否行切除术具有一定的争议。无症状胆石可以不采用任何治疗，包括非手术疗法在内，但是随着胆囊结石病程的延长，多数患者所谓无症状胆石会向有症状发展，加之近年来胆囊结石致胆囊癌的发病率有增高趋势，故无症状胆囊结石是否需要手术治疗是一值得探讨的问题。胆囊结石并发症随着年龄增长而升高，故所谓"静止"的胆囊结石终生静止者很少，70%以上会发生一种或数种并发症而不再静止，且随着年龄的增长，癌变的风险增加。胆囊结石并发胆囊炎很少有自行痊愈的可能，因此，现在比较一致的意见是有条件地施行胆囊切除术，即选择性预防性的胆囊切除术。综合国内外的研究，以下胆石患者应行预防性胆囊切除术：年龄大于50岁的女性患者；病程有5年以上者；B超提示胆囊壁局限性增厚；结石直径在2 cm以上者；胆囊颈部嵌顿结石；胆囊萎缩或囊壁明显增厚；瓷器样胆囊；以往曾行胆囊造瘘术。

(2) 手术方法：有顺行胆囊切除术、逆行胆囊切除术、顺逆结合胆囊切除术之分。对Calot三角粘连过多、解剖不明者，多采用顺逆结合法进行胆囊切除，既能防止胆囊管未处理而导致胆囊内的小结石挤压至胆总管，又能减少解剖不清造成的胆管或血管损伤。下面以顺逆结合法为例介绍胆囊切除术。

麻醉和体位：常用持续硬膜外腔阻滞麻醉，对高龄、危重以及精神过于紧张者近年来选择全身麻醉为妥。患者一般取仰卧位，不需背后加垫或使用腰桥。

切口：可采用右上腹直或斜切口。多选用右侧肋缘下斜切口，此种切口对术野暴露较满意、术后疼痛轻，而且很少发生切口裂开、切口疝或肠粘连梗阻等并发症。切口起自上腹部中线，距肋缘下3～4 cm与肋弓平行向右下方，长度可根据患者的肥胖程度、肝脏高度等具体选择。显露胆囊和肝十二指肠韧带。

游离胆囊管：将胆囊向右侧牵引，在Calot三角表面切开肝十二指肠韧带腹膜，沿胆囊管方向解剖分离，明确胆囊管、肝总管和胆总管三者的关系。穿过 4 号丝线靠近胆囊壁结扎胆囊管，并用作牵引，胆囊管暂不离断。

游离胆囊动脉：在胆囊管的后上方 Calot 三角内解剖分离找到胆囊动脉，亦应在靠近胆囊壁处结扎。若局部炎性粘连严重时不要勉强解剖胆囊动脉，以防不慎离断回缩后出血难止或损伤肝右动脉。游离胆囊：自胆囊底部开始，距肝脏约 1 cm 切开胆囊浆膜层，向体部用钝性结合锐性法从肝床上分离胆囊壁，直至胆囊全部由胆囊窝游离。此时再明确胆囊动脉的位置、走行，贴近胆囊壁离断胆囊动脉，近心端双重结扎；另外，仅剩的胆囊管在距胆总管约 0.5 cm 处双重结扎或缝扎。

对于胆囊结石并慢性炎症很重及肥胖的病例，胆囊壁明显水肿、萎缩或坏死，Calot 三角处脂肪厚、解剖关系难辨，胆囊从肝床上分离困难，可做逆行切除或胆囊大部切除术。逆行切除游离胆囊至颈部时不必勉强分离暴露胆囊动脉，在靠近胆囊壁处钳夹、切断、结扎胆囊系膜即可，只留下胆囊管与胆囊和胆总管相连时较容易寻找其走行便于在适当部位切断结扎。有时胆囊炎症反复发作后 Calot 三角发生明显的纤维化，或胆囊壁萎缩纤维化与肝脏紧密粘连愈着，不适宜勉强行常规的胆囊切除术，可行胆囊大部切除术，保留小部分后壁，用电刀或用石炭酸烧灼使黏膜坏死。胆囊管距胆总管适当长度予以结扎，留存的胆囊壁可缝合亦可敞开。

胆囊床的处理：慢性胆囊炎的胆囊浆膜层往往较脆，切除后缝合胆囊床困难，是否缝合存在争议。主张缝合的理由是防止出血和预防术后粗糙的胆囊床创面引起粘连性肠梗阻，但是依作者的经验，胆囊去除后对胆囊窝创面认真地用结扎或电凝止血、用大网膜填塞创面，数百例患者不缝合胆囊床无一例发生此类并发症。

放置引流管：在 Winslow 孔处常规放置双套管引流，自右侧肋缘下腋中线处引出体外。对于病变较复杂的胆囊切除术，应常规放置引流，这样可减少渗出液吸收，减轻局部和全身并发症。另外胆囊切除术后大量渗胆和胆外瘘仍有发生的报道，引流在其诊治方面可起重要作用。

部分胆囊结石患者同时合并胆管结石，当有下列指征时，应在胆囊切除术后行胆总管探查术：既往有梗阻性黄疸病史；有典型的胆绞痛病史，特别是有寒战和高热病史；B 超、MRCP、PTC 检查发现胆总管扩张或胆总管结石；手术中扪及胆总管内有结石、蛔虫或肿瘤；手术中发现胆总管扩张大于 1.5 cm，胆管壁炎性增厚；术中行胆管穿刺抽出脓性胆汁、血性胆汁，或胆汁内有泥沙样胆色素颗粒；胰腺呈慢性炎症而无法排除胆管内有病变者。

3. 腹腔镜胆囊切除术

自 1987 年法国 Mouret 实行了第一例腹腔镜胆囊切除术，短短的十余年间腹腔镜胆囊切除术迅速风靡全世界，同时也促进了微创外科的发展。腹腔镜胆囊切除术有创伤小、恢复快、方法容易掌握等优点，其手术适应证基本同开腹胆囊切除术。但是必须清楚地认识到腹腔镜不能完全代替开腹胆囊切除术，有些报道腹腔镜胆囊切除术合并胆管损伤率明显高于开腹手术，所以腹腔镜胆囊切除术是具有一定适应证的，特别是对于初学者应选择胆囊结石病程短、B 超提示胆囊壁无明显增厚的胆囊结石患者。腹腔镜探查时若发现胆囊周围粘连较重，胆囊三角解剖不清，应及时中转开腹手术。即使对于熟练者也应有一定的选择，对于老年、病程长、胆囊壁明显增厚、不排除早期癌变者，最好不要采用腹腔镜手术，以免延误治疗。

第九节 原发性胆囊癌

一、概述

1777 年 Stoll 首先报道了尸检发现的 3 例胆囊癌。1890 年 Hochengy 成功地进行了第一例胆囊癌切除术。1894 年 Aimes 综述分析了胆囊癌的病史、临床特点及凶险预后。1932 年报道了胆囊癌经扩大切除邻近肝脏后生存 5 年的病例。国内自 1941 年首次报道，到目前报道病例已达 2400 多例。近些年原发性胆囊癌（PGC）越来越多地受到关注。

（一）发病率

受多种因素的影响，目前胆囊癌尚无确切的发病率统计数字。不同国家、不同地区及不同种族之间发病率有着明显差异。

世界上发病率最高的国家为玻利维亚和墨西哥等。美国胆囊癌的发病率为 2.2/10 万～2.4/10 万人，占消化道恶性肿瘤发病率及病死率第五位，每年有 4000～6500 人死于胆囊癌。法国胆囊癌的发病率为男性 0.8/10 万人，女性 1.5/10 万人。欧美等国胆囊癌手术占同期胆管手术的 4.1%～5.6%。而同在美国，白人发病率明显高于黑人，印第安人更高。美国印第安女性的胆囊癌是最常见肿瘤的第三位。原发性胆囊癌发病在我国占消化道肿瘤第 5～6 位，胆管肿瘤的首位。但目前其发病率的流行病学调查仍无大宗资料。第七届全国胆管外科学术会议 3875 例的资料表明，胆囊癌手术占同期胆管手术的 0.96%～4.9%；近 10～15 年的患病调查显示，我国大部分地区呈递增趋势，尤以陕西、河南两省较高，而国外有报道近年发病率无明显变化。

（二）发病年龄和性别

胆囊癌的发病率随年龄增长而增多。我国胆囊癌的发病年龄分布在 25～87 岁，平均 57 岁，50 岁以上者占 70%～85%，发病的高峰年龄为 50～70 岁，尤以 60 岁左右居多。同国外相比，发病高发年龄与日本（50～60 岁）相近，比欧美（68～72 岁）年轻。文献报道，国外发病年龄最小者 12 岁，国内最小者 15 岁。胆囊癌多见于女性，女性与男性发病率之比为（2.5～6）：1。有研究认为与生育次数、雌激素及口服避孕药无关，但另有研究发现胆囊癌的发病与生育次数有关。

（三）种族和地理位置分布

不同人种的胆囊癌发病率亦不相同。美籍墨西哥人及玻利维亚人发病率高。在玻利维亚的美洲人后裔中，种族是胆囊癌的一个非常危险的因素，其中 Aymara 人比非 Aymara 人的发病率高 15.9 倍。美洲印第安人也是高发种族。

不同地域胆囊癌的发病情况各有不同。在我国西北和东北地区发病率比长江以南地区高，农村比城市高。智利是胆囊癌病死率最高的国家，约占所有肿瘤死亡人数的 6.7%，胆囊癌是发病率仅次于胃癌的消化道肿瘤。该病在瑞士、捷克、墨西哥、玻利维亚发病率较高，而在尼日利亚和新西兰毛利人中极其罕见。

(四) 与职业和生活习惯的关系

调查表明，与胆囊癌发病有关的职业因素包括印染工人、金属制造业工人、橡胶工业从业人员、木材制成品工人。以上职业共同的暴露因素是芳香族化合物。

国外病例对照研究表明，总热量及糖类摄入过多与胆囊癌的发生呈正相关，而纤维素、维生素 C、维生素 B、维生素 E 及蔬菜水果能减少胆囊癌发病的危险性。还有研究表明，常吃烧烤肉食者患胆囊癌的危险性增高。调查还显示了随肥胖指数增加，胆囊癌发病危险性增高。

二、病因病机

胆囊癌的病因尚未完全清楚，可能与下列因素有关。

(一) 胆囊结石与胆囊癌

1. 流行病学研究

原发性胆囊癌和胆囊结石患者在临床上有密切联系，40%～100%的胆囊癌患者合并胆囊结石，这引起了临床医师和肿瘤研究人员的高度重视。一项国际协作机构调查表明，在校正混杂因素如年龄、性别、调查单位影响、受教育程度、饮酒和抽烟以后，胆囊癌的高危因素最重要的是胆囊临床症状史，另外还有体重增加、高能量饮食、高糖类摄入和慢性腹泻，这些危险因素均与胆囊结石发病相关，提示胆囊结石是胆囊癌发病的主要危险因素。从胆囊结石方面分析，胆囊结石患者有 1%～3%合并胆囊癌，老年女性患者的 20 年累积发病危险率为 0.13%～1.5%。

综合流行病学资料可以看出，胆囊结石发生胆囊癌以下列情况多见：①老年人。②女性。③病程长。④结石直径大于 2 cm。⑤多发结石或充满型结石。⑥胆囊壁钙化。⑦胆囊壁明显增厚或萎缩。⑧合并胆囊息肉样病变。⑨Mirizzi 综合征。以上情况可视为原发性胆囊癌的高危因素，要积极治疗胆囊结石。

2. 临床病理学研究

流行病学调查结果使得人们认识到有必要探讨胆囊结石和胆囊癌发病关系的病理学机制。已经确认正常黏膜向癌的发展过程中，黏膜上皮的不典型增生是重要的癌前病变，在消化道肿瘤发生中占重要地位。于是，有学者从这方面着手研究。Duarte 等对 162 例结石病胆囊标本的研究发现，不典型增生占 16%，原位癌占 2.7%。类似的一些研究也提示胆囊癌的发生是由单纯增生、不典型增生、原位癌到浸润癌的渐进过程，胆囊癌与黏膜上皮的不典型增生高度相关，而有结石患者胆囊黏膜不典型增生发生率显著高于非结石性胆囊炎，结石慢性刺激可能是这种癌前病变的重要诱因。

3. 分子生物学等基础研究

胆囊结石所引起的黏膜不典型增生和胆囊癌组织中，有 K-ras 基因的突变和突变型 p53 基因蛋白的过表达。从正常黏膜、癌前病变到癌组织，突变型 p53 蛋白表达逐渐增高。对多种肿瘤基因产物和生长因子（如 ras、p21、c-myc、erbB-2、表皮生长因子、转化生长因子β）表达的研究表明，不仅胆囊癌组织中有多种肿瘤相关基因和生长因子的改变，而且在结石引起的慢性胆囊炎组织中，同样也有多种值得重视的变化。但是，也有观点认为炎症改变的程度与癌基因的活化并无正相关关系。

在慢性结石性胆囊炎中受损伤的细胞如果不能通过凋亡及时清除，损伤修复反复发生，长期可引起基因突变，胆囊癌发生。在对胆囊癌的研究中发现，从单纯性增生到轻、中、重度不典型增生及原位癌、浸润癌，AgNOR 颗粒计数、面积和 DNA 倍体含量、非倍体细胞百分比均逐渐升高。说明结石引起的黏膜损害细胞增生旺盛，有癌变的倾向。

胆囊结石患者胆汁中细菌培养阳性率明显高于无结石者，胆囊结石核心中发现细菌的基因片段，说明了胆囊结石的生成中有细菌参与，而研究发现胆囊癌组织中有细菌的基因片段，与结石中的菌谱相同。应该考虑某些细菌在结石性胆囊炎向胆囊癌转化中的作用，强调胆囊结石治疗中的抗菌问题。

胆石所引起的胆囊黏膜损伤与胆囊癌发生发展之间存在着极密切的关系。虽然从本质上未能直接找到结石致癌的证据，但是合理治疗胆囊结石对预防胆囊癌无疑是有价值的。

（二）胆囊腺瘤与胆囊癌

Kozuka 等根据 1605 例手术切除的胆囊标本行病理组织学检查，提出以下 6 点证明腺瘤是癌前病变：①组织学可见腺瘤向癌移行。②在腺癌组织中有腺瘤成分。③随着腺瘤的增大，癌发生率明显增加。④患者的发病年龄从腺瘤到腺癌有递增的趋势。⑤良性肿瘤中有94％的肿瘤直径小于 10 mm，而恶性肿瘤中有 88％的肿瘤直径大于 10 mm。⑥患腺瘤或浸润癌的患者中女性居多。研究发现，腺瘤的恶变率为 28.5％，其中直径大于 1.5 cm 的占66.6％，大于 1 cm 的占 92.9％，合并结石的占 83.3％，并发现腺肌增生症及炎性息肉癌变 1例。研究表明胆囊腺瘤无论单发还是多发，都具有明显的癌变潜能，一般认为多发性、无蒂、直径大于 1 cm 的腺瘤和伴有结石的腺瘤以及病理类型为管状腺瘤者，癌变概率更大。但是，对胆囊腺瘤癌变也有不同的观点，理由是在其研究中发现胆囊腺瘤与胆囊癌的基因方面的异常改变并不相同。

（三）胆囊腺肌病与胆囊癌

胆囊腺肌病以胆囊腺体和平滑肌增生为特征，近年来的临床观察和病理学研究发现其为癌前病变，或认为其具有癌变倾向。因此，即使不伴有胆囊结石也应行胆囊切除术。

（四）异常胆胰管连接与胆囊癌

异常胆胰管连接（AJPBD）是一种先天性疾病，主胰管和胆总管在十二指肠壁外汇合。由于结合部位过长及缺少括约肌而造成两个方向的反流，相应地引起了多种病理改变。Babbit 于 1969 年发现 AJPBD 且无胆管扩张的患者常合并胆囊癌。以后的临床研究大多证实了 AJPBD 患者中胆囊癌的发病率显著高于胆胰管汇合正常者。AJPBD 患者胆系肿瘤高发的机制尚不清楚，近年来对 AJPBD 患者的胆管上皮的基因改变研究甚多，结果发现 AJPBD患者胆胰混合液对胆管上皮细胞具有诱变性，胆囊黏膜上皮增生活跃且 K-ras 基因突变，使其遗传性改变，最终发生癌变，并且在胆管上皮细胞形态学变化之前遗传物质已经发生变化。

（五）Mirizzi 综合征与胆囊癌

Mirizzi 综合征是因胆囊管或胆囊颈部结石嵌顿或合并炎症所致梗阻性黄疸和胆管炎，

是胆囊结石的一种少见并发症，占整个胆囊切除术的 0.7％～1.4％。Redaelli 等对 1759 例行胆囊切除术的患者进行回顾性研究，发现了 18 例 Mirizzi 综合征，其中有 5 例（27.8％）伴发胆囊癌，而所有标本中有 36 例（2％）发现胆囊癌，两者间有显著差异。18 例患者中有 12 例肿瘤相关抗原 CA19-9 上升，而 5 例合并胆囊癌者更为明显，与无 Mirizzi 综合征者有显著差异。大多数学者认为胆囊结石可以引起胆囊黏膜持续性损害，并可导致胆囊壁溃疡和纤维化，上皮细胞对致癌物质的防御能力降低，加上胆汁长期淤积有利于胆汁酸向增生性物质转化，可能是胆囊癌高发的原因，而 Mirizzi 综合征包含了上述所有的病理变化。

（六）其他

有研究证明腹泻是胆结石的危险因素，有腹泻者患胆囊癌的危险性是无腹泻者的 2 倍；手术治疗消化性溃疡与胆囊癌的发病有关，有手术史者患胆囊癌的危险性是对照组的 3 倍，而内科治疗者较对照组无明显增加；胆囊癌的发生还与家族史、伤寒杆菌、溃疡性结肠炎、接触造影剂及"瓷样"胆囊有关。胆总管囊肿行内引流术后患者有较高的胆管癌肿发生率。

还有一些因素被认为与胆囊癌的发生有关，溃疡性结肠炎的患者，胆管肿瘤的发生率约为一般人群的 10 倍，其发病机制尚不清楚，可能与胆汁酸代谢的异常有关。胆管梗阻感染，可能使胆汁中的胆酸转化成去氧胆酸和石胆酸，后者具有致癌性。胃肠道梭形芽孢杆菌可将肝肠循环中的胆汁酸还原成化学结构上与癌物质相似的 3-甲基胆蒽，也可能是胆管癌诱发因素之一。

三、临床表现

原发性胆囊癌早期无特异性症状和体征，常表现为患者已有的胆囊或肝脏疾病，甚至是胃病的临床特点，易被忽视。大多数以上腹疼痛、不适为主诉，继而发生黄疸、体重减轻等。西安某医院的资料显示有 34.3％的患者查体时可触及胆囊包块，黄疸发生率为 38.8％，有 45.8％的病例体重明显下降。以上表现往往是肝胆系统疾病所共有的，而且一旦出现常常已到胆囊癌的中晚期，故在临床上遇到这些表现时要考虑到胆囊癌的可能性，再做进一步的检查。

胆囊癌起病隐匿，无特异性表现，但并非无规律可循。按出现频率由高至低临床表现依次为腹痛、恶心呕吐、黄疸和体重减轻等。临床上可将其症状群归为五大类疾病的综合表现：①急性胆囊炎：某些病例有短暂的右上腹痛、恶心、呕吐、发热和心悸病史，提示急性胆囊炎。约 1％因急性胆囊炎手术的病例有胆囊癌存在，此时病变常为早期，切除率高，生存期长。②慢性胆囊炎：许多原发性胆囊癌的患者症状与慢性胆囊炎类似很难区分，要高度警惕良性病变合并胆囊癌，或良性病变发展为胆囊癌。③胆管恶性肿瘤：一些患者可有黄疸、体重减轻、全身情况差、右上腹痛等，肿瘤病变常较晚，疗效差。④胆管外恶性肿瘤征象：少数病例可有恶心、体重减轻、全身衰弱，以及内瘘形成或侵入邻近器官症状，本类肿瘤常不能切除。⑤胆管外良性病变表现：少见，如胃肠道出血或上消化道梗阻等。

1. 慢性胆囊炎症状

30％～50％的病例有长期右上腹痛等慢性胆囊炎或胆结石症状，在鉴别诊断上比较困难。慢性胆囊炎或伴结石的患者，年龄在 40 岁以上，近期右上腹疼痛变为持续性或进行性加重并有较明显的消化障碍症状者；40 岁以上无症状的胆囊结石，特别是较大的单个结石患者，近期出现右上腹持续性隐痛或钝痛；慢性胆囊炎病史较短，局部疼痛和全身情况有明显变化者；胆囊结石或慢性胆囊炎患者近期出现梗阻性黄疸或右上腹可扪及肿块者，均应高度怀疑胆囊癌的可能性，应作进一步检查以明确诊断。

2. 急性胆囊炎症状

占胆囊癌的 10%～16%，这类患者多系胆囊颈部肿瘤或结石嵌顿引起急性胆囊炎或胆囊积脓。此类患者的切除率及生存率均较高，其切除率为 70%，但术前几乎无法诊断。有些患者按急性胆囊炎行药物治疗或单纯胆囊造瘘而误诊。故对老年人突然发生的急性胆囊炎，尤其是以往无胆管系统疾病者，应特别注意胆囊癌的可能性，争取早行手术治疗，由于病情需要必须做胆囊造瘘时，亦应仔细检查胆囊腔以排除胆囊癌。

3. 梗阻性黄疸症状

部分患者是以黄疸为主要症状而就诊，胆囊癌患者中有黄疸者占 40% 左右。黄疸的出现提示肿瘤已侵犯胆管或同时伴有胆总管结石，这两种情况在胆囊癌的切除病例中都可遇到。因此胆囊癌患者不应单纯黄疸而放弃探查。

4. 右上腹肿块

肿瘤或结石阻塞或胆囊颈部，可引起胆囊积液、积脓，使胆囊胀大，这种光滑而有弹性的包块多可切除，且预后较好。但硬而呈结节状不光滑的包块为不能根治的晚期癌肿。

5. 其他

肝大、消瘦、腹腔积液、贫血都可能是胆囊癌的晚期征象，表明已有肝转移或胃十二指肠侵犯，可能无法手术切除。

四、诊断

(一) 症状和体征

前已述及，胆囊癌临床表现缺乏特异性，其早期征象又常被胆石症及其并发症所掩盖。除了首次发作的急性胆囊炎便得以确诊外，一般情况根据临床表现来做到早期诊断非常困难。因而，无症状早诊显得甚为重要。而要做到此点，必须对高危人群密切随访，如静止性胆囊结石、胆囊息肉、胆囊腺肌增生病等患者，必要时积极治疗以预防胆囊癌。

(二) 超声诊断

超声诊断是诊断本病最常用也是最敏感的检查手段，包括常规超声、内镜超声、彩色多普勒等。能检出绝大多数病变，对性质的确定尚有局限。B 超检查目前仍是应用最普遍的方法，它简便、无创、影像清晰，对微小病变识别能力强，可用于普查及随访。但对定性诊断和分期帮助不大，易受到肥胖和胃肠道气体干扰，有时有假阳性和假阴性结果。因胆囊癌的病理类型以浸润型为多，常无肿块，易漏诊，故要警惕胆囊壁不规则增厚的影像特征。近年发展的超声内镜检查法（EUS）通过内镜将超声探头直接送入胃十二指肠检查胆囊，不受肥胖及胃肠道气体等因素干扰，对病灶的观察更细微。其分辨率高，成像更清晰，可显示胆囊壁的三层结构，能弥补常规超声的不足，对微小病变确诊和良恶性鉴别诊断价值高，但设备较昂贵，而且作为侵入性检查，难免有并发症发生。彩色多普勒检查可显示肿瘤内部血供，根据病变中血流状况区别胆囊良恶性病变，敏感度和特异性较高。超声血管造影应用也有报告，通过导管常规注入二氧化碳微泡，在胆囊癌和其他良性病变中有不同的增强表现，可以区分增厚型的胆囊癌与胆囊炎，亦可鉴别假性息肉、良性息肉与息肉样癌。

（三）计算机断层成像（CT）诊断

CT在发现胆囊的小隆起样病变方面不如B超敏感，但在定性方面优于B超。CT检查不受胸部肋骨、皮下脂肪和胃肠道气体的影响，而且能用造影剂增强对比及薄层扫描，是主要诊断方法之一。其早期诊断要点有：①胆囊壁局限或整体增厚，多超过0.5 cm，不规则，厚薄不一，增强扫描有明显强化。②胆囊腔内有软组织块，基底多较宽，增强扫描有强化，密度较肝实质低而较胆汁高。③合并慢性胆囊炎和胆囊结石时有相应征象。厚壁型胆囊癌需与慢性胆囊炎鉴别，后者多为均匀性增厚；腔内肿块型需与胆囊息肉和腺瘤等鉴别，后者基底部多较窄。CT越来越普遍用于临床，对胆囊癌总体确诊率高于B超，结合增强扫描或动态扫描适用于定性诊断、病变与周围脏器关系的确定，利于手术方案制订。但对早期诊断仍无法取代B超。

（四）磁共振（MRI）诊断

胆囊癌的MRI表现与CT相似，可有厚壁型、腔内肿块型、弥散型等。MRI价值和CT相仿，但费用更昂贵。近年出现的磁共振胰胆管成像（MRCP），是根据胆汁含有大量水分且有较长的T_2弛豫时间，利用MR的重T_2加权技术效果突出长T_2组织信号，使含有水分的胆管、胰管结构显影，产生水造影结果的方法。胆汁和胰液作为天然的对比剂，使得磁共振造影在胆管胰管检查中具有独特的优势。胆囊癌表现为胆囊壁的不规则缺损、僵硬，或胆囊腔内软组织肿块。MRCP在胆胰管梗阻时有很高价值，但对无胆管梗阻的早期胆囊癌效果仍不如超声检查。

（五）经皮肝穿刺胆管造影（PTC）应用

PTC在肝外胆管梗阻时操作容易，诊断价值高。对早期诊断帮助不大，对早期诊断的价值在于如果需要细胞学检查时可用来取胆汁。

（六）内镜逆行胆胰管造影（ERCP）应用

对胆囊癌常规影像学诊断意义不大，仅有一半左右的病例可显示胆囊，早期诊断价值不高，适用于鉴别肝总管或胆总管的占位病变或采集胆汁行细胞学检查。

（七）早期诊断的时间和意义

术前若能确诊原发性胆囊癌最为理想，据此可制订合理的手术方案，避免盲目的LC，因为胆囊癌早期LC术后种植转移时有报告。

术前怀疑而不能确诊的原发性胆囊癌，术中应对切除标本仔细地观察，必要时结合术中冰冻病理检查，条件许可时可应用免疫组化等方法检查一些肿瘤相关基因的突变表达，对发现胆囊癌，及时调整手术方式有很大帮助。

因良性病变行胆囊切除术，而术后病检确诊的早期病例，如属Nevin I 期则单纯胆囊切除术已足够；对 II 期病例，应该再次手术行肝脏楔形切除及区域淋巴结清扫或扩大根治术。

五、辅助检查

（一）X线造影检查

早年的X线造影检查常用口服胆管造影，胆囊癌患者往往表现为胆囊不显影或显影很差，现在由于更多快速、先进的方法普及，已基本不用。血管造影诊断准确率高，但胆囊动脉显影并不常见，需要通过超选择性插管，胆囊动脉可有僵硬、增宽、不规则而且有间断现象，出现典型的肿瘤血管时可确诊，但此时大多是晚期，肿瘤不能切除。

（二）细胞学检查

术前行细胞学检查的途径有 ERCP 收集胆汁、B 超引导下经皮肝胆囊穿刺抽取胆汁或肿块穿刺抽吸组织细胞活检，通常患者到较晚期诊断相对容易，故细胞学检查应用较少。但早期诊断确有困难时可采用，脱落细胞检查有癌细胞可达到定性目的。

（三）肿瘤标志物检测

迄今为止未发现对胆囊癌有特异性的肿瘤标志物，故肿瘤标志物检测只能作为诊断参考，要结合临床具体分析。对胆囊癌诊断肿瘤标志物检查可包括血清和胆汁两方面。恶性肿瘤的常用标志如广谱肿瘤标志物 DR-70 可见于 20 多种肿瘤患者血液中，大部分阳性率在 90％以上，对肝胆肿瘤的敏感性较高。肿瘤相关糖链抗原 CA19-9 和癌胚抗原（CEA）在胆囊癌病例有一定的阳性率，升高程度与病期相关，对诊断有一定帮助，在术前良恶性病变鉴别困难时可采用。检测胆汁内的肿瘤标志物较血液中更为敏感，联合检测能显著提高术前确诊率，提示我们术前可应用一些手段采集胆汁做胆囊癌的检测。近年来有报道通过血清中的游离 DNA 检测，可发现某些肿瘤基因的异常改变，已经在临床用于其他肿瘤。通过现代分子生物学发展，深入研究开发适用于临床的新指标是研究的方向。

六、治疗方法

（一）外科治疗

多年来，人们对胆囊癌临床病理分期与预后关系的认识逐渐加深，影像学检查日益普及使得胆囊癌术前诊断率有所提高，原发性胆囊癌的外科治疗模式产生了一定的发展和变革。

1. 外科治疗原则

胆囊癌的手术治疗方式主要取决于患者的临床病理分期。经典的观念认为，对于 Nevin Ⅰ、Ⅱ期的病例，单纯胆囊切除术已足够，对Ⅲ期病例应采用根治性手术，范围包括胆囊切除术和距胆囊 2 cm 的肝脏楔形切除术、肝十二指肠韧带内淋巴结清扫术，而对于Ⅳ、Ⅴ期的晚期病例手术治疗已无价值。过去胆囊癌的诊断多为进行其他胆管良性病变手术时意外发现，随着人们对胆囊癌的重视程度提高，术前确诊的胆囊癌病例逐渐增多，加上近年对胆囊癌转移方式的研究深入，使许多学者对胆囊癌的经典手术原则提出了新的看法。基本包括两方面：①对于 NevinⅠ、Ⅱ期的病例应做根治性胆囊切除术。②对于 NevinⅣ、Ⅴ期的病例应行扩大切除术。这些观点均包括了肝脏外科的有关问题，尚存有一定争论，以下分别叙述。

2. 早期胆囊癌的根治性手术

（1）早期胆囊癌手术方式评价：早期胆囊癌是指 NevinⅠ、Ⅱ期或 TNM 分期 0、Ⅰ期，对此类患者以往认为仅行胆囊切除术可达治疗目的。近年研究表明，由于胆囊壁淋巴管丰富，胆囊癌可有极早的淋巴转移，并且早期发生肝脏转移也不少见，因而尽管是早期病例，亦有根治性切除的必要。许多学者的实践证明，对 NevinⅠ、Ⅱ期病例行根治性胆囊切除术的长期生存率显著优于单纯胆囊切除术，故强调包括肝楔形切除在内的胆囊癌根治手术的重要性。目前基本认可的看法是，术前确诊为胆囊癌者应该做根治性的手术，因良性病变行胆囊切除术后病检意外发现胆囊癌者，如为 Nevin I 期不必再次手术，如为 Nevin II 期应当再次手术清扫区域淋巴结并楔形切除部分肝脏。

（2）手术方法：应用全身麻醉。体位可根据切口不同选取仰卧位或右侧抬高的斜卧位。手术步骤如下。

开腹：可依手术医师习惯，取右上腹长直切口，自剑突起至脐下 2～4 cm，亦可采用右侧肋缘下斜切口，利于暴露，切除肝组织更为方便。

探查：探查腹膜及腹腔内脏器，包括胆囊淋巴引流区域的淋巴结有无转移，以决定手术范围。

显露手术野：以肋缘牵开器将右侧肋弓尽量向前上方拉开，用湿纱布垫将胃及小肠向腹腔左侧和下方推开，暴露肝门和肝下区域。

游离十二指肠和胰头：剪开十二指肠外侧腹膜，适当游离十二指肠降段及胰头，以便于清除十二指肠后胆总管周围淋巴结。

显露肝门：在十二指肠上缘切开肝十二指肠韧带的前腹膜，依次分离出肝固有动脉、胆总管、门静脉主干，分别用橡皮片将其牵开以利于清除肝十二指肠韧带内淋巴组织。

清除肝门淋巴结：向上方逐步地解剖分离肝动脉、胆总管、门静脉以外的淋巴、神经、纤维、脂肪组织，直至肝横沟部。

游离胆囊：切断胆囊管并将断端送冰冻病理切片检查。沿肝总管向上分离胆囊三角处的淋巴、脂肪组织，妥善结扎、切断胆囊动脉。至此，需要保存的肝十二指肠韧带的重要结构便与需要切除的组织完全分开。

切除胆囊及部分肝：楔形切除肝中部的肝组织连同在位的胆囊。在预计切除线上用电凝器烙上印记，以肝门止血带分别控制肝动脉及门静脉，沿切开线切开肝包膜，钝性分离肝实质，所遇肝内管道均经钳夹后切断，将肝组织、胆囊连同肝十二指肠韧带上的淋巴组织一同整块切除。肝切除也可用微波刀凝固组织止血而不必阻断肝门。

处理创面：缝扎肝断面上的出血处，经仔细检查，不再有漏胆或出血，肝断面可对端合拢缝闭，或用就近大网膜覆盖缝合固定。

放置引流：肝断面处及右肝下间隙放置硅橡胶管引流，腹壁上另做戳口引出体外。

3. 中晚期胆囊癌的扩大切除术

（1）中晚期胆囊癌手术方式的评价：因为中晚期的概念范围较大，临床常用的 Nevin 分期和 TNM 分期中包括的情况在不同病例中也有很大差别，故对此类患者不能一概而论。如有些位于肝床面的胆囊癌很早发生了肝脏浸润转移，而此时尚无淋巴结转移，这种患者按临床病理分期已属晚期，但经过根治性胆囊切除术可能取得良好效果。由于胆囊的淋巴引流途径很广，更为常见的是一些病例无肝转移，但淋巴结转移已达第三站，这时虽然分期比前面例子早，但治疗效果却明显要差。通常所谓的扩大切除术基本是指在清扫肝十二指肠韧带淋巴结、胰十二指肠后上淋巴结、腹腔动脉周围淋巴结和腹主动脉下腔静脉淋巴结的同时，做肝中叶、扩大的右半肝或肝三叶切除，仅做右半肝切除是不合适的，因为胆囊的位置在左右叶之间，胆囊癌常见的转移包括肝左内叶的直接浸润和血行转移。目前有人加做邻近的浸润转移脏器的切除，甚至加做胰头十二指肠切除术。这些手术创伤大、并发症多、病死率高，尽管在某些病例中取得较好疗效，但还是应该谨慎选择。

（2）扩大切除术的方法：麻醉选用全身麻醉。体位取右侧抬高的斜卧位。手术步骤以扩大的右半肝切除并淋巴结清扫为例做简要介绍。

切口：采取右侧肋缘下长的斜切口，或双侧肋缘下的切口。

显露：开腹后保护切口，用肋缘牵开器拉开一侧或双侧的肋弓，使肝门结构及肝十二指肠韧带、胰头周围得以良好暴露。

探查：探查腹腔，包括腹膜和肝胆、胰、脾以及胆囊引流区域的淋巴结有无转移，必要时取活组织行冰冻病理切片检查，如果转移范围过广，需同时做肝叶切除和胰头十二指肠切除时应权衡患者的全身状况和病变的关系，慎重进行。

肝门部清扫：决定行淋巴结清扫和肝叶切除后，在十二指肠上缘切开肝十二指肠韧带的前腹膜，分离出胆总管、肝固有动脉、门静脉主干。由此向上清除周围淋巴、神经、纤维和脂肪组织直至肝脏横沟处。

清除胰头后上淋巴结：切开十二指肠外侧腹膜，将十二指肠及胰头适度游离，紧靠胆总管下端切断胆总管，两端予以结扎。暴露胰头十二指肠周围淋巴结，清除胰头后、上的淋巴及其他软组织。

清除腹腔动脉系统淋巴结：沿胃小弯动脉弓外切断小网膜向上翻起，贴近肝固有动脉向左分离肝总动脉至腹腔动脉，清除周围淋巴等软组织。

处理肝门部胆管和血管：将切断游离的近侧胆总管向上翻开，在肝横沟处分离出部分左肝管、距肝实质 1 cm 切断，近端预备胆肠吻合，远端结扎。在根部切断结扎肝右动脉以及门静脉右支。

游离肝右叶：锐性分离肝右叶的冠状韧带和右三角韧带，分开肝脏与右侧肾上腺的粘连，将肝右叶向左侧翻转，暴露下腔静脉前外侧面。

切除肝右叶：在镰状韧带右侧拟切除的肝脏表面用电凝划一切线至下腔静脉右侧，切开肝包膜，分离肝实质内的管道系统分别结扎。尤其要注意肝静脉系统应妥善结扎或缝扎，在进入下腔静脉之前分别切断结扎肝中静脉肝右静脉及汇入下腔静脉的若干肝短静脉。切除肝脏时可行肝门阻断，方法如上文所述。

整块去除标本：至此切除的肝脏与下腔静脉分离，将肝右叶、部分左内叶、胆囊、胆总管以及肝十二指肠韧带内的软组织整块去除。

检查肝脏创面：将保留的肝左叶切面的胆管完全结扎并彻底止血。肝脏切除后的创面暂时用蒸馏水纱垫填塞。

胆管空肠吻合：保留第一根空肠血管弓，距 Treitz 韧带约 20 cm 切断空肠，远端缝合关闭。按照 Roux-en-Y 胆管空肠吻合术的方法处理空肠，将空肠远侧由横结肠前提起，行左肝管空肠端侧吻合，再行空肠近端与远端的端侧吻合，一般旷置肠袢约 50 cm。间断缝合关闭空肠袢系膜与横结肠系膜间隙。

处理肝脏创面：取出创面填塞的纱垫，检查创面无渗血及漏胆后，用大网膜覆盖肝左叶的断面。

引流：在右侧膈下及肝脏断面处放置双套管引流，由腹壁另做戳口引出。

不需做扩大的肝右叶切除，而行肝中叶切除者按照相应的肝脏切除范围做肝切除的操作，其余步骤相同；有必要做胰头十二指肠切除术的病变可按 Whipple 方式进行操作，在此不做赘述。

4. 无法切除的胆囊癌肝转移的外科治疗

胆囊癌肝转移方式多样，有些情况下无法行切除手术，多见于：①肝内转移灶广泛。②转移灶过大或侵犯肝门。③肝转移合并其他脏器广泛转移。④全身状况较差，不能耐受肝切除手术。⑤合并肝硬化等。不能切除的原发性肝癌和其他肝转移癌的治疗方法同样适用于胆囊癌肝转移。主要有经股动脉穿刺插管肝动脉化疗栓塞、经皮 B 超引导下无水酒精注射等。全身化疗毒性反应大、疗效差，无太大价值。有时手术中发现不能切除的胆囊癌肝转移时，可采用动脉插管和（或）肝动脉选择结扎，也可联合应用门静脉插管化疗，放入皮下埋置式化疗泵。术中病灶微波固化、冷冻治疗等亦可考虑。对于合并肝门或远端胆管侵犯所致的各种梗阻性黄疸，应积极采取多种方式引流术以减轻痛苦，提高生存质量。

（二）非手术治疗

1. 放射治疗

为防止和减少局部复发，可将放疗作为胆囊癌手术的辅助治疗。有学者对一组胆囊癌进行了总剂量为 30Gy 的术前放疗，结果发现接受术前放疗组的手术切除率高于对照组，而且不会增加组织的脆性和术中出血量。但由于在手术前难以对胆囊癌的肿瘤大小和所累及的范围做出较为准确的诊断，因此，放疗的剂量难以控制。而术中放疗对肿瘤的大小及其所累及的范围可做出正确的判断，具有定位准确、减少或避免了正常组织器官受放射损伤的优点。西安某医院的经验是：术中一次性给予肿瘤区域 20Gy 的放射剂量，时间 10～15 分钟，可改善患者的预后。临床上应用最多的是术后放射治疗，手术中明确肿瘤的部位和大小，并以金属夹对术后放疗的区域做出标记，一般在术后 4～5 周开始，外照射 4～5 周，总剂量 40～50Gy。综合各家术后放疗结果报道，接受术后放疗的患者中位生存期均高于对照组，尤其是对于 NevinⅢ、Ⅳ期或非根治性切除的病例，相对疗效更为明显。近年亦有报道通过 PTCD 的腔内照射与体外照射联合应用具有一定的效果。

2. 化学治疗

胆囊癌的化疗仍缺少系统的研究和确实有效的化疗方案，已经使用的化疗方案效果并不理想。我们对正常胆囊和胆囊癌标本的 P-糖蛋白含量进行了测定，发现胆囊自身为 P-糖蛋白的富积器官，所以需要合理选用化疗药物，常用的是氟尿嘧啶、阿霉素、卡铂和丝裂霉素等。

目前胆囊癌多采用 FAM 方案（5-FU 1 g，ADM 40 mg，MMC 20 mg）和 FMP 方案（5-FU 1g，MMC 10 mg，卡铂 500 mg）。国外一项应用 FAM 方案的多中心临床随机研究表明，对丧失手术机会的胆囊癌患者，化疗后可使肿瘤体积明显缩小，生存期延长，甚至有少部分病例得到完全缓解。选择性动脉插管灌注化疗药物可减少全身毒性反应，我们一般在手术中从胃网膜右动脉置管入肝动脉，经皮下埋藏灌注药泵，于切口愈合后，选用 FMP 方案，根据病情需要间隔 4 周重复使用。此外，通过门静脉注入碘化油（加入化疗药物），使其微粒充分进入肝窦后可起到局部化疗和暂时性阻断肿瘤扩散途径的作用。临床应用取得了一定效果，为无法切除的胆囊癌伴有肝转移的患者提供了可行的治疗途径。腹腔内灌注顺铂和 5-FU 对预防和治疗胆囊癌的腹腔种植转移有一定的疗效。目前正进行 5-FU、左旋咪唑与叶酸联合化疗的研究，有望取得良好的疗效。

3. 其他治疗

近年来的研究发现，K-ras、c-erbB-2、c-myc、p53、p15、p16 和 nm23 基因与胆囊癌的发生、发展和转归有密切关系，但如何将其应用于临床治疗仍在积极的探索中。免疫治疗和应用各种生物反应调节剂如干扰素、白细胞介素等，常与放射治疗和化学治疗联合应用以改善其疗效。此外，温热疗法亦尚处于探索阶段。在目前胆囊癌疗效较差的情况下，积极探索各种综合治疗的措施是合理的，有望减轻患者的症状和改善预后。

第十节　胆管癌

一、概述

胆管分为肝内胆管和肝外胆管，通常所谓的胆管癌是指肝外胆管的恶性肿瘤，本节主要讨论肝外胆管癌的有关内容。1889 年 Musser 首先报告了 18 例原发性肝外胆管癌，之后不少学者对此病的临床和病理特点进行了详细的描述。

（一）发病率

以往曾认为胆管癌是一种少见的恶性肿瘤，但从近年来各国胆管癌的病例报告看，尽管缺乏具体的数字，其发病率仍显示有增高的趋势，这种情况也可能与对此病的认识提高以及影像学诊断技术的进步有关。早在 20 世纪 50 年代国外收集的尸检资料 129571 例中显示，胆管癌的发现率为 0.012%～0.458%，平均为 0.12%。胆管癌在全部恶性肿瘤死亡者中占 2.88%～4.65%。我国的尸检资料表明肝外胆管癌占 0.07%～0.3%。目前西欧国家胆管癌的发病率约为 2/10 万。我国上海市统计 1988—1992 年胆囊癌和胆管癌的发病率为男性 3.2/10 万，女性 5.6/10 万；1993 年和 1994 年男性分别为 3.5/10 万和 3.9/10 万，女性分别为 6.1/10 万和 7.1/10 万，呈明显上升趋势。

（二）发病年龄和性别

我国胆管癌的发病年龄分布在 20～89 岁，平均 59 岁，发病的高峰年龄为 50～60 岁。胆管癌男性多于女性，男性与女性发病率之比为（1.5～3）：1。

（三）种族和地理位置分布

胆管癌具有一定的种族及地理分布差异，如美国发病率为 1.0/10 万，西欧为 2/10 万，以色列为 7.3/10 万，日本为 5.5/10 万，而同在美国，印第安人为 6.5/10 万。在泰国，肝吸虫病高发区的胆管癌发病率高达 54/10 万。

在我国以华南和东南沿海地区发病率为高。

二、病因病机

胆管癌的发病原因尚未明了，据研究可能与下列因素有关。

（一）胆管结石与胆管癌

约 1/3 的胆管癌患者合并胆管结石，而胆管结石患者的 5％～10％将会发生胆管癌。流行病学研究提示了胆管结石是胆管癌的高危因素，肝胆管结石合并胆管癌的发病率为0.36％～10％。

病理形态学、组织化学和免疫组织化学等研究已发现，结石处的胆管壁有间变的存在和异型增生等恶变的趋势，胆管壁上皮细胞 DNA 含量增加，增生细胞核抗原表达增高。胆管在结石和长期慢性炎症刺激的基础上可以发生胆管上皮增生、化生，进一步发展成为癌。肝内胆管结石基础上发生胆管癌尤其应该引起注意，因为肝内胆管结石起病隐匿，临床表现不明显，诊断明确后医生和患者大多首选非手术治疗，致使结石长期刺激胆管壁，引起胆管反复感染、胆管狭窄和胆汁淤积，从而诱发胆管黏膜上皮的不典型增生，最终导致癌变。

（二）胆总管囊状扩张与胆管癌

先天性胆管囊肿具有癌变倾向。由于本病大多合并有胰胆管汇合异常，胰液反流入胆管，胆汁内磷脂酰胆碱被磷脂酶氧化为脱脂酸磷脂酰胆碱，后者被吸收造成胆管上皮损害。在胰液的作用下，胆管出现慢性炎症、增生及肠上皮化生，导致癌变。囊肿内结石形成、细菌感染也是导致癌变发生的主要原因。有报告 2.8％～28％的患者可发生癌变，成年患者的癌变率远高于婴幼儿。

过去认为行胆肠内引流术除了反流性胆管炎外无严重并发症，但近年来报告接受胆肠内引流手术的患者发生胆管癌者逐渐增多。行囊肿小肠内引流术后，含有肠激肽的小肠液进入胆管内，使胰液中的蛋白水解酶激活，加速胆管壁的恶变过程。有调查表明接受胆肠内引流术后发生的胆管癌与胆管炎关系密切，因此，对接受胆肠内引流手术并有反复胆管炎发作的患者，要严密观察以发现术后远期出现的胆管癌。

（三）原发性硬化性胆管炎与胆管癌

原发性硬化性胆管炎组织学特点是胆管壁的大量纤维组织增生，与硬化型的胆管癌常难区别。一般认为原发性硬化性胆管炎是胆管癌的癌前病变。在因原发性硬化性胆管炎而死亡的患者尸解和行肝移植手术的病例中，分别有 40％和 9％～36％被证明为胆管癌。1991 年，Rosen 对 Mayo 医院 70 例诊断为原发性硬化性胆管炎的患者追踪随访 30 个月，其中 15 例死亡，12 例尸检发现 5 例合并有胆管癌，发生率占尸检者的 42％。

（四）慢性溃疡性结肠炎胆管癌

有 8％的胆管癌患者有慢性溃疡性结肠炎；慢性溃疡性结肠炎患者胆管癌的发生率为0.4％～1.4％，其危险性远高于一般人群。慢性溃疡性结肠炎患者发生胆管癌的平均年龄为40～50 岁，比一般的胆管癌患者发病时间提早 10～20 年。

（五）胆管寄生虫病与胆管癌

华支睾吸虫病是日本、朝鲜、韩国和中国等远东地区常见的胆管寄生虫病，泰国东北地区多见由麝猫后睾吸虫所引起的胆管寄生虫病。吸虫可长期寄生在肝内外胆管，临床病理学上可见因虫体梗阻胆管导致的胆汁淤积和胆管及其周围组织之慢性炎症。有报道此种病变持续日久可并发胆汁性肝硬化或肝内外胆管癌，因而认为华支睾吸虫具有作为胆管细胞癌启动因子作用的可能性。研究发现胆管细胞癌发生率与肝吸虫抗体效价、粪便中虫卵数量之间呈显著的相关性。本虫致癌机制可能是：①虫体长期寄生在胆管内，其吸盘致胆管上皮反复溃疡和脱落，继发细菌感染，胆管长期受到机械刺激。②本虫代谢产物及成虫死亡降解产物所致的化学刺激。③与其他因素协同作用。如致癌物（亚硝基化合物等）以及本身免疫、遗传等因素导致胆管上皮细胞发育不良及基因改变。

（六）病理

1. 大体病理特征

根据肿瘤的大体形态可将胆管癌分为乳头状型、硬化型、结节型和弥散浸润型四种类型。胆管癌一般较少形成肿块，而多为管壁浸润、增厚、管腔闭塞；癌组织易向周围组织浸润，常侵犯神经和肝脏；患者常并发肝内和胆管感染而致死。

（1）乳头状癌：大体形态呈乳头状的灰白色或粉红色易碎组织，常为管内多发病灶，向表面生长，形成大小不等的乳头状结构，排列整齐，癌细胞间可有正常组织。好发于下段胆管，易引起胆管的不完全阻塞。此型肿瘤主要沿胆管黏膜向上浸润，一般不向胆管周围组织、血管、神经淋巴间隙及肝组织浸润。手术切除成功率高，预后良好。

（2）硬化型癌：表现为灰白色的环状硬结，常沿胆管黏膜下层浸润，使胆管壁增厚、大量纤维组织增生，并向管外浸润形成纤维性硬块；伴部分胆管完全闭塞，病变胆管伴溃疡、慢性炎症，以及不典型增生存在。好发于肝门部胆管，是肝门部胆管癌中最常见的类型。硬化型癌细胞分化良好，常散在分布于大量的纤维结缔组织中，容易与硬化性胆管炎、胆管壁慢性炎症所致的瘢痕化、纤维组织增生相混淆，有时甚至在手术中冷冻组织病理切片检查亦难以做出正确诊断。硬化型癌有明显的沿胆管壁向上浸润、向胆管周围组织和肝实质侵犯的倾向，故根治性手术切除时常需切除肝叶。尽管如此，手术切缘还经常残留癌组织，达不到真正的根治性切除，预后较差。

（3）结节型癌：肿块形成一个突向胆管远方的结节，结节基底部和胆管壁相连续，其胆管内表面常不规则。瘤体一般较小，基底宽、表面不规则。此型肿瘤常沿胆管黏膜浸润，向胆管周围组织和血管浸润程度较硬化型轻，手术切除率较高，预后较好。

（4）弥散浸润型癌：较少见，约占胆管癌的7%。癌组织沿胆管壁广泛浸润肝内、外胆管、管壁增厚、管腔狭窄，管周结缔组织明显炎症反应，难以确定癌原始发生的胆管部位，一般无法手术切除，预后差。

2. 病理组织学类型

肝外胆管癌组织学缺乏统一的分类，常用的是按癌细胞类型分化程度和生长方式分为6型：①乳头状腺癌。②高分化腺癌。③低分化腺癌。④未分化癌。⑤印戒细胞癌。⑥鳞状细胞癌等。以腺癌多见。分型研究报告各家不尽一致，但最常见的组织学类型仍为乳头状腺癌、高分化腺癌，占90%以上，少数为低分化腺癌与黏液腺癌，也有罕见的胆总管平滑肌肉瘤的报告等。

3. 转移途径

由于胆管周围有血管、淋巴管网和神经丛包绕，胆管癌细胞可通过多通道沿胆管周围向肝内或肝外扩散、滞留、生长和繁殖。胆管癌的转移包括淋巴转移、血行转移、神经转移、浸润转移等，通过以上多种方式可转移至其他许多脏器。肝门部胆管癌细胞可经多通道沿胆管周围淋巴、血管和神经周围间隙，向肝内方向及十二指肠韧带内扩散和蔓延，但较少发生远处转移。

(1) 淋巴转移：胆管在肝内与门静脉、肝动脉的分支包绕在 Glisson 鞘内，其中尚有丰富的神经纤维和淋巴。Glisson 鞘外延至肝十二指肠韧带，其内存在更丰富的神经纤维、淋巴管、淋巴结及疏松结缔组织，而且胆管本身有丰富的黏膜下血管和淋巴管管网。近年来随着高位胆管癌切除术的发展，肝门的淋巴结引流得到重视。有人在 27 例肝门部淋巴结的解剖中，证明肝横沟后方门静脉之后存在淋巴结，粗大的引流淋巴管伴随着门静脉，且在胆囊淋巴结、胆总管淋巴结与肝动脉淋巴结之间有粗大的淋巴管相通。

淋巴转移为胆管癌最常见的转移途径，并且很早期就可能发生。有报道仅病理检验限于黏膜内的早期胆管癌便发生了区域淋巴结转移。胆管癌的淋巴结分组有：①胆囊管淋巴结。②胆总管周围淋巴结。③小网膜孔淋巴结。④胰十二指肠前、后淋巴结。⑤胰十二指肠后上淋巴结。⑥门静脉后淋巴结。⑦腹腔动脉旁淋巴结。⑧肝固有动脉淋巴结。⑨肝总动脉旁前、后组淋巴结。⑩肠系膜上动脉旁淋巴结，又分为肠系膜上动脉、胰十二指肠下动脉和结肠中动脉根部以及第一支空肠动脉根部 4 组淋巴结。总体看来，肝门部胆管癌淋巴结转移是沿肝动脉途径为主；中段胆管癌淋巴结转移广泛，除了侵犯胰后淋巴结外，还可累及肠系膜上动脉和主动脉旁淋巴结；远段胆管癌，转移的淋巴结多限于胰头周围。

(2) 浸润转移：胆管癌细胞沿胆管壁向上下及周围直接浸润是胆管癌转移的主要特征之一。癌细胞多在胆管壁内弥散性浸润性生长，且与胆管及周围结缔组织增生并存，使胆管癌浸润范围难以辨认，为手术中判断切除范围带来困难。此外，直接浸润的结果也导致胆管周围重要的毗邻结构如大血管、肝脏受侵，使手术切除范围受限而难以达到根治性切除，而癌组织残留是导致术后很快复发的主要原因之一。

(3) 血行转移：病理学研究表明，胆管癌标本中及周围发现血管受侵者达 58.3% ～77.5%，说明侵犯血管是胆管癌细胞常见的生物学现象。胆管癌肿瘤血管密度与癌肿的转移发生率明显相关，且随着肿瘤血管密度的增加而转移发生率也升高，提示肿瘤血管生成在胆管癌浸润和转移中发挥重要的作用。临床观察到胆管癌常发生淋巴系统转移，事实上肿瘤血管生成和血管侵犯与淋巴转移密切相关。因此，在胆管癌浸润和转移发生过程中，肿瘤血管生成和血管侵犯是基本的环节。

(4) 沿神经蔓延：支配肝外胆管的迷走神经和交感神经在肝十二指肠韧带上组成肝前神经丛和肝后神经丛。包绕神经纤维有一外膜完整、连续的间隙，称为神经周围间隙。以往多认为，神经周围间隙是淋巴系统的组成部分，但后来许多作者通过光镜和电镜观察证明，神经周围间隙是一个独立的系统，与淋巴系统无任何关系，肿瘤细胞通过神经周围间隙可向近端或远端方向转移。统计表明，神经周围间隙癌细胞浸润与肝及肝十二指肠韧带结缔组织转移明显相关，提示某些病例肝脏、肝十二指肠韧带及周围结缔组织的癌转移可能是通过神经周围间隙癌细胞扩散而实现的。因此，神经周围间隙浸润应当是判断胆管癌预后的重要因素。

三、临床表现

(一) 胆管癌分类

从胆管外科处理胆管癌的应用角度考虑，肝外胆管癌根据部位的不同又可分为高位胆管癌（又称肝门部胆管癌）、中段胆管癌和下段（低位）胆管癌三类。不同部位的胆管癌临床表现也不尽相同。肝门部胆管癌又称为 Klatskin 肿瘤，一般是指胆囊管开口水平以上至左右肝管的肝外部分，包括肝总管、汇合部胆管、左右肝管的一级分支以及双侧尾叶肝管的开口的胆管癌。中段胆管癌是发生于胆总管十二指肠上段、十二指肠后段的肝外胆管癌。下段胆管癌是指发生于胆总管胰腺段、十二指肠壁内段的肝外胆管癌。其中肝门部胆管癌最常见，占胆管癌的 1/2～3/4，而且由于其解剖部位特殊以及治疗困难，是胆管癌中讨论最多的话题。有学者根据病变发生的部位，将肝门部胆管癌分为如下五型，现为国内外临床广泛使用：Ⅰ型，肿瘤位于肝总管，未侵犯汇合部；Ⅱ型，肿瘤位于左右肝管汇合部，未侵犯左、右肝管；Ⅲ型，肿瘤位于汇合部胆管并已侵犯右肝管（Ⅲ$_a$）或侵犯左肝管（Ⅲ$_b$）；Ⅳ型，肿瘤已侵犯左右双侧肝管。在此基础上，国内学者又将Ⅳ型分为Ⅳ$_a$及Ⅳ$_b$型。

（二）症状和体征

早期可无明显表现，或仅有上腹部不适、疼痛、食欲缺乏等不典型症状，随着病变进展，可出现下列症状及体征。

1. 黄疸

90% 以上的患者可出现，由于黄疸为梗阻性，大多数是无痛性渐进性黄疸，皮肤瘙痒，大便呈陶土色。

2. 腹痛

主要是右上腹或背部隐痛，规律性差，且症状难以控制。

3. 胆囊肿大

中下段胆管癌患者有时可触及肿大的胆囊。

4. 肝大

各种部位的胆管癌都可能出现，如果胆管梗阻时间长，肝脏损害至肝功能失代偿期可出现腹腔积液等门静脉高压的表现。肝门部胆管癌如首发于一侧肝管，则可表现为患侧肝脏的缩小和健侧肝脏的增生肿大，即所谓"肝脏萎缩－肥大复合征"。

5. 胆管炎表现

合并胆管感染时出现右上腹疼痛、寒战高热、黄疸。

6. 晚期表现

可有消瘦、贫血、腹腔积液、大便隐血试验阳性等，甚至呈恶病质。

四、辅助检查

（一）实验室检查

由于胆管梗阻之故，患者血中总胆红素（TBIL）、直接胆红素（DBIL）、碱性磷酸酶（ALP）和 γ 谷氨酰转移酶（γ-GT）均显著升高，而转氨酶 ALT 和 AST 一般只出现轻度异常，借此可与肝细胞性黄疸鉴别。另外，维生素 K 吸收障碍，致使肝脏合成凝血因子受阻，凝血酶原时间延长。

（二）超声检查

B 超是首选的检查方法，具有无创、简便、价廉的优点。可初步判定：①肝内外胆管是否扩张，胆管有无梗阻。②梗阻部位是否在胆管。③胆管梗阻病变的性质。彩色多普勒超声检查可以明确肿瘤与其邻近的门静脉和肝动脉的关系，利于术前判断胆管癌尤其是肝门部胆管癌患者根治切除的可能性。但常规超声检查易受肥胖、肠道气体和检查者经验的影响，有时对微小病变不能定性，而且对手术切除的可能性判断有较大局限性。近年发展的超声内镜检查法（EUS）通过内镜将超声探头直接送入胃十二指肠检查胆管，不受肥胖及胃肠道气体等因素干扰，超声探头频率高，成像更清晰，对病灶的观察更细微，能弥补常规超声的不足，但作为侵入性检查，难免有并发症发生。

（三）计算机断层成像（CT）检查

计算机断层成像是诊断胆管癌最成熟最常用的影像学检查方法，能显示胆管梗阻的部位、梗阻近端胆管的扩张程度，显示胆管壁的形态、厚度以及肿瘤的大小、形态、边界和外侵程度，可了解腹腔转移的情况。

（1）直接征象：受累部胆管管腔呈偏心性或管腔突然中断。①肿块型：局部可见软组织肿块，直径为 2～6 cm，边界不清，密度不均匀。②腔内型：胆管内可见结节状软组织影，凸向腔内大小为 0.5～1.5 cm，密度均匀并可见局限性管壁增厚。③厚壁型：表现为局限性管壁不均匀性增厚，厚度为 0.3～2 cm，内缘凹凸不平，占据管壁周径 1/2 以上。增强扫描后病灶均匀或不均匀强化，肝门区胆管癌肿瘤低度强化，胆总管癌强化低于正常肝管强化程度，胆总管末端肿瘤强化低于胰头的强化程度。值得注意的是胆管癌在 CT 增强扫描中延迟强化的意义。在动态双期扫描中呈低密度者占大多数，但是经过 8～15 分钟时间后扫描，肿瘤无低密度表现，大部分有明显强化。

（2）间接征象：①胆囊的改变：肝总管癌如累及胆囊管或胆囊颈部，可使胆囊壁不规则增厚、胆囊轻度扩张；晚期累及胆囊体部表现为胆囊软组织肿块。胆总管以下的癌呈现明显的胆囊扩大，胆汁淤积。②胰腺的改变：胰段或 Vater 壶腹癌往往胰头体积增大，形态不规则，增强扫描受累部低度强化；常伴有胰管扩张。③十二指肠的改变：Vater 壶腹癌可见十二指肠壁破坏，并可见肿块突入十二指肠腔内。④肝脏的改变：肝门部胆管癌直接侵犯肝脏时表现为肿块与肝脏分界不清，受累的肝脏呈低密度；肝脏转移时表现为肝脏内多发小的类圆形低密度灶。

（三）磁共振（MRI）检查

MRI 与 CT 成像原理不同，但图像相似，胆管癌可表现为腔内型、厚壁型、肿块型等。近年出现的磁共振胰胆管成像（MRCP），是根据胆汁含有大量水分且有较长的 T_2 弛豫时间，利用 MR 的重 T_2 加权技术效果突出长 T_1 组织信号，使含有水分的胆管、胰管结构显影，产生水造影结果的方法。

（1）肝门部胆管癌表现：①肝内胆管扩张，形态为"软藤样"。②肝总管、左肝管或右肝管起始部狭窄、中断或腔内充盈缺损。③肝部软组织肿块，向腔内或腔外生长，直径可达 2～4 cm。T_1、T_2 均为等信号，增强后呈轻度或中等强化。④MRCP 表现肝内胆管树"软藤样"扩张及肝门部胆管狭窄、中断或充盈缺损。⑤肝内多发转移可见散在低信号影，淋巴结转移和（或）血管受侵有相应的表现。

（2）中下段胆管癌表现：①肝内胆管"软藤样"扩张，呈中度到重度。②软组织肿块，T_1 呈等信号，T_2 呈稍高信号，增强后呈轻度强化。③梗阻处胆总管狭窄、中断、截断和腔内充盈缺损等征象。④胆囊增大。⑤MRCP 表现肝内胆管和梗阻部位以上胆总管扩张，中到重度，梗阻段胆总管呈截断状、乳头状或鼠尾状等，胰头受侵时胰管扩张呈"双管征"。

（四）经皮肝穿刺胆管造影（PTC）和内镜逆行胆胰管造影（ERCP）

经 B 超或 CT 检查显示肝内胆管扩张的患者，可行 PTC 检查，能显示肿瘤部位、病变上缘和侵犯肝管的范围及其与肝管汇合部的关系，诊断正确率可达 90％以上，是一种可靠实用的检查方法。但本法创伤大，且可能引起胆漏、胆管炎和胆管出血，甚至需要急症手术治疗，因此 PTC 检查要慎重。PTC 亦可与 ERCP 联用，完整地显示整个胆管树，有助于明确病变的部位、病灶的上下界限及病变性质。单独应用 ERCP 可显示胆总管中下段的情况，尤其适用于有胆管不全性梗阻伴有凝血机制障碍者。肝外胆管癌在 ERCP 上的表现为边缘不整的胆管狭窄、梗阻和非游走性充盈缺损。胆管完全梗阻的患者单纯行 ERCP 检查并不能了解梗阻近侧的肿瘤情况，故同时进行 PTC 可加以弥补。

PTC 在肝外胆管癌引起的梗阻性黄疸具有很高的诊断价值，有助于术前确定肿瘤确切部位、初步评估能否手术及手术切除范围。虽然影像学诊断发展了许多新的方法，但不能完全替代 PTC。行 PTC 时如能从引流的胆汁中做离心细胞学检查找到癌细胞，即可确诊。还可以在 PTC 的基础上，对窦道进行扩张以便行经皮经肝胆管镜检查（PTCS），观察胆管黏膜情况，是否有隆起病变或黏膜破坏等。PTCS 如能成功达到肿瘤部位检查有很高价值，确诊率优于胆管造影，尤其是早期病变和多发病变的诊断。

（五）选择性血管造影（SCAG）及经肝门静脉造影（PTP）

可显示肝门部血管情况及其与肿瘤的关系。胆管部肿瘤多属血供较少，主要显示肝门处血管是否受侵犯。若肝动脉及门静脉主干受侵犯，表示肿瘤有胆管外浸润，根治性切除困难。

（六）定性诊断方法

术前行细胞学检查的途径有 PTCD、ERCP 收集胆汁、B 超引导下经皮肝胆管穿刺抽取胆汁或肿块穿刺抽吸组织细胞活检，还可行 PTCS 钳取组织活检。国外还有人用经十二指肠乳头胆管活检诊断肝外（下段）胆管癌，报告确诊率可达 80％。

胆汁脱落细胞检查、经胆管造影用的造影管和内镜刷洗物细胞学检查，胆汁的肿瘤相关抗原检查、DNA 流式细胞仪分析和 ras 基因检测等方法，可提高定性诊断率，但阳性率不高。故在临床工作中不要过分强调术前定性诊断，应及时手术治疗，术中活检达到定性诊断目的。

（七）肿瘤标志物检测

胆管癌特异性的肿瘤标志物迄今为止仍未发现，故肿瘤标志物检测只能作为诊断参考，要结合临床具体分析。

1. 癌胚抗原（CEA）

CEA 在胆管癌患者的血清、胆汁和胆管上皮均存在。检测血清 CEA 对诊断胆管癌无灵敏度和特异性，但胆管癌患者胆汁 CEA 明显高于胆管良性狭窄患者，测定胆汁 CEA 有助于胆管癌的早期诊断。

2. CA19-9 和 CA50

血清 CA19-9＞100U/mL 时对胆管癌有一定诊断价值，肿瘤切除患者血清 CA19-9 浓度明显低于肿瘤未切除患者，因此 CA19-9 对诊断胆管癌和监测疗效有一定作用。CA50 诊断胆管癌的灵敏度为 94.5％，特异性只有 33.3％。有报道用人胆管癌细胞系 TK 进行体内和体外研究，发现组织培养的上清液和裸鼠荷胆管癌组织的细胞外液中，有高浓度的 CA50 和 CA19-9。

3. IL-6

在正常情况下其血清值不能测出。研究发现 92.9％肝细胞癌、100％胆管癌、53.8％结直肠癌肝转移和 40％良性胆管疾病患者的血清可测出 IL-6，从平均值、阳性判断值、灵敏度和特异性等方面，胆管癌患者显著高于其他肿瘤。IL-6 可能是诊断胆管癌较理想的肿瘤标志物之一。

五、诊断

胆管癌根据临床表现即可考虑诊断。结合实验室检查和影像学检查可进一步明确诊断。影像诊断的发展，为胆管癌诊断提供了有效的手段。

六、鉴别诊断

鉴别诊断首先考虑胆总管结石，其特点是发作性胆道不全性梗阻，伴有胆石性胆管炎特有的三联症；而恶性梗阻性黄疸一般为持续性。胆总管下端的恶性肿瘤往往伴胆囊肿大，而结石性梗阻较少见。如果胆囊不肿大，临床上应排除原发性胆管硬化、药物性黄疸、慢性活动性肝炎等疾病。

七、治疗方法

(一) 肝门部胆管癌的外科治疗

1. 术前准备

由于肝门部胆管癌切除手术范围广，很多情况下需同时施行肝叶切除术，且患者往往有重度黄疸、营养不良、免疫功能低下，加上胆管癌患者一般年龄偏大，所以良好的术前准备是十分重要的。

(1) 一般准备：系统的实验室和影像学检查，了解全身情况，补充生理需要的水分、电解质等，并在术前和术中使用抗菌药物。术前必须确认心肺功能是否能够耐受手术，轻度心肺功能不良术前应纠正。凝血功能障碍也应在术前尽量予以纠正。

(2) 保肝治疗：对较长时间、严重黄疸的患者，尤其是可能采用大范围肝、胆、胰切除手术的患者，术前对肝功能的评估及保肝治疗十分重要。有些病变局部情况尚可切除的，因为肝脏储备状态不够而难以承受，丧失了手术机会。术前准备充分的患者，有的手术复杂、时间长、范围大，仍可以平稳度过围手术期。术前准备是保证手术实施的安全和减少并发症、降低病死率的前提。有下列情况时表明肝功能不良，不宜合并施行肝手术，尤其禁忌半肝以上的肝或胰切除手术：①血清总胆红素在 256 μmol/L 以上。②血清蛋白在 35 g/L 以下。③凝血酶原活动度低于 60％，时间延长大于 6 秒，且注射维生素 K 一周后仍难以纠正。④吲哚氰绿廓清试验（ICGR）异常。

术前应用 CT 测出全肝体积、拟切除肝体积，计算出保留肝的体积，有助于拟行扩大的肝门胆管癌根治性切除的肝功能评估。另外，糖耐量试验、前蛋白的测定等都有助于对患者肝功能的估计。术前保肝治疗是必需的，但是如果胆管梗阻不能解除，仅依靠药物保肝治疗效果不佳。目前使用药物目的是降低转氨酶、补充能量、增加营养。常用高渗葡萄糖、清蛋白、支链氨基酸、葡醛内酯、辅酶 Q_{10}、维生素 K、大剂量维生素 C 等。术前保肝治疗还要注意避免使用对肝脏有损害的药物。

（3）营养支持：术前给了合适的营养支持能改善患者的营养状况，使术后并发症减少。研究表明，肠外营养可使淋巴细胞总数增加，改善免疫机制，防御感染，促进伤口愈合。目前公认围手术期营养支持对降低并发症发生率和手术病死率，促进患者康复有肯定的效果。对一般患者，可采用周围静脉输入营养；重症患者或预计手术较大者，可于手术前 5～7 日留置深静脉输液管。对肝轻度损害的患者行营养支持时，热量供应 2000～2500 kcal/d，蛋白质 1～1.5 g/（kg·d）。糖占非蛋白质热量的 60%～70%，脂肪占 30%～40%。血糖高时，可给予外源性胰岛素。肝硬化患者热量供给为 1500～2000 kcal/d，无肝性脑病时，蛋白质用量为 1～1.5 g/（kg·d）；有肝性脑病时，则需限制蛋白质用量，根据病情限制在 30～40 g/d。

可给予 37%～50% 的支链氨基酸，以提供能量，提高血液中支链氨基酸与芳香族氨基酸的比例，达到营养支持与治疗肝病的双重目的。支链氨基酸用量 1 g/（kg·d），脂肪为 0.5～1 g/（kg·d）。此外，还必须供给足够的维生素和微量元素。对于梗阻性黄疸患者，热量供给应为 25～30 kcal/（kg·d），糖量为 4～5 g/（kg·d），蛋白质为 1.5～2 g/（kg·d），脂肪量限制在 0.5～1 g/（kg·d）。给予的脂肪制剂以中链脂肪和长链脂肪的混合物为宜。必须给予足够的维生素，特别是脂溶性维生素。如果血清胆红素＞256 μmol/L，可行胆汁引流以配合营养支持的进行。

（4）减黄治疗：对术前减黄、引流仍然存在争论，不主张减黄的理由有：①减黄术后病死率和并发症发生率并未降低。②术前经内镜鼻胆管引流（ENBD）难以成功。③术前经皮肝穿刺胆管外引流（PTCD）并发症尤其嵌闭性胆管感染的威胁大。

主张减黄的理由是：①扩大根治性切除术需良好的术前准备，减黄很必要。②术前减压 3 周，比 1 周、2 周都好。③内皮系统功能和凝血功能有显著改善。④在细胞水平如前列腺素类代谢都有利于缓解肝损害。⑤有利于大块肝切除的安全性。国内一般对血清总胆红素高于 256 μmol/L 的病例，在计划实施大的根治术或大块肝切除术前多采取减黄、引流。普遍认为对于黄疸重、时间长（1 个月以上）、肝功不良，而且须做大手术处理，先行减黄、引流术是有益和必要的。如果引流减黄有效，但全身情况没有明显改善，肝功能恢复不理想，拟行大手术的抉择也应慎重。国外有人在减黄成功的同时，用病侧门静脉干介入性栓塞，促使病侧肝萎缩和健侧肝的增生，既利于手术，又利于减少术后肝代偿不良的并发症，可作借鉴。

（5）判析病变切除的可能性：是肝门部胆管癌术前准备中的重要环节，有利于制订可行的手术方案，减少盲目性。主要是根据影像学检查来判断，但是在术前要达到准确判断的目的非常困难，有时需要剖腹探查后才能肯定，所以应强调多种检查方式的互相补充。如果影像学检查表明肿瘤累及 4 个或以上的肝段胆管，则切除的可能性为零；如果侵犯的胆管在

3 个肝段以下，约有 50％可能切除；如仅累及 1 个肝段胆管，切除率可能达 83％。如果发现肝动脉、肠系膜上动脉或门静脉被包裹时，切除率仍有 35％，但如果血管完全闭塞，则切除率为零。有下列情况者应视为手术切除的禁忌证：①腹膜种植转移。②肝门部广泛性淋巴结转移。③双侧肝内转移。④双侧二级以上肝管受侵犯。⑤肝固有动脉或左右肝动脉同时受侵犯。⑥双侧门静脉干或门静脉主干为肿瘤直接侵犯包裹。

2. 手术方法

根据 Bismuth-Corlette 临床分型，对Ⅰ型肿瘤可采取肿瘤及肝外胆管切除（包括低位切断胆总管、切除胆囊、清除肝门部淋巴结）；Ⅱ型行肿瘤切除加尾叶切除，为了便于显露可切除肝方叶，其余范围同Ⅰ型；Ⅲₐ型应在上述基础上同时切除右半肝，Ⅲᵦ型应同时切除左半肝；Ⅳ型肿瘤侵犯范围广，切除难度大，可考虑全肝切除及肝移植术。尾状叶位于第一肝门后，其肝管短、距肝门胆管汇合部近，左右二支尾状叶肝管分别汇入左右肝管或左肝管和左后肝管。肝门部胆管癌的远处转移发生较晚，但沿胆管及胆管周围组织浸润扩散十分常见。侵犯汇合部肝管以上的胆管癌均有可能侵犯尾叶肝管和肝组织，有一组报道占 97％。因而，尾状叶切除应当是肝门区胆管癌根治性切除的主要内容。胆管癌细胞既可直接浸润，也可通过血管、淋巴管，或通过神经周围间隙，转移至肝内外胆管及肝十二指肠韧带结缔组织内，因此，手术切除胆管癌时仔细解剖、切除肝门区神经纤维、神经丛，有时甚至包括右侧腹腔神经节，应当是胆管癌根治性切除的基本要求之一。同时，尽可能彻底将肝十二指肠韧带内结缔组织连同脂肪淋巴组织一并清除，实现肝门区血管的"骨骼化"。

（1）切口：多采用右肋缘下斜切口或上腹部屋顶样切口，可获得较好的暴露。

（2）探查：切断肝圆韧带，系统探查腹腔，确定病变范围。如有腹膜种植转移或广泛转移，根治性手术已不可能，不应勉强。必要时对可疑病变取活检行组织冰冻切片病理检查。肝门部肿瘤的探查可向上拉开肝方叶，分开肝门板，进入肝门横沟并向两侧分离，一般可以发现在横沟深部的硬结，较固定，常向肝内方向延伸，此时应注意检查左右肝管的受累情况。继而，术者用左手示指或中指伸入小网膜孔，拇指在肝十二指肠韧带前，触摸肝外胆管的全程、肝动脉、门静脉主干，了解肿瘤侵犯血管的情况。可结合术中超声、术中造影等，并与术前影像学检查资料进行对比，进一步掌握肿瘤分型和分期。根据探查结果，调整或改变术前拟定的手术方式。

（3）Ⅰ型胆管癌的切除：决定行肿瘤切除后，首先解剖肝十二指肠韧带内组织。贴十二指肠上部剪开肝十二指肠韧带前面的腹膜，分离出位于右前方的肝外胆管，继而解剖分离肝固有动脉及其分支，再解剖分离位于后方的门静脉干。三种管道分离后均用细硅胶管牵开。然后解剖 Calot 三角，切断、结扎胆囊动脉，将胆囊从胆囊床上分离下来，胆囊管暂时可不予切断。

在十二指肠上缘或更低部位切断胆总管，远端结扎；以近端胆总管作为牵引，向上将胆总管及肝十二指肠韧带内的淋巴、脂肪、神经、纤维组织整块从门静脉和肝动脉上分离，直至肝门部肿瘤上方。此时肝十二指肠韧带内已达到"骨骼化"。有时需将左、右肝管的汇合部显露并与其后方的门静脉分叉部分开。然后在距肿瘤上缘约 1 cm 处切断近端胆管。去除标本，送病理检验。如胆管上端切缘有癌残留，应扩大切除范围。切缘无癌残留者，如果胆管吻合张力不大，可直接行胆管对端吻合；但是通常切断的胆总管很靠下方，直接吻合往往困难，以高位胆管和空肠 Roux-en-Y 吻合术为宜。

（4）Ⅱ型胆管癌的切除：判断肿瘤能够切除后，按Ⅰ型肝门部胆管癌的有关步骤进行，然后解剖分离肝门板，将胆囊和胆总管向下牵引用"S"形拉钩拉开肝方叶下缘，切断肝左内外叶间的肝组织桥，便可显露肝门横沟的上缘。如果胆管癌局限，不需行肝叶切除，则可在肝门的前缘切开肝包膜，沿包膜向下分离使肝实质与肝门板分开，使肝门板降低。此时左右肝管汇合部及左右肝管已经暴露。如汇合部胆管或左右肝管显露不满意，可在切除胆管肿瘤之前先切除部分肝方叶。

尾状叶切除量的多少和切除部位视肿瘤的浸润范围而定，多数医者强调完整切除。常规于第一肝门和下腔静脉的肝上下段预置阻断带，以防门静脉和腔静脉凶猛出血。尾叶切除有左、中、右三种途径，左侧（小网膜）径路是充分离断肝胃韧带，把肝脏向右翻转，显露下腔静脉左缘；右侧径路是充分游离右半肝，向左翻转，全程显露肝后下腔静脉；中央径路是经肝正中裂切开肝实质，直达肝门，然后结合左右径路完整切除肝尾叶。应充分游离肝脏，把右半肝及尾叶向左翻起，在尾叶和下腔静脉之间分离疏松结缔组织，可见数目不定的肝短静脉，靠近下腔静脉端先予以钳夹或带线结扎，随后断离。少数患者的肝短静脉结扎也可从左侧径路施行。然后，在第一肝门横沟下缘切开肝被膜，暴露和分离通向尾叶的 Glisson 结构，近端结扎，远端烧灼。经中央径路时，在肝短静脉离断之后即可开始将肝正中裂切开，从上而下直达第一肝门，清楚显露左右肝蒂，此时即能逐一游离和结扎通向尾叶的 Glisson 系统结构。离断尾状叶与肝左右叶的连接处，切除尾叶。

左右肝管分离出后，距肿瘤 1.0 cm 以上切断。完成肿瘤切除后，左右肝管的断端成形，可将左侧和右侧相邻的肝胆管开口后壁分别缝合，使之成为较大的开口。左右肝管分别与空肠行 Roux-en-Y 吻合术，必要时放置内支撑管引流。

（5）Ⅲ型胆管癌的切除：Ⅲ型胆管癌如果侵犯左右肝管肝内部分的距离短，不需行半肝切除时，手术方式与Ⅱ型相似。但是大多数的Ⅲ型胆管癌侵犯左右肝管的二级分支，或侵犯肝实质，需要做右半肝（Ⅲₐ型）或左半肝（Ⅲᵦ型）切除，以保证根治的彻底性。

Ⅲₐ型胆管癌的处理：①同上述Ⅰ、Ⅱ型的方法游离胆总管及肝门部胆管。②距肿瘤 1 cm 以上处切断左肝管。③保留肝动脉左支，在肝右动脉起始部切断、结扎。④分离肿瘤与门静脉前壁，在门静脉右干的起始处结扎、缝闭并切断，保留门静脉左支。⑤离断右侧肝周围韧带，充分游离右肝，分离肝右静脉，并在其根部结扎。⑥向内侧翻转右肝显露尾状叶至腔静脉间的肝短静脉，并分别结扎、切断。⑦阻断第一肝门，行规则的右三叶切除术。

Ⅲᵦ型胆管癌的处理与Ⅲₐ型相对应，保留肝动脉和门静脉的右支，在起始部结扎、切断肝左动脉和门静脉左干，在靠近肝左静脉和肝中静脉共干处结扎、切断，游离左半肝，尾叶切除由左侧径路，将肝脏向右侧翻转，结扎、切断肝短静脉各支。然后阻断第一肝门行左半肝切除术。

半肝切除后余下半肝可能尚存左或右肝管，可将其与空肠吻合。有时余下半肝之一级肝管也已切除，肝断面上可能有数个小胆管开口，可以成形后与空肠吻合。无法成形者，可在两个小胆管之间将肝实质刮除一部分，使两管口沟通成为一个凹槽，然后与空肠吻合；如果开口较多，难以沟通，而开口又较小，不能一一吻合时，则可在其四周刮去部分肝组织，成为一个含有多个肝管开口的凹陷区，周边与空肠行肝肠吻合。

（6）Ⅳ型胆管癌的姑息性切除：根据肿瘤切除时切缘有无癌细胞残留可将手术方式分为：R_0 切除——切缘无癌细胞，R_1 切除——切缘镜下可见癌细胞，R_2 切除——切缘肉眼见有癌组织。对恶性肿瘤的手术切除应当追求 R_0，但是Ⅳ型肝门部胆管癌的广泛浸润使 R_0 切除变得不现实，以往对此类患者常常只用引流手术。目前观点认为，即使不能达到根治性切除，采用姑息性切除的生存率仍然显著高于单纯引流手术。因此，只要有切除的可能，就应该争取姑息性切除肿瘤。如果连胆管引流都不能完成，则不应该再做切除手术。采取姑息性切除时，往往附加肝方叶切除或第Ⅳ肝段切除术，左右肝断面上的胆管能与空肠吻合则行 Roux-en-Y 吻合。如不能吻合或仅为 R_2 切除，应该在肝内胆管插管进行外引流，或将插管的另一端置入空肠而转为胆管空肠间"搭桥"式内引流，但要特别注意胆管逆行感染的防治问题。

（7）相邻血管受累的处理：肝门部胆管癌有时浸润生长至胆管外，可侵犯其后方的肝动脉和门静脉主干。若肿瘤很大、转移又广，应放弃切除手术；若是病变不属于特别晚期，仅是侵犯部分肝动脉或（和）门静脉，血管暴露又比较容易，可以行包括血管部分切除在内的肿瘤切除。如胆管癌侵犯肝固有动脉，可以切除一段动脉，将肝总动脉、肝固有动脉充分游离，常能行断端吻合。如侵犯肝左动脉或肝右动脉，需行肝叶切除时自然要切除病变肝叶的供血动脉；不行肝叶切除时，一般说来，肝左动脉或肝右动脉切断，只要能维持门静脉通畅，不会引起肝的坏死，除非患者有重度黄疸、肝功能失代偿。

如胆管癌侵犯门静脉主干，范围较小时，可先将其无癌侵犯处充分游离，用无损伤血管钳控制与癌肿粘连处的门静脉上下端，将癌肿连同小部分门静脉壁切除，用 5-0 无损伤缝合线修补门静脉。如果门静脉受侵必须切除一段，应尽量采用对端吻合，成功率高；如切除门静脉长度超过 2 cm，应使用去掉静脉瓣的髂外静脉或 GoreTex 人造血管搭桥吻合，这种方法因为吻合两侧门静脉的压力差较小，闭塞发生率较高，应尽量避免。

（8）肝门部胆管癌的肝移植：肝门部胆管癌的肝移植必须严格选择病例，因为肝移植后癌复发率相对较高，可达 20%～80%。

影响肝移植后胆管癌复发的因素有：①周围淋巴结转移状况：肝周围淋巴结有癌浸润的受体仅生存 7.25 个月，而无浸润者为 35 个月。②肿瘤分期：UICC 分期Ⅲ、Ⅳ期者移植后无 1 例生存达 3 年，而Ⅰ、Ⅱ期患者移植后约半数人生存 5 年以上。③血管侵犯情况：有血管侵犯组和无血管侵犯组肝移植平均生存时间分别为 18 个月和 41 个月。

因此，只有在下列情况下胆管癌才考虑行肝移植治疗：①剖腹探查肯定是 UICC Ⅱ期；②术中由于肿瘤浸润，不能完成 R_0 切除只能做 R_1 或 R_2 切除者；③肝内局灶性复发者。肝移植术后，患者还必须采用放射治疗才能取得一定的疗效。

（9）肝门部胆管癌的内引流手术：对无法切除的胆管癌，内引流手术是首选的方案，可在一定时期内改善患者的全身情况，提高生活质量。适用于肝内胆管扩张明显，无急性感染，而且欲引流的肝叶有功能。根据分型不同手术方式也不同。

左侧肝内胆管空肠吻合术：适用于 Bismuth Ⅲ型和少数Ⅳ型病变。经典的手术是 Longmire 手术，但需要切除肝左外叶，手术创伤大而不适用于肝管分叉部的梗阻。目前常采用的方法是圆韧带径路第Ⅲ段肝管空肠吻合术。此段胆管位于圆韧带和镰状韧带左旁，在门静脉左支的前上方，在肝前缘、肝面切开肝包膜后逐渐分开肝组织应先遇到该段肝管，操作容易。可沿胆管纵轴切开 0.5～1 cm，然后与空肠做 Roux-en-Y 吻合。

此方法创伤小，简便、安全，当肝左叶有一定的代偿时引流效果较好，缺点是不能引流整个肝脏。为达到同时引流右肝叶的目的，可加"U"形管引流，用探子从第Ⅲ段肝管切开处置入，通过汇合部狭窄段进入右肝管梗阻近端，然后引入一根硅胶"U"型管，右肝管的胆汁通过"U"型管侧孔进入左肝管再经吻合口进入肠道。

右侧肝内胆管空肠吻合术：右侧肝内胆管不像左侧的走向部位那样恒定，寻找相对困难。最常用的方法是经胆囊床的肝右前叶胆管下段支的切开，与胆囊－十二指肠吻合，或与空肠行 Roux-en-Y 吻合。根据肝门部的解剖，此段的胆管在胆囊床处只有 1～2 cm 的深度，当肝内胆管扩张时，很容易在此处切开找到，并扩大切口以供吻合。手术时先游离胆囊，注意保存血供，随后胆囊也可作为一间置物，将胆囊与右肝内胆管吻合后，再与十二指肠吻合或与空肠行 Roux-en-Y 吻合，这样使操作变得更容易。双侧胆管空肠吻合：对Ⅲₐ或Ⅲ_b型以及Ⅵ型胆管癌，半肝引流是不充分的。理论上，引流半肝可维持必要的肝功能，但是实际上半肝引流从缓解黄疸、改善营养和提高生活质量都是不够的。因此，除Ⅰ、Ⅲ型胆管癌外，其他类型的如果可能均应做双侧胆管空肠吻合术，暴露和吻合的方法同上述。

（二）中下段胆管癌的外科治疗

位于中段的胆管癌，如果肿瘤比较局限，可采取肿瘤所在的胆总管部分切除、肝十二指肠韧带淋巴结清扫和肝总管空肠 Roux-en-Y 吻合术；下段胆管癌一般需行胰头十二指肠切除术（Whipple 手术）。影响手术效果的关键是能否使肝十二指肠韧带内达到"骨骼化"清扫。然而，有些学者认为，中段和下段胆管癌的恶性程度较高，发展迅速，容易转移至胰腺后和腹腔动脉周围淋巴结，根治性切除应包括胆囊、胆总管、胰头部和十二指肠的广泛切除，加上肝十二指肠韧带内的彻底清扫。对此问题应该根据"个体化"的原则，针对不同的患者做出相应的处理，不能一概而论。手术前准备及切口、探查等与肝门部胆管癌相同。

1. 中段胆管癌的切除

对于早期、局限和高分化的肿瘤，特别是向管腔内生长的乳头状腺癌，可以行胆总管切除加肝十二指肠韧带内淋巴、神经等软组织清扫，但上端胆管切除范围至肝总管即可，最好能距肿瘤上缘 2cm 切除。胆管重建以肝总管空肠 Roux-en-Y 吻合为好，也可采用肝总管－间置空肠－十二指肠吻合的方式，但后者较为烦琐，疗效也与前者类似，故一般不采用。

2. 下段胆管癌的切除

（1）Whipple 手术及其改良术式：1935 年 Whipple 首先应用胰头十二指肠切除术治疗 Vater 壶腹周围肿瘤，取得了良好效果。对胆管癌患者，此手术要求一般情况好，年龄<70 岁，无腹腔内扩散转移或远处转移。标准的 Whipple 手术切除范围对治疗胆总管下段癌、壶腹周围癌是合适及有效的。胰头十二指肠切除后消化道重建方法主要有：①Whipple 法：顺序为胆肠、胰肠、胃肠吻合，胰肠吻合方法可采取端侧方法，胰管与空肠黏膜吻合，但在胰管不扩张时，难度较大，并容易发生胰瘘。②Child 法：吻合排列顺序是胰肠、胆肠和胃肠

吻合。Child 法胰瘘发生率明显低于 Whipple 法，该法一旦发生胰瘘，则仅有胰液流出，只要引流通畅，尚有愈合的机会。Whipple 与 Child 法均将胃肠吻合口放在胰肠、胆肠吻合口下方，胆汁与胰液经过胃肠吻合口酸碱得以中和，有助于减少吻合口溃疡的发生。③Cattell 法：以胃肠、胰肠和胆肠吻合顺序。

（2）保留幽门的胰头十二指肠切除术（PPPD）：保留全胃、幽门及十二指肠球部，在幽门以远 2～4 cm 切断十二指肠，断端与空肠起始部吻合，其余范围同 Whipple 术。1978 年 Traverso 和 Longmire 首先倡用，20 世纪 80 年代以来由于对生存质量的重视，应用逐渐增多。该术式的优点是简化了手术操作，缩短了手术时间，保留了胃的消化贮存功能，可促进消化、预防倾倒综合征以及有利于改善营养，避免了与胃大部分切除相关的并发症。施行此手术的前提是肿瘤的恶性程度不高，幽门上下组淋巴结无转移。该手术方式治疗胆管下段癌一般不存在是否影响根治性的争论，但是要注意一些并发症的防治，主要是术后胃排空延缓。胃排空延迟是指术后 10 日仍不能经口进流质饮食者，发生率为 27%～30%。其原因可能是切断了胃右动脉影响幽门与十二指肠的血供，迷走神经鸦爪的完整性破坏，切除了十二指肠蠕动起搏点以及胃运动起搏点受到抑制。胃排空延迟大多可经胃肠减压与营养代谢支持等非手术疗法获得治愈，但有时长期不愈需要做胃造瘘术。

（3）十二指肠乳头局部切除：①适应证：远端胆管癌局限于 Vater 壶腹部或十二指肠乳头；患者年龄较大或合并全身性疾病，不宜施行胰十二指肠切除术。手术前必须经影像学检查及十二指肠镜检查证明胆管肿瘤局限于末端。②手术方法：应进一步探查证明本式的可行性，切开十二指肠外侧腹膜，充分游离十二指肠，用左手拇指和示指在肠壁外可触及乳头肿大。在乳头对侧（十二指肠前外侧壁）纵行切开十二指肠壁，可见突入肠腔、肿大的十二指肠乳头。纵行切开胆总管，并通过胆管切口插入胆管探子，尽量将胆管探子从乳头开口处引出，上下结合探查，明确肿瘤的大小和活动度。确定行本手术后，在乳头上方胆管两侧缝 2 针牵引线，沿牵引线上方 0.5 cm 用高频电刀横行切开十二指肠后壁，直至切开扩张的胆管，可见有胆汁流出。轻轻向下牵引乳头，用可吸收线缝合拟留下的十二指肠后壁和远端胆总管；继续绕十二指肠乳头向左侧环行扩大切口，边切边缝合十二指肠与胆管，直至胰管开口处。看清胰管开口后，将其上壁与胆总管缝合成共同开口，前壁与十二指肠壁缝合。相同方法切开乳头下方和右侧的十二指肠后壁，边切边缝合，待肿瘤完整切除，整个十二指肠后内壁与远端胆总管和胰管的吻合也同时完成。用一直径与胰管相适应的硅胶管，插入胰管并缝合固定，硅胶管另一端置于肠腔内，长约 15 cm。胆总管内常规置"T"型管引流。

（4）中下段胆管癌胆汁内引流术：相对于肝门部胆管癌较为容易，一般选择梗阻部位以上的胆管与空肠做 Roux-en-Y 吻合。下段胆管梗阻时，行胆囊空肠吻合术更加简单，然而胆囊与肝管汇合部容易受胆管癌侵犯而堵塞，即使不堵塞，临床发现其引流效果也较差，故尽量避免使用。吻合的部位要尽可能选择肝总管高位，并切断胆管，远端结扎，近端与空肠吻合。不宜选择胆管十二指肠吻合，因十二指肠上翻太多可增加吻合口的张力，加上胆管肿瘤的存在，可很快侵及吻合口。中下段胆管癌随着肿瘤的生长，可能造成十二指肠梗阻，根据情况可做胃空肠吻合以旷置有可能被肿瘤梗阻的十二指肠。

第二章　胃肠外科疾病

第一节　经口吞入异物

一、概述

经口吞入异物是吞入异物进入消化道里面。异物进入消化道以后有可能自己排出来，需要根据异物的性质以及大小而定，如果比较小而光滑的可能自己排出来。

二、病因病机

（一）发病对象

多数异物误食发生在儿童，好发年龄段在 6 个月至 6 岁之间；成年人误食异物多发生于精神障碍，发育延迟，酒精中毒，可一次吞入多种异物，也可有多次吞入异物病史；牙齿缺如的老年人易吞入没有咀嚼的大块食物或义齿。

（二）异物种类

报道种类相当多，多为动物骨刺、牙签、果核、别针、鱼钩、食品药品包装、义齿硬币、纽扣电池等，也有磁铁、刀片、缝针、毒品袋及各种易于拆卸吞食的物品，笔者曾手术取出订书机、门扣、钢笔等。在押人员吞食的尖锐物品较多，常用纸片、塑料等包裹后再吞下，但仍存在风险。

三、临床表现

多数病例并无明显症状。完全清醒、有沟通能力的儿童和成人，一般都能确定吞食的异物，指出不适部位。一些患者并不知道他们吞食了异物，而在数小时、数天甚至数年后出现并发症。幼儿及精神病患者可能对病史陈述不清，如果突然出现呛咳、拒绝进食、呕吐、流涎、哮鸣、血性唾液或呼吸困难等症状时，应考虑到吞食异物的可能。颈部出现肿胀、红斑、触痛或捻发音提示口咽部损伤或上段食管穿孔。腹痛、腹胀、肛门停止排气应考虑肠梗阻。发热、剧烈腹痛、腹膜炎体征提示消化道穿孔可能。在极少数情况下可出现脸色苍白、四肢湿冷、心悸、口渴、焦虑不安或淡漠以至昏迷，可能为异物刺破血管，造成失血性休克。

四、诊断

对于消化道异物病例、病史、辅助检查远较体格检查重要。多数患者无明显体征。当出现穿孔、梗阻及出血时，相应出现腹膜炎、腹胀或休克等体征。

五、辅助检查

（一）胸腹正侧位 X 线检查

可诊断大多数消化道异物及位置，了解有无纵隔和腹腔游离气体，然而鱼刺、木块、塑料、大多数玻璃和细金属不容易被发现。不推荐常规钡餐检查，因有误吸危险，且造影剂裹覆异物和食管黏膜，可能会给内镜检查造成困难。

（二）CT 检查

可提高异物检出的阳性率，且更好地显示异物位置和与周围脏器的关系，但是对透 X 线的异物为阴性。

（三）手持式金属探测仪

可检测多数吞咽的金属异物，对儿童可能是非常有用的筛查工具。

（四）内镜检查

结肠镜和胃镜是消化道异物诊疗的最常用方法，且可以直接取出部分小异物。需特别指出的是，一些在押人员为逃避关押，常用乳胶避孕套或透明薄膜包裹尖锐金属异物后吞食，或将金属异物贴于后背造成 X 线片假象，应当予以鉴别。

五、治疗方法

首先了解通气情况，保持呼吸道通畅。

（一）非手术治疗

包括等待或促进异物自行排出和内镜治疗。

1. 处理原则

消化道异物一旦确诊，必须决定是否需要治疗、紧急程度和治疗方法。影响处理方法的因素包括患者年龄，临床状况，异物大小、形状和种类，存留部位，内镜医师技术水平等。内镜介入的时机，取决于发生误吸或穿孔的可能性。锋利物体或纽扣电池停留在食管内，需紧急进行内镜治疗。异物梗阻食管，为防止误吸，也需紧急内镜处理。圆滑无害的小型异物则很少需要紧急处理，大多可经消化道自发排出。任何情况下异物或食团在食管内的停留时间都不能超过 24 小时。儿童患者异物存留于食管的时间可能难以确定，因此可发生透壁性糜烂、瘘管形成等并发症。喉咽部和环咽肌水平的尖锐异物，可用直接喉镜取出。而环咽肌水平以下的异物，则应用纤维胃镜。胃镜诊治可以在患者清醒状态下或是在静脉基础麻醉下进行，取决于患者年龄、配合能力、异物类型和数量。

2. 器械

取异物必须准备的器械包括鼠齿钳、鳄嘴钳、息肉圈套器、息肉抓持器、Dormier 篮、取物网、异物保护帽等。有时可先用类似异物在体外进行模拟操作，以设计适当的方案。在取异物时使用外套管可以保护气道，防止异物掉入。取多个异物或食物嵌塞时允许内镜反复通过，取尖锐异物时可保护食管黏膜免受损伤。对于儿童外套管则并不常用。异物保护帽用于取锋利的或尖锐的物体。为确保气道通畅，气管插管是一备选方法。

3. 钝性异物的处理

使用异物钳、鳄嘴钳、圈套器或者取物网，可较容易地取出硬币。光滑的球形物体最好用取物网或取物篮。在食管内不易抓取的物体，可以推入胃中以更易于抓取。有报道在透视引导下使用 Foley 导管取出不透 X 线的钝性物体的方法，但取出异物时 Foley 导管不能控制异物，不能保护气道，亦不能评估食管损伤状况，故价值有限。如果异物进入胃中，大多在 4～6 日内排出，有些异物可能需要长达 4 周。在等待异物自行排出的过程中，要指导患者日常饮食，可以增服一些富有纤维素的食物（如韭菜），以利异物排出，并注意观察粪便以发现排出的异物。小的钝性异物，如果未自行排出，但无症状，可每周进行一次 X 线检查，以跟踪其进程。在成人，直径＞2.5 cm 的圆形异物不易通过幽门，如果 3 周后异物仍在胃内，就应进行内镜处理。异物一旦通过胃，停留在某一部位超过 1 周，也应考虑手术治疗。发热、呕吐、腹痛是紧急手术探查的指征。

4. 长形异物的处理

长度超过 6～10 cm 的异物，诸如牙刷、汤勺，很难通过十二指肠。可用长型外套管（＞45 cm）通过贲门，用圈套器或取物篮抓住异物拉入外套管中，再将整个装置（包括异物、外套管和内镜）一起拉出。

5. 尖锐异物的处理

因为许多尖锐和尖细异物在 X 线下不易显示，所以，X 线检查阴性的患者必须行内镜检查。停留在食管内的尖锐异物应急诊治疗。环咽肌水平或以上的异物也可用直接喉镜取出。尖锐异物虽然大多数能够顺利通过胃肠道而不发生意外，但其并发症率仍高达 35%。故尖锐异物如果已抵达胃或近端十二指肠，应尽量用内镜取出，否则应每日行 X 线检查确定其位置，并告诉患者在出现腹痛、呕吐、持续体温升高、呕血、黑便时立即就诊。对于连续 3 日不前行的尖锐异物，应考虑手术治疗。使用内镜取出尖锐异物时，为防黏膜损伤，可使用外套管或在内镜端部装上保护兜。

6. 纽扣电池的处理

对吞入纽扣电池的患者要特别关注，因纽扣电池可能在被消化液破坏外壳后有碱性物质外泄，直接腐蚀消化道黏膜，很快发生坏死和穿孔，导致致命性并发症，故应急诊处理。通常用内镜取石篮或取物网都能成功。另一种方法如下：使用气囊，空气囊可通过内镜工作通道，到达异物远端，将气囊充气后向外拉，固定住电池一起取出。操作过程中应使用外套管或气管插管保护气道。如果电池不能从食管中直接取出，可推入胃中用取物篮取出。若电池在食管以下，除非有胃肠道受损的症状和体征，或反复 X 线检查显示较大的电池（直径＞20 mm）停留在胃中超过 48 小时，否则没有必要取出。电池一旦通过十二指肠，85% 会在72 小时内排出。这种情况下每 3～4 日进行一次 X 线检查是适当的。使用催吐药处理吞入的纽扣电池并无益处，还会使胃中的电池退入食管。胃肠道灌洗可能会加快电池排出，泻药和抑酸剂并未证明对吞入的电池有任何作用。

7. 毒品袋的处理

"人体藏毒"是现代毒品犯罪的常见运送方法，运送人常将毒品包裹在塑料中或乳胶避孕套中吞入。这种毒品包装小袋在 X 线下通常可以看到，CT 检查也可帮助发现。毒品袋破损会致命，用内镜取出时有破裂危险，所以禁用内镜处理。毒品袋在体内若不能向前运动，出现肠梗阻症状，或怀疑毒品袋有破损可能时，应行外科手术取出。

8. 磁铁的处理

吞入磁铁可引起严重的胃肠道损伤和坏死。磁铁之间或与金属物体之间的引力，会压迫肠壁，导致坏死、穿孔、肠梗阻或肠扭转，应及时去除所有吞入的磁铁。

9. 硬币的处理

最常见于幼儿吞食。如果硬币进入食管内，可观察 12～24 小时，复查 X 线检查，通常可自行排出且无明显症状。若出现流涎、胸痛、喘鸣等症状，应积极处理取出硬币。若吞入大量硬币，还需警惕并发锌中毒。

10. 误食所致直肠肛管异物的处理

多因小骨片、鱼刺、小竹签等混在食物中，随进食时大口吞咽而进入消化道，随粪便进入直肠，到达狭窄的肛管上口时，因位置未与直肠肛管纵轴平行而嵌顿，可刺伤或压迫肠壁过久，导致直肠肛管损伤。小骨片等直肠异物经肛门钳夹取出一般不难，但有时异物大部分刺入肠壁，肛窥直视下不易寻找，需用手指仔细触摸确定部位，取出异物后还需仔细检查防止遗漏。

（二）手术治疗

1. 处理原则

需手术治疗的情况包括：

（1）尖锐异物停留在食管内，或已抵达胃或近端十二指肠，内镜无法安全取出者，或已通过近端十二指肠，每日行 X 线检查连续 3 日不前行。

（2）钝性异物停留胃内 3 周以上，内镜无法取出，或已通过胃，但停留在某一部位超过 1 周。

（3）长形异物很难通过十二指肠，内镜也无法取出。

（4）出现梗阻、穿孔、出血等症状及腹膜炎体征。

2. 手术方式

进入消化道的异物可停留在食管、幽门、回盲瓣等生理性狭窄处，需根据不同部位采取不同手术方式。

（1）开胸异物取出术：尖锐物体停留在食管内，内镜无法取出，或已造成胸段食管穿孔，甚至气管割伤，形成气管－食管瘘，继发纵隔气肿、脓肿、肺脓肿等，均应行开胸探查术，酌情可采用食管镜下取出异物加一期食管修补术、食管壁切开取出异物或加空肠造瘘术。

（2）胃前壁切开异物取出术：适用于胃内尖锐异物，或钝性异物停留胃内 3 周以上，内镜无法取出者。术中全层切开胃体前壁，取出异物后再间断全层缝合胃壁切口，并做浆肌层缝合加固。

（3）幽门切开异物取出术：适用于近端十二指肠内尖锐异物，或钝性异物停留近端十二指肠 1 周以上，或长形异物无法通过十二指肠，内镜无法取出者。沿胃纵轴全层切开幽门，使用卵圆钳探及近端十二指肠内的异物并钳夹取出，过程中注意避免损伤肠壁，不可强行拉出，取出异物后沿垂直胃纵轴方向横行全层缝合幽门切口，并做浆肌层缝合加固，行幽门成形术。

（4）小肠切开异物取出术：适用于尖锐异物位于小肠内，连续 3 日不前行，或钝性异物停留小肠内 1 周以上时。术中于异物所在部位沿小肠纵轴全层切开小肠壁，取出异物后，垂直小肠纵轴全层缝合切口，并做浆肌层缝合加固。

（5）结肠异物取出术：适用于尖锐异物位于结肠内连续 3 日不前行，或钝性异物停留结肠内 1 周以上，肠镜无法取出者。绝大多数结肠钝性异物可推动，对于降结肠、乙状结肠的钝性异物多可开腹后顺肠管由肛门推出，对于升结肠、横结肠的钝性异物可挤压回小肠，再行小肠切开异物取出术。对于结肠内尖锐异物，可在其所处部位切开肠壁取出，根据肠道准备情况决定是否一期缝合，也可将缝合处外置，若未愈合则打开成为结肠造瘘，留待以后行还瘘手术，若顺利愈合则可避免结肠造瘘，3 个月后再将外置肠管还纳腹腔。

（6）特殊情况：对于梗阻、穿孔、出血等并发症，如梗阻严重术中可行肠减压术、肠造瘘术等；穿孔至腹腔者，需行肠修补术（小肠）或肠造瘘术（结肠），并彻底清洗腹腔，放置引流；肠坏死较多者需切除坏死肠段，酌情一期吻合（小肠）或肠造瘘（结肠）；尖锐异物刺破血管者予相应止血处理。

第二节　经肛门置入异物

一、概述

异物是指在肛门内存在着来自外部，非人体本身组成物质的物体。这些异物通过肛门部位被插入体内。

二、病因病机

（一）发病对象

多由非正常性行为引起，患者多见为 30～50 岁男性。偶有外伤造成异物插入，体内藏毒，或因排便困难用条状物抠挖过深难以取出等，极少数为医疗操作遗留。

（二）异物种类

多为条状物和瓶状物，种类繁多，曾见于临床的有按摩棒、假阳具、黄瓜、衣架、茄子、苹果、雪茄、灯泡、圣诞饰品、啤酒瓶、扫帚、钢笔、木条等，也有因外伤插入的钢条，极少数情况为医源性纱布、体温计等。

三、临床表现

异物部分或全部进入直肠，造成肛门疼痛腹胀，直肠黏膜和肛门括约肌损伤者有疼痛及出血，若导致穿孔可出现剧烈腹痛、会阴坠胀、发热等症状，合并膀胱损伤者有血尿、腹痛、排尿困难等症状。一部分自行取出异物的患者，仍有可能出现出血和穿孔，此类患者往往羞于讲述病因，可能为医生诊断带来困难。较轻的异物性肛管直肠损，由于就诊时间晚，多数发生局部感染症状。

四、诊断

由于患者多羞于就医，就医前多自行反复试图取出异物，就医后也可能隐瞒部分病史，因此体格检查尤为重要。腹部体检有腹膜炎体征者，应怀疑穿孔和腹腔脏器损伤，肛门指诊为必须项目，可触及异物，探知直肠和括约肌损伤情况。

五、辅助检查

体格检查怀疑穿孔可能时，血常规检查白细胞计数和中性粒细胞比值升高有助于帮助判断。放射学检查尤为重要，腹部立卧位 X 线片可显示异物形状、位置，CT 有助于判断是否穿孔及发现其他脏器损伤。

六、治疗方法

(一) 处理原则

(1) 对直肠异物病例首先需明确是否发生直肠穿孔,向腹腔穿孔将造成急性腹膜炎,腹膜返折以下穿孔将引起直肠周围间隙严重感染。X线腹平片可显示异物位置和游离气体,可帮助诊断穿孔。若患者出现低血压,心动过速,严重腹痛或会阴部红肿疼痛,发热,体查发现腹膜炎体征,X线腹平片存在游离气体,可诊断为直肠穿孔。应立即抗休克和抗生素治疗,尽快完善术前准备,放置尿管,急诊手术。若病情稳定,生命体征正常,但不能排除穿孔,可行CT检查以协助诊断。此类穿孔通常发生于腹膜返折以下,CT可发现直肠系膜含气、积液,周围脂肪模糊。当异物被取出或进入乙状结肠,行肛门镜或肠镜检查可明确乙状结肠直肠损伤或异物位置。

(2) 对于没有穿孔和腹膜炎,生命体征稳定的患者,大多数异物可在急诊室或手术室内取出。近肛门处异物可直接或在骶麻下取出。对远离肛门进入直肠上段或乙状结肠的异物不可使用泻剂和灌肠,这可能造成直肠损伤,甚至可能将异物推至更近端的结肠,可尝试在肛门镜或肠镜下取出,否则只能手术取出异物。

(3) 取出异物后,应再次检查直肠,以排除缺血坏死或肠壁穿孔。

(4) 应当指出的是,在处理直肠异物尤其是尖锐异物时,医务人员应注意自身防护,防止HIV感染

(二) 经肛异物取出

多采用截石位,有利于暴露肛门,而且便于下压腹部,以助取出异物。

使直肠和肛门括约肌放松是经肛异物取出的关键,可以用腰麻、骶麻或静脉麻醉,配合充分扩肛,以利于暴露和观察。如果异物容易被手指触到,可在扩肛后使用Kocher钳或卵环钳夹持住异物,将其拉至肛缘取出。之后需用乙状结肠镜或肠镜检查远端结肠和直肠有无损伤。直肠异物种类很多,需根据具体情况设计不同方式取出。

(1) 钝器:如前所述,在患者充分镇静、扩肛、异物靠近肛管的情况下,使用器械钳夹或手指可较为容易地取出异物。在操作过程中可要求患者协助作用力排便动作,使异物下降靠近肛管,以便取出。

(2) 光滑物体:光滑物体如酒瓶、水果等不易抓取,水果等破碎后无伤害的物体可以破碎后取出,但酒瓶、灯泡等破裂后可造成损伤的物体应小心避免其破碎。光滑异物与直肠黏膜紧密贴合,将异物向下拉扯时可形成真空吸力妨碍取出,此时可尝试放置Foley尿管在异物与直肠壁之间,扩张尿管球囊,使空气进入,去除真空状态,取出异物。

(3) 尖锐物体:尖锐物体的取出比较困难,而且存在黏膜撕裂、出血、穿孔等风险,需要外科医生在直视或内镜下仔细、耐心操作。异物取出后应再次检查直肠以排除损伤。

(三) 肠镜下异物取出

适用于上段直肠或中下段乙状结肠,肠镜可提供清晰的画面,可观察到细小的直肠黏膜损伤。有报道使用肠镜可顺利取出45%的乙状结肠异物和76%的直肠异物,而避免了外科手术。

常用方法如下：用息肉圈套套住异物取出。使用肠镜还可起到去除真空状态的作用，适用于光滑异物的取出。成功取出异物后应在肠镜下再次评估结直肠损伤情况。

（四）手术治疗

经肛门或内镜多次努力仍无法取出异物时需手术取出。有穿孔、腹膜炎等情况也是明确的手术适应证。在开腹或腹腔镜手术中，可尝试将异物向远端推动，以尝试经肛门取出。不能成功则须开腹切开结肠取出异物，之后可根据结肠清洁程度一期缝合，或将缝合处外置。若异物已导致结直肠穿孔，则按结直肠损伤处理。还应注意勿遗漏多个异物，或已破碎断裂的异物部分。

六、并发症及术后处理

直肠异物最危险的并发症是直肠或乙状结肠穿孔，接诊医生应作三方面的判断：

（1）患者全身情况。

（2）是否存在穿孔，穿孔部位位于腹腔还是腹膜返折以下。

（3）腹腔穿刺是否存在粪样液体。治疗的 4D 原则是：粪便转流、清创、冲洗远端和引流。

若发现直肠黏膜撕裂，最重要的是确认有否肠壁全层裂伤，若排除后，较小的撕裂出血一般为自限性，无须特殊处理，而撕裂较大时需在麻醉下缝合止血，或用肾上腺素生理盐水纱布填塞。术后 3 日内应调整饮食或经肠外营养支持，尽量减少大便。

开腹取异物术后易发切口感染，对切口的处理可采用甲硝唑冲洗、切口内引流，或采用全层减张缝合关腹，并预防性使用抗生素。

若因肛门括约肌损伤或断裂导致不同程度大便失禁，需进行结肠造瘘术、括约肌修补或成形术和造瘘还纳术的多阶段治疗。

第三节　急性胃扭转

一、概述

胃因各种原因而发生沿其纵轴或横轴的过度转位称为胃扭转，但先天性内脏反位除外。胃扭转可发生于任何年龄，但以 40～60 岁多见。胃扭转在临床并不常见，有急性和慢性之分，慢性较急性常见。急性胃扭转与解剖异常有密切关系，发展迅速，不易诊断，常导致治疗延误，以往报道死亡率可高达 30％ ～ 50％ ，但随现代诊疗技术的进步，病死率已降至 1％～6％。

二、病因病机

急性胃扭转多数存在解剖学因素，在不同诱因激发下致病。胃的正常位置主要依靠食管下端和幽门固定，其他部位由肝胃韧带、胃结肠韧带、胃脾韧带以及十二指肠制约，故不能作 180°的转动。若韧带松弛或缺如，在某些诱因下即可发生部分或全部胃扭转。暴饮暴食、急性胃扩张、胃下垂等都是胃扭转的诱发因素。较大的食管裂孔疝、膈疝、膈肌膨出、周边脏器如肝脏或胆囊的炎性粘连等，都可使胃的解剖位置变化或韧带松弛，而发生继发性胃扭转。

三、临床分型

根据扭转方式不同，可分为以下 3 型。

（一）纵轴型或器官轴型

胃沿贲门与幽门的连线（纵轴）发生旋转，胃大弯向上向右翻转，致小弯向下，大弯向上。胃可自前方或后方发生旋转，有时横结肠亦随大弯向上移位。

（二）横轴型或系膜轴型

即胃沿小弯中点至大弯的连线（横轴）发生旋转。幽门向上向左旋转，胃窦转至胃体之前，或胃底向下向右旋转，胃体转至胃窦之前。胃前后壁对折而形成两个腔。

（三）混合型

混合型扭转兼有上述两型不同程度的扭转，约占 10%。3 种类型中以横轴型扭转常见，纵轴型次之，混合型少见。

四、诊断

当病人出现上述临床特征而怀疑胃扭转时，X 线检查往往可以帮助确诊。对于急性胃扭转，只要能想到本病，诊断多无困难。若试用插胃管来证实，则应缓慢地插入，不能强行，以免造成胃壁损伤或穿孔。慢性胃扭转因无完全性梗阻，其症状为非特异性，临床确诊较难。

五、临床表现

急性胃扭转起病突然，有突发的上腹部疼痛，程度剧烈，并放射至背部或左胸肋部。常伴频繁呕吐，量不多，不含胆汁。如为胃近端梗阻则为干呕。胃管常难以插入。体检见上腹膨胀而下腹柔软平胆。急性胃扭转造成较完全的贲门梗阻时，上腹局限性膨胀疼痛、反复干呕和胃管不能插入三联征被认为是诊断依据。如扭转程度较轻，则临床表现很不典型。

六、辅助检查

（一）实验室检查

血常规可出现白细胞、中性粒细胞升高，出现并发症如上消化道大出血时，则出现急性血红白下降。亦可出现低钠、低钾血症等。

（二）X 线检查

立位胸腹部平片可见左上腹有宽大液平的胃泡影，胃角向右。上腹或向后固定，不随体位改变，左侧膈肌抬高或有膈疝表现，犹如胃泡位于下胸腔。

（三）上消化道钡剂检查

在胃扭转早期可见十二指肠无钡剂充盈，典型表现为钡剂不能通过贲门。若经胃管减压成功，缓解急症状态后再行钡剂造影检查，纵轴型扭转可见胃上下颠倒，胃大弯位于胃小弯之上，胃底液平面不与胃体相连，胃体变形，幽门向下，胃黏膜皱襞可呈扭曲走行；横轴型扭转可见胃食管连接处位于膈下的异常低位，而远端胃位于头侧，胃体、胃窦重叠，贲门和幽门可在同一水平，食管下端梗阻，呈尖削阴影。

（四）内镜检查

急性胃扭转时行胃镜检查具有难度，可发现镜头插入受阻，胃内解剖关系失常，包括胃大弯侧纵行皱襞在上方，而胃小弯在下方，胃前后位置颠倒，胃形态改变或消失，无法看见幽门等。在有些患者可发现食管炎、胃肿瘤或胃溃疡。经内镜充气或旋转镜身等操作后部分胃扭转可复位，成为胃扭转良好的非手术治疗选择。

七、治疗方法

急性胃扭转少见于临床，且其临床表现与其他急腹症有混淆之处，容易发生误诊。发生急性胃扭转时应先试行放置胃管，若能抽出部分液体气体，可以缓解急性症状，为进一步检查和治疗创造条件。胃镜已成为诊断和治疗本病的主要手段。

胃镜复位方法：胃镜通过贲门后先注气扩张胃体腔，然后循腔进镜，以确定胃扭转的类型、部位、方向、程度，依胃扭转的类型采取不同方法复位。若胃腔潴留液过多，应首先吸出再注气循腔进镜，根据扭转方向逆时针或顺时针旋转镜身并向前推进，若能看见幽门，继续注气即可复位，有时需要旋转数次方能复位。若侧卧位胃镜不易进入胃腔，让患者变换为仰卧可能容易将胃镜置入。复位后可给患者腹部加压，进流质饮食3日。

急性胃扭转若胃管减压和内镜诊疗未成功，即应急诊手术治疗。胃扭转可能导致胃壁缺血坏死，但少见。多数情况下术前诊断难以明确，而是以急腹症诊断剖腹探查，在术中明确诊断。若胃扩张明显，应先抽除积气积液后再探查。若发现导致胃扭转的病因，如膈疝，胃肿瘤和溃疡，粘连带，周围韧带松弛等，应针对病因进行手术治疗，如膈疝修补和胃固定术等。若需行胃切除术或较复杂的手术，必须评估患者整体情况，在可耐受的情况下进行。否则应遵循损伤控制原则（DC），以最简单迅速的方式结束手术，病情好转后再行后期治疗。围术期需纠正水、电解质紊乱，给予液体和营养支持，术后应持续胃肠减压数天。

第四节　急性胃扩张

一、概述

急性胃扩张是指短期内由于大量气体和液体积聚，胃和十二指肠上段高度扩张而致的一种综合征。通常为某些内外科疾病或麻醉手术的严重并发症，临床并不常见。

二、病因病机

器质性疾病和功能性因素均可导致急性胃扩张，常见者归纳为4类。

（一）饮食过量或饮食不当

狂饮暴食，是引起急性胃扩张的最常见病因。短时间内大量进食使胃突然过度充盈，胃壁肌肉受到过度牵拉而发生反射性麻痹，食物积聚于胃内，胃持续扩大。

（二）麻醉和手术

腹盆腔手术及迷走神经切断术，均可直接刺激躯体或内脏神经，引起胃自主神经功能失调，胃壁反射性抑制，胃平滑肌弛缓，进而形成扩张。麻醉时气管插管，术后给氧和胃管鼻饲，亦可使大量气体进入胃内，形成扩张。

（三）疾病状态

胃扭转、嵌顿性食管裂孔疝、各种原因所致的十二指肠淤滞、十二指肠肿瘤、异物等均可引起胃潴留和急性胃扩张。幽门附近的病变，如脊柱畸形、环状胰腺、胰腺癌等偶可压迫胃的输出道引起急性胃扩张。躯体上石膏套后1~2日发生急性胃扩张，即"石膏管型综合征"，可能是脊柱伸展过度，十二指肠受肠系膜上动脉压迫的结果。情绪紧张、精神抑郁、营养不良均可引起自主神经紊乱，使胃的张力减低和排空延迟，在有诱发因素时发生急性胃扩张。糖尿病神经血管病变，使用抗胆碱能药物，水、电解质平衡紊乱严重感染均可影响胃的张力和排空，导致急性胃扩张。

（四）创伤应激

上腹部挫伤或严重复合伤，可引起胃的急性扩张。发生与腹腔神经丛受强烈刺激有关发生急性胃扩张时，由于胃黏膜的表面积剧增，胃壁受压，血液循环受阻，加之食物发酵刺激胃黏膜发生炎症，使胃黏膜有大量液体渗出。同时，胃窦扩张和胃内容物刺激使胃窦分泌胃泌素增多，刺激胃液分泌。小肠受扩张胃的推移而使肠系膜受到牵拉，一方面影响腹腔神经丛而加重胃的麻痹，另一方面使十二指肠水平部受肠系膜上动脉压迫，空肠上部亦受到牵拉而出现梗阻。幽门松弛等因素使十二指肠液反流增多。胃扩张后与食管角度发生改变，使胃内容物难以经食管排出。这些因素互为因果，形成恶性循环，终使胃急性进行性扩大，形成急性胃扩张。如病情继续发展，胃壁血液循环状况将进一步恶化，胃、十二指肠腔可出现血性渗出，最终发生胃壁坏死穿孔。

三、临床表现

术后患者常于术后开始进流质饮食后2~3日发病。初期仅进食后持续上腹饱胀和隐痛，可有阵发性加剧，少有剧烈腹痛。随后出现频繁呕吐，初为小口，以后量逐渐增加呕吐物为混浊棕绿色或咖啡色液体，无粪臭味。呕吐为溢出性，不费力，吐后腹痛腹胀不缓解。腹部呈不对称性膨隆（以上腹为重），可见无蠕动的胃轮廓，局部有压痛，并可查见振水音。也可呈全腹膨隆。脐右侧偏上可出现局限性包块，外观隆起，触之光滑而有弹性，轻压痛，此为极度扩张的胃窦，称"巨胃窦征"，是急性胃扩张的特有体征。腹软，可有位置不定的轻压痛，肠鸣音减弱。随病情进展患者全身情况进行性恶化，严重者可出现脱水、酸中毒或碱中毒，表现为烦躁不安、呼吸急促、手足抽搐、血压下降和休克。晚期可突然出现剧烈腹痛和腹膜炎体征，提示胃穿孔。救治不及时将导致死亡。

四、辅助检查

（一）实验室检查

常规血液尿液实验室检查可发现血液浓缩、低钾、低钠、低氯血症和碱中毒，脱水严重致肾衰竭者，可出现血肌酐、尿素氮升高。白细胞多不升高。呕吐物隐血试验为强阳性。

（二）X线检查

立位腹部平片可见左上腹巨大液平面和充满腹腔的特大胃影，左膈肌抬高。

（三）B超检查

胃肠道气体含量较多，一般不适合B超检查，但对于一些暴饮暴食导致的急性胃扩张，

B超是一项直接、简便的检查，可见胃内大量食物残留及无回声暗区。

（四）CT检查

CT可见极度扩大的胃腔及大量胃内容物，胃壁变薄。

五、诊断

根据病史、体征，结合实验室检查和影像学检查，诊断一般不难。手术患者进食后初期或过分饱食后，如出现多次溢出性呕吐，并发现上腹部膨隆，振水音，即应怀疑为急性胃扩张。置入胃管后如吸出大量混浊棕绿色或咖啡色液体，诊断即可成立，不应等到大量呕吐和虚脱症状出现后，才考虑本病可能。在严重创伤和感染的危重患者，如出现以上征象也应想到本病可能。

六、鉴别诊断

鉴别诊断主要包括幽门梗阻，肠梗阻和肠麻痹，胃瘫。幽门梗阻有胃窦及幽门部的器质性病变，如肿瘤、溃疡瘢痕狭窄等，可表现为上腹饱胀和呕吐，呕吐物为酸臭宿食，胃扩张程度及全身症状较轻。肠梗阻和肠麻痹主要累及小肠，腹胀以腹中部明显，胃内不会有大量积液积气，立位X线腹平片可见多个阶梯状液平。弥漫性腹膜炎导致的肠麻痹具有腹膜炎体征。但需注意急性胃扩张穿孔导致弥漫性腹膜炎的情况。胃瘫在外科主要发生在腹部大手术后，由胃动力缺乏所致，表现为恢复饮食后的上腹饱胀和呕吐，呕吐多在餐后4～6小时，呕吐物为食物或宿食，不含血液，腹胀较急性胃扩张轻，消化道稀钡造影可显示胃蠕动波消失，胃潴留，但多没有严重的胃腔扩张。

七、治疗方法

急性胃扩张若早期诊断和治疗，预后良好。及至已发生休克或胃坏死穿孔时，手术死亡率高，早年文献记载可达75％。暴饮暴食导致的急性胃扩张病死率仍高，可达20％，早期诊断和治疗是降低病死率的关键。

（一）对于手术后急性胃扩张的措施

1. 留置鼻胃管

吸出胃内全部积液，用温等渗盐水洗胃，禁食，并持续胃管减压，至吸出液为正常性质为止，然后开始少量流质饮食，如无潴留，可逐渐增加。

2. 调整体位

目的是解除十二指肠水平部的受压，应避免长时间仰卧位，如病情许可，可采用俯卧位，或将身体下部略垫高。

3. 液体和营养支持

根据实验室检查经静脉液体治疗调整水、电解质和酸碱平衡。恢复流质饮食前进行全肠外营养支持，恢复进食后逐渐减少营养支持剂量。给予充分液体支持维持尿量正常。

（二）对于暴饮暴食所致的急性胃扩张的措施

胃内常有大量食物和黏稠液体，不易用一般胃管吸出，需要使用较粗胃管并反复洗胃才能清除，但应注意避免一次用水量过大或用力过猛而造成胃穿孔。若洗胃无效则需考虑手术治疗，切开胃壁清除内容物后缝合，术后应继续留置胃管减压，并予经静脉液体和营养支持，逐渐恢复流质饮食。

八、并发症的治疗

对于已出现腹膜炎或疑有胃壁部分坏死的患者，应积极准备后尽早手术治疗。手术方法以简单有效为原则，如胃切开减压、穿孔修补、胃壁部分切除术等。术后应继续留置胃管减压，并予经静脉液体和营养支持，逐渐恢复流质饮食。

第五节　胃溃疡

一、概述

胃溃疡（GU）的发病率在世界各地不同，日本和南美高于欧洲和美国。在一般地区，GU：DU（十二指肠溃疡）为1：（2～4），而在胃癌高发地区则相反。GU的发病年龄多在30～40岁，也有资料提示其发病高峰为40～50岁。男性较女性易患GU，发病率随年龄增长而增高。GU好发于胃窦黏膜和胃体黏膜交界处的小弯侧，约占95％，其中60％又限于离幽门6 cm之内。但也可发生在胃的其他部位，可有不同的特点。溃疡位置不同，则酸分泌量也不同，越近贲门的溃疡，酸分泌越低。与DU比较，药物治疗对GU效果较差。

二、病因病机

（一）胃溃疡的分型

Johnson等按GU的部位、临床表现和胃酸分泌情况将GU加以分型，后又经补充，将GU共分成四型。

Ⅰ型：最常见，占75％。位于小弯侧胃切迹部附近，发生在胃窦黏膜和胃体黏膜交界处。因胃窦黏膜大小的变异，溃疡可发生在自小弯侧贲门下4 cm至幽门前2 cm之间。一般认为是由于胃黏膜对酸－胃蛋白酶活性的正常防御机制减弱所致，胃酸分泌正常或偏低，而促胃液素偏高。本型的真正病因尚未明了。

Ⅱ型：GU合并DU。常先发生DU，并发胃排空延迟，使酸胃蛋白酶活性增加，因而继发GU。本型占22％。胃酸分泌情况与DU相同，为高酸分泌。本型内科治疗往往无效，易合并出血，常需外科手术治疗。

Ⅲ型：幽门管溃疡或近幽门2 cm以内的GU，本型约占20％。和DU一样，通常为高胃酸分泌。

Ⅳ型：高位GU，较少见，但在智利发病率高达GU的27.4％。溃疡多位于胃上部，距食管胃连接处4 cm以内，在2 cm以内者称之为近贲门溃疡。患者血型多为O型，属低胃酸分泌，常有穿透性溃疡，易并发出血和再出血，穿孔和梗阻少见。

（二）致病因素

GU是由于多种因素相互作用所致。Ⅰ型GU可无明确的致病因素。Ⅱ型GU的形成主要是由于酸－蛋白酶活性增加和胃排空延迟，通常先发生DU，GU为继发。Ⅲ型GU曾被认为可能和服用NSAIDs有关，但化学剂诱发溃疡的机制尚未肯定。引起GU的主要因素有：一是胃酸分泌增多。80％的GU患者胃酸分泌水平正常或低于正常，因此，在GU发病原因中胃酸是一个重要的但是有限的因素。二是胃黏膜中前列腺素合成受到抑制。三是胃黏液的产生和碳酸氢盐的分泌受抑制。四是胃黏膜屏障的直接破坏。五是胃黏膜血流的减少。不论何种情况，胃黏膜屏障减弱使氢离子反流和其他病理生理改变是 GU 形成的基础。

1. 胆汁反流

一般认为由于胃炎改变了胃黏膜生理功能的完整性而继发 GU。黏膜完整性的破坏主要是由于局部直接损伤、胆汁和其他十二指肠内容而引起。幽门括约肌功能不全，十二指肠内容反流入胃是重要的致病因素。GU 患者的胆汁常存在空腹和餐后的胃内容内，在 GU 愈合后仍持续有胆汁反流。胆汁中的溶血磷脂酰胆碱、牛黄胆酸盐等破坏胃黏膜屏障，使之通透性增高，H^+ 逆向弥散进入黏膜，随后细胞功能破坏，在酸性胃蛋白酶的侵袭下，发生黏膜细胞死亡、脱落和溃疡形成。

2. 胃排空延迟

胃排空的延迟导致胃窦的滞留，然后促胃液素分泌增加，刺激壁细胞引起胃酸分泌过多，可解释上述Ⅰ、Ⅱ型 GU 的发生。由于 DU 的长期发作，十二指肠变形影响胃的排空，也可导致 GU 的发生。但是，GU 和胃排空延迟的因果关系尚存在着争议，因为消化性溃疡本身也可引起胃肠动力异常。GU 时胃窦和幽门区多有退行性变，胃窦部肌肉肥厚及纤维变性，自主神经节减少，影响食糜前推进，使胃排空延缓。胃窦和幽门功能障碍还能使十二指肠内容反流，引起反流性胃炎，可能在 GU 的发病中起重要作用。

3. Hp 感染

有关 Hp 在 GU 中的作用比在 DU 中的作用研究得少，根据现有的资料尚不能做出最后的结论。GU 患者 Hp 感染率粗略估计为 70%～80%。有研究资料提示 Hp 的感染增加了黏膜对 NSAIDs 损害的易感性，但这一看法仍有争议。Hp 感染后发生的慢性胃炎的类型取决于宿主的胃酸分泌功能。胃酸分泌增高者，Hp 感染后发生慢性胃炎以胃窦炎为主，易发生 DU；胃酸分泌功能较低者，Hp 感染后发生慢性全胃炎，倾向于发生近端胃溃疡。研究还提示消除 Hp 可增加溃疡的愈合率，并有减少溃疡复发的倾向。

4. 非甾体类抗炎药（NSAIDs）

NSAIDs 是产生消化性溃疡的一个重要因素。临床上任何年龄组的人使用 NSAIDs 均可导致急性胃黏膜损伤和 GU 的发生率增加。对 NSAIDs 研究最多的是阿司匹林，有人认为连续应用阿司匹林 4 日以上者发生 GU 的机会是不服用者的 3 倍，且在不伴有 Hp 感染的 GU 患者多有应用 NSAIDs 的情况。

三、临床表现

主要症状为上腹部疼痛，但其节律性不如 DU 明显。进食后多数疼痛不缓解，多为餐后0.5～1 小时起开始痛，持续 1～2 小时不等。不少患者诉稍食即饱，常伴恶心、食欲不振甚至呕吐，以致患者进食减少，体重减轻。发作的周期性较 DU 长。体检可无特殊发现，有时上腹有轻压痛。一些患者可患无症状性溃疡，溃疡偶然由于 X 线钡餐或胃镜检查而发现，或由于并发症（穿孔、出血）手术而证实。

四、辅助检查

（一）X 线检查

X 线钡餐检查为最常用的检查方法。慢性 GU 主要表现为一个周围光滑而整齐的龛影，龛影的轮廓突出于胃腔之外，溃疡的深和宽几乎相等，其周围黏膜呈放射状集中。龛影的切面观常见"引项圈征""狭颈征"和"黏膜线征"（或称为 Hampton 线征）。溃疡边缘及底部不规则常表示病变仍处于活动状态。龛影直径以 1～1.5 cm 多见，且一般在 2.5 cm 以内，80％的直径≤2 cm。溃疡的项圈征、狭颈征和黏膜线征是良性 GU 的重要 X 线特征。X 线诊断 GU 的敏感性由溃疡的大小和位置而定。沿胃小弯侧的小溃疡常易于发现，但同样大的溃疡在胃底和大弯侧则不易发现。

（二）胃镜检查

未经治疗的溃疡胃镜下所见的形状多为圆形或椭圆形，边缘稍呈红色，很少隆起，溃疡基底可见白色纤维蛋白沉积。溃疡周围有放射状的黏膜皱襞，每一皱襞均延伸至溃疡边缘，此现象用常规前视式内镜不易看到，用侧视镜则易看到。在溃疡愈合时，溃疡特征则有所改变，轮廓和颜色均变成不规则。内镜检查是 GU 必需的检查，可区分溃疡属活动期、愈合期还是瘢痕期，胃镜下活检更可区别良性和恶性溃疡。内镜的细致观察，溃疡边缘多个标本的组织学活检和刷洗液的细胞学检查，可将诊断的正确率提高至 98％，尤其是对发现早期胃癌有重要的意义。

五、诊断

胃溃疡的诊断主要依靠典型的周期性上腹疼痛和 X 线钡餐检查、内镜检查。

六、鉴别诊断

胃溃疡与十二指肠溃疡鉴别：消化性溃疡中十二指肠溃疡多见；胃溃疡疼痛多在饭后疼，十二指肠溃疡多在饭前疼痛且夜间疼痛也较多见。

七、治疗方法

（一）内科治疗

良性 GU 无并发症时开始可用内科治疗，溃疡愈合时间需 8～12 周，而大的溃疡则需更长的时间。首先必须免除致溃疡因素，包括戒烟、戒酒，避免严重的应激反应对胃黏膜的刺激，停止应用激素和 NSAIDs 等。

对 GU 最有效的药物是 H_2 受体拮抗剂和质子泵抑制剂。抗酸剂也可增加溃疡愈合率，但要达到和 H_2 受体拮抗剂相同的疗效必须采用大剂量的抗酸剂，可造成 30％～40％的患者发生腹泻。在需继续使用阿司匹林或其他可致胃黏膜损伤的药物时，可合并应用 H_2 受体拮抗剂和抗酸剂。

应用细胞保护剂理论上有很大的吸引力，因为胃黏膜屏障缺陷是 GU 形成的基础。硫糖铝是这类药物的代表，它是不吸收的化合物，当接触胃酸时变成黏性物，黏着于胃黏膜并形成物理屏障，且可中和胃酸，抑制胃蛋白酶的活性和消除胆盐，刺激黏液分泌。

症状的缓解和溃疡的愈合常常不平行，故在治疗 8 周后须复查胃镜。胃镜优于 X 线钡餐检查，有时钡餐检查可见龛影消失，但胃镜检查仍能发现未愈合的溃疡。溃疡治愈后若症状复发，则需再做胃镜检查。

GU 内科治疗的复发率较高，与溃疡的位置、大小和患者的年龄无关。未用维持量者一年内复发率高达 50％，若应用维持量其复发率则降至 10％以下。持续吸烟和服用对胃黏膜有刺激的物质，可降低溃疡愈合率和增加复发率。

（二）胃溃疡的外科治疗适应证

原则上 GU 的外科手术适应证应较 DU 放宽。其理由基于以下几个特点：①GU 症状较剧，对内科治疗疗效较差，又易复发。②GU 患者多数年龄较大、体弱，一旦发生大出血、急性穿孔等严重并发症，手术危险性较大。③GU 可发生恶变，而 GU 溃疡恶变和早期胃癌有时难以鉴别。④手术治疗 GU 的效果满意。

GU 的手术适应证大致是：①经过短期（4～6 周）内科治疗无效或愈合后复发者。②年龄超过 45 岁的 GU 患者。③X 线钡餐或胃镜证实为较大溃疡或高位溃疡者。④不能排除或已证实为溃疡恶变者。⑤以往有一次急性穿孔或大出血病史，而溃疡仍为活动期者。

第六节　十二指肠溃疡

一、概述

十二指肠溃疡是我国人群中常见病、多发病之一，是消化性溃疡的常见类型。好发于气候变化较大的冬春两季。男性发病率明显高于女性。与胃酸分泌异常、幽门螺杆菌（H.pylori）感染、非甾体抗炎药（NSAID）、生活及饮食不规律、工作及外界压力、吸烟、饮酒以及精神心理因素密切相关。十二指肠溃疡多发生在十二指肠球部（95%），以前壁居多，其次为后壁、下壁、上壁。

二、病因病机

（一）黏膜抵抗力下降

正常的胃、十二指肠黏膜有一系列的防护功能，包括胃黏膜分泌含有多种多糖、糖蛋白的黏液，具有润滑、保护、抵御 H^+ 向黏膜的逆行弥散和胃蛋白酶的作用；胃壁具有丰富的血液供应，给黏膜提供充足的氧和营养，带走进入胃壁的 H^+；十二指肠分泌的碱性重碳酸盐使黏膜细胞表面的 pH 维持在中性并对抗 H^+ 的侵入。内源性前列腺素在维持胃黏膜的完整性方面具有重要的意义，其缺乏可能是溃疡病的病因之一。DU 患者的前列腺素分泌降低、黏液分泌也存在缺陷，致使黏膜保护大受影响。

（二）胃酸和胃蛋白酶的作用

在 DU 发病中最重要的侵袭因素是胃酸分泌过多。曾有学者认为"没有酸就没有溃疡"，人们目前仍普遍相信这一观点，因为胃酸和胃蛋白酶分泌增多时胃液的消化作用增强，从而发生溃疡。研究证明，胃蛋白酶仅在酸性胃液中才具有活性，当胃内 pH>3.5 时，胃蛋白酶原呈非活性状态，在 pH1.5 的酸性环境下，胃蛋白酶原转变为胃蛋白酶，这种活性形式有助于破坏完整的蛋白分子结构；相反，如果 pH>6.5，胃蛋白酶就变性而失去作用。胃蛋白酶只作用于已被酸作用而失活的细胞，单纯的胃蛋白酶分泌增加而无酸分泌增多并不形成溃疡，而组胺刺激引起的胃酸分泌增多虽不伴有胃蛋白酶分泌增多，但仍可发生溃疡；当胃液中酸浓度增高达 100 mmol/L 时，胃蛋白酶活性则不能进一步增加，但此时致溃疡作用却增加。胃泌素瘤患者的异常高酸分泌可产生顽固性溃疡，迷走神经切断术或胃大部切除术可使 DU 永久愈合，H_2 受体拮抗剂和质子泵抑制剂可使大部分消化性溃疡愈合，均提示了胃酸是消化性溃疡的一个重要病因。然而，高酸分泌并非溃疡形成的必要条件，临床上仅约 40％ 的 DU 患者属于高酸分泌者，这提示除酸以外尚有其他的因素。

（三）幽门螺杆菌（Hp）感染

Hp 不是消化性溃疡的唯一病因，但却是消化性溃疡诸致病因素中非常重要的因素。目前认为，当无别的诱发因素（如服用 NSAIDs 或胃泌素瘤等）Hp 是绝大多数消化性溃疡发病的先决条件。这是基于下列两个重要的事实：一是 90％ 以上的 DU 和 70％～80％ 的 GU 患者可检出 Hp 感染。二是有效根治 Hp 可加速溃疡愈合和减少溃疡复发。Hp 的致病机制主要有胃，上皮化生学说和促胃液素－胃酸学说。近年来，该菌的致病机制已趋明了，认为 Hp 能在酸性胃液中存活是由于 Hp 能分解尿素，在菌体周围形成保护自己的氨环境。尿素酶水解尿素产生的氨可以干扰胃黏膜正常的离子交换，引起 H^+ 向胃黏膜反渗，导致黏膜损伤。Hp 还产生过氧化酶、酯酶、磷脂酶、粘蛋白酶等有害酶及细胞毒素、溶血素、CagA、VacA 等毒素，这些毒素、毒性酶均可破坏胃黏膜表面黏液层的完整性，导致黏膜损伤。此外，Hp 还可引起炎性介质的增加，导致上皮细胞的损伤。

（四）其他致病因素

NSAIDs 也是产生 DU 的一个重要因素，可能是通过抑制胃肠黏膜的保护因子而致病。NSAIDs 可抑制前列腺素（PG）的合成，PG 在胃黏膜中产量最高的是 PGI_2 和 PGE_2，两者有很强的生物活性，可增加胃黏膜的血流、抑制胃酸的分泌、增加黏膜和黏液的分泌，防止 H^+ 逆向扩散。

正常的十二指肠内有对 pH 敏感的受体，调节胃排空的快慢及胃酸的分泌，使十二指肠内容的 pH 维持在 6 左右。近年来证明 DU 患者这种调节功能有缺陷，胃排空增快。

吸烟可以增加消化性溃疡的发生率，同时还可以延迟溃疡愈合。然而吸烟对溃疡病的作用机制仍不清楚，可能是由于吸烟可以降低幽门括约肌的张力，促进十二指肠液胃反流，并抑制胰液和碳酸氢盐的分泌。动物实验发现，尼古丁可以减少鼠的胃黏膜血流。此外，精神因素、应激和遗传因素等也与溃疡病的发生有关。

总之，在 DU 形成的病因中以侵袭因素更为突出，有高酸分泌存在、壁细胞总数明显增多、对乙酰胆碱和胃泌素的敏感性增加、胃酸分泌的反馈抑制消失或减弱、胃排空过快等是 DU 形成的主要因素。

（五）病理

慢性 DU 的组织学改变与慢性 GU 相似，溃疡周围的黏膜常有不同程度的慢性炎症，黏膜绒毛变短变厚，固有膜内有较多淋巴细胞、浆细胞浸润。有时黏膜上皮细胞呈胃上皮化生。DU 一般不发生癌变。有人将溃疡分成Ⅳ度，Ⅰ度者又称糜烂，仅为黏膜的缺损；Ⅱ度者黏膜、黏膜下层缺损，称为溃疡；Ⅲ度者溃疡底达肌层；Ⅳ度者肌层已断裂，溃疡中央的瘢痕组织已突出而形成胼胝性溃疡。Ⅱ至Ⅳ度溃疡治愈后有瘢痕残留。

三、临床表现

DU 可发生于任何年龄，但常见于 20～40 岁，男性患者约为女性的 4 倍。主要症状为上腹部疼痛，典型的溃疡症状具有明显的节律性，与饮食有关并有季节性，疼痛的部位多在上腹中线偏右，较为局限，疼痛的性质为烧灼痛、隐痛、钝痛。一般在餐后 2～4 小时疼痛发作，或呈饥饿痛、夜间痛，进食或服用碱性药物、制酸药物后可缓解。可长期、反复发作，多在秋末春初。少数患者疼痛可放射至背部，提示溃疡可能穿透胰腺等脏器。体格检查可于上腹正中偏右有轻压痛。

四、实验室及其他检查

（一）X 线钡餐检查

十二指肠壶腹部溃疡大多数表现为间接 X 线征象，如球部激惹征、球部畸形、幽门痉挛和幽门变形等。炎性水肿和瘢痕化可致球部偏离幽门管中央或假憩室形成。少数可见龛影及周围黏膜纹向龛影集中的表现。

（二）纤维胃镜检查

对症状典型或症状持续而 X 线表现不典型者，应行纤维胃镜检查。慢性 DU 绝大多数（90%）发生于十二指肠壶腹部，最多见于球部前壁，其次为后壁、小弯侧及大弯侧，距幽门 2 cm 以内。常为单个，也可在前壁和后壁出现对吻溃疡。溃疡直径多在 1 cm 以内，很少超过 3 cm。有时溃疡底部可见管腔哆开的血管和凝血块。溃疡瘢痕收缩常引起十二指肠壶腹部变形，也可产生继发性憩室（假性憩室）。胃镜下可见到溃疡的形态、大小、活动期或愈合期等变化，还可取组织行病理学检查和检测有无幽门螺杆菌感染，在伴有上消化道出血时，更可确定出血的部位和原因，甚至可进行内镜下治疗及预示再出血的可能。

（三）胃液分析或胃分泌功能检查

目前常用的方法如下：测定每小时基础胃酸分泌量（BAO）和胃酸最大分泌量（MAO），再计算出 BAO/MAO 的比值。国人 BAO 的正常值为 2～5 mmol/h，MAO 为 3～23 mmol/h，最高胃酸分泌量（PAO）为 21 mmol/h，正常 BAO/MAO 约为 0.2。DU 者，BAO 常＞5 mmol/h，MAO 或 PAO 常＞40 mmol/h，BAO/MAO 为 0.4 左右。如 BAO＞15 mmol/h，BAO/MAO≥0.6，则需进一步排除促胃液素瘤的可能。

近年来，由于胃肠 X 线技术的提高和胃镜检查技术的普及，胃酸分析检查已不作为胃部疾病的常规检查方法，但它对某些胃部病变仍有诊断参考价值。如五肽促胃液素刺激的胃酸分泌功能检查在促胃液素瘤的诊断和治疗中具有重要意义。

胃液分析检查时要注意以下几点：一是禁食并停用一切影响胃酸分泌的药物 24 小时。二是胃管前端的位置应放置在胃体最低位，可用饮水回收法来确定，即饮水 20 mL，立即抽液，如抽出 16 mL 以上则表示胃管位置是正确的；否则应调整胃管位置，以达到以上标准为止，然后固定好胃管。三是胃液抽吸过程中，患者唾液不能咽下，应吐在盘中。四是持续用 3.99～6.66 kPa（30～50 mmHg）的负压吸取胃液，或用注射器每 5 分钟抽吸 1 次。五是先抽尽空腹胃液，半小时后再抽尽胃液弃除，然后持续抽吸 1 小时，放置瓶中，准确计量。然后肌内注射刺激剂（五肽促胃液素 6 pμg/kg 体重）。六是使用刺激剂后，持续抽吸胃液，每 15 分钟收集胃液标本，共 4 次，准确计量。

胃液分析计算方法：

（1）BAO（mmol/h）＝空腹 1 小时胃液容量（L）×可滴定酸浓度（mmol/L）。

（2）MAO（mmol/h）——注射五肽促胃液素后 4 次胃液标本的酸排出量之和（每次标

本的酸排出量的测定方法同 BAO）。

（3）PAO（mmol/h）——注射五肽促胃液素后 4 次胃液标本中 2 次最大数值的和再乘以 2。

五、诊断

根据临床表现及相关检查可诊断。十二指肠溃疡的诊断主要依靠典型的周期性上腹疼痛和内镜检查。

六、治疗方法

（一）内科治疗

无并发症的溃疡病应内科治疗，药物治疗的主要目的是解除症状和促进溃疡愈合，防止复发和并发症的出现。

1. 一般处理

患者应禁烟酒和对胃肠有刺激性的食物及药物，如咖啡、甾族化合物、NSAIDs 等治疗期间应软食，少食多餐，生活有规律，并适当休息。

2. 药物治疗

（1）H_2 受体拮抗剂：是治疗溃疡病的主要药物，对 DU 治疗效果较好。可用西咪替丁、雷尼替丁、法莫替丁等药物治疗。

1）西咪替丁常用用法为：200 mg，日服 3 次，400 mg 临睡前再服；4 周愈合率为 70%～80%，8 周几乎为 100%，给予 800 mg/d 维持量，一年内复发率为 44%，如溃疡愈合后不给维持量预防复发，则一年内复发率 50% 以上。

2）雷尼替丁的常用方法为：150 mg，日服 2 次，愈合后给予维持剂量 150 mg 每晚临睡前再服；4 周溃疡愈合率为 50%～90%，8 周为 83%～93%，应用维持剂量者一年复发率为 35% 左右。

3）法莫替丁的用法为：20 mg，日服 2 次或 40 mg 每晚临睡前服；疗效与雷尼替丁相近。

（2）H^+-K^+-ATP 酶（质子泵）抑制剂：以奥美拉唑（洛赛克）为代表，是目前最新和抑酸作用最强的药物，并具有黏膜保护和抗幽门螺杆菌的作用。奥美拉唑在消化性溃疡的治疗中不仅能迅速缓解活动性溃疡的症状，加速溃疡愈合，而且在长期治疗中有可靠的维持愈合的作用。每日应用 20～60 mg 的奥美拉唑，大约有 64% 的患者在治疗 2 周后症状消失、溃疡愈合。与 H_2 受体拮抗剂相比，奥美拉唑对缓解疼痛的效果出现得更快，溃疡愈合率更高。

3. 抗幽门螺杆菌（Hp）治疗

对 Hp 有明确抑制或杀灭作用的药物主要有铋剂、甲硝唑或替硝唑、阿莫西林、克拉霉素、四环素、呋喃唑酮等。杀灭 Hp 可提高疗效和防止复发。但目前尚无单一药物可有效根除 Hp，二联用药根除率也不高，故目前主张三联用药。

有关治疗方案很多，常用的方案有

（1）奥美拉唑 20 mg（或兰索拉唑 30 mg）＋克拉霉素 250～500 mg＋甲硝唑 400mg，2 次/日，疗程 7 日。

（2）奥美拉唑 20 mg＋阿莫西林 1 g＋甲硝唑 400 mg，2 次/日，疗程 14 日。

（3）铋剂（如 De-Nol）120 mg＋四环素 250 mg＋甲硝唑 200 mg，4 次/日，疗程 14 日。

4. 保护胃黏膜，促进溃疡愈合的药物

此类药物有硫糖铝和胶体铋，它们对胃酸无抑制和中和作用，其主要作用是能与溃疡创面的蛋白质结合形成一层保护膜，使免受胃酸－胃蛋白酶的侵袭。枸橼酸铋钾（胶体铋，三钾二枸橼酸铋盐，De-Nol）对 Hp 有抑制作用，服药 6 周后，DU 的愈合率达 70%～90%，但停药后复发率高达 80%。

5. 其他

抗胆碱能药物能抑制乙酰胆碱对毒蕈碱受体的作用，减少胃酸分泌，但不如 H_2 受体拮抗剂有效用前已不是治疗溃疡病的首选药物，仅用于辅助治疗。多潘立酮（吗丁啉）可促进胃排空，利于溃疡的愈合。丙谷胺被认为能阻断促胃液素受体而减少胃酸分泌；前列腺素能抑制胃酸分泌并具有细胞保护作用，可增强黏膜的抵抗力。

（二）DU 的外科治疗适应证

DU 外科治疗的适应证主要有两类：一是发生严重并发症的 DU，如急性穿孔、大出血和瘢痕性幽门梗阻。二是内科治疗无效或某些特殊类型的溃疡。

1. 急性穿孔

一般是指急性游离穿孔，出现下列情况须采取手术治疗：一是饱食后穿孔。二是腹腔渗液较多，就诊时间较晚，发生局限或弥漫性化脓性腹膜炎。三是一般情况欠佳或有休克表现。四是溃疡病史较长，有顽固性疼痛且发作频繁。五是伴有幽门梗阻、出血等并发症。六是保守治疗效果不佳。

2. 大出血

若溃疡病并大出血已经确诊，一般先行内科治疗，出现下列情况应考虑外科手术治疗。

（1）出血迅猛，情况危急，出血后不久即发生休克者。

（2）6～8 小时内输血 600～900 mL，生命体征不见好转或虽一度好转，但停止输血或输血速度减慢后，又迅速恶化，或在 24 小时内需输血 1000 mL 以上才能维持血压者。

（3）内科治疗出血不止，或暂时止住出血，不久又复发者。

（4）年龄大于 60 岁，血管硬化，估计难以止血者。

（5）同时有溃疡穿孔或幽门梗阻者。

（6）胃镜检查见活动性大出血，而内科治疗无效者。

3. 幽门梗阻

一旦诊断为瘢痕性幽门梗阻，应在充分做好术前准备后进行手术治疗。

4. 内科治疗无效或某些特殊类型的溃疡

内科治疗无效的 DU，是指经过严格的药物治疗，溃疡症状持续不缓解或反复发作影响患者的日常生活和工作者。从病理变化来看，大致相当于慢性穿透溃疡，或位于十二指肠壶腹后的溃疡，或胃泌素瘤、多发内分泌腺瘤等引起的溃疡。从临床特点来看，溃疡疼痛的节律性消失，多变为持续性疼痛，进食和抗溃疡药物不能止痛，或发作时间延长等。对于这种

难治性溃疡，不能贸然诊断，急于手术治疗，但也不能无限制地继续药物治疗。虽然各医院掌握的标准不尽相同，但选择手术治疗的具体临床标准大致是：一是病史多年，发作频繁，病情越来越重，疼痛难忍，至少经一次严格的内科治疗，未能使症状减轻也不能制止复发，以致影响身体营养状态，不能正常生活和工作。二是经 X 线钡餐检查或胃镜检查，证实溃疡较大，球部变形严重，有穿透到十二指肠壁外或溃疡位于壶腹后部者。三是过去有过穿孔或反复大出血，而溃疡仍呈活动性。四是胃泌素瘤患者。

第七节　胃、十二指肠溃疡急性并发症

一、概述

胃、十二指肠局限性圆形或椭圆形全层黏膜缺损，称为胃十二指肠溃疡，因溃疡形成与胃酸－蛋白酶的消化作用有关，也称为消化性溃疡。大部分消化性溃疡可用药物治愈，药物治疗无效的溃疡患者可导致急性穿孔、出血、幽门梗阻，是胃十二指肠溃疡的主要并发症，也是临床常见的急腹症，通常需要急诊手术处理。手术方式主要有单纯修补术和胃大部切除术。迷走神经切断曾作为治疗消化性溃疡的一种重要式式，近年来已逐渐弃用。对于幽门梗阻不能切除原发病灶的患者还可行胃－空肠短路手术。

自 1880 年 Mikulicz 实施首例溃疡病穿孔缝合以来，大网膜缝合修补至今仍是最普遍使用的方法。因单纯修补术后溃疡复发率很高，到 20 世纪中期较强调行确定性胃大部切除手术。其后由于幽门螺杆菌（Hp）感染与溃疡病关系的确定，又回到提倡行单纯缝合修补，术后用药物根治 Hp，并使用抑酸药物治疗溃疡。

消化性溃疡穿孔后应行单纯缝合还是即时行确定性手术（胃大部切除），目前仍存争论。支持行确定性手术者认为，确定性手术后的溃疡复发率、再手术率均明显低于单纯缝合组，主张穿孔至手术≤6 小时、腹腔污染不重、无危险因素存在时应行确定性手术。反对者认为单纯缝合后用抑酸加抗 Hp 药物治疗，可获得溃疡痊愈，且不带来胃大部切除术后诸多近远期并发症，若药物治疗无效可再行确定性手术。随着损伤控制外科概念和快速康复外科概念的普及，后一观点渐成主流。

对溃疡病穿孔采用腹腔镜手术治疗是近 20 多年来的趋势，1990 年由 Mouret 首次报道，其后有较多报道均取得较好结果。腹腔镜治疗的优点包括可明确诊断；便于冲洗腹腔，减少感染；无开腹术的长切口，创伤小；术后止痛药用量少，恢复快等。目前我国已有较多医院开展腹腔镜手术，并在加速普及中，开腹单纯修补仅在不具备条件的基层医院仍是首选方式，但可预期腹腔镜穿孔修补术将成为消化性溃疡穿孔的普遍首选术式。本节将重点介绍腹腔镜胃十二指肠溃疡穿孔修补术、腹腔镜远端胃大部切除术和腹腔镜胃－空肠吻合术。

二、病因病机

（一）因素

胃十二指肠溃疡发病是多因素综合作用的结果，其中最为重要的是胃酸分泌异常、Hp

感染和黏膜防御机制破坏。

1. 溃疡只发生在与胃酸相接触的黏膜，十二指肠溃疡患者的胃酸分泌高于健康人，除与迷走神经张力及兴奋性过度增高有关外，与壁细胞数量的增加也有关，此外壁细胞对胃泌素、组胺、迷走神经刺激的敏感性亦增高。

2. Hp感染与消化性溃疡密切相关，95%以上的十二指肠溃疡与近80%的胃溃疡患者中检出Hp感染。清除Hp感染可以明显降低溃疡病复发率。

3. 非甾体类抗炎药、肾上腺皮质激素、胆汁酸盐、酒精等可破坏胃黏膜屏障，造成H^+逆流入黏膜上皮细胞，引起胃黏膜水肿、出血、糜烂，甚至溃疡。正常情况下，酸性胃液对胃黏膜的侵蚀作用和胃黏膜防御机制处于相对平衡状态，如平衡受到破坏，侵害因子作用增强，胃黏膜屏障等防御因子作用削弱，胃酸、胃蛋白酶分泌增加，最终将导致溃疡。

（二）病理生理

1. 穿孔

90%的十二指肠溃疡穿孔发生在球部前壁，而胃溃疡穿孔60%发生在胃小弯，40%分布于胃窦及其他各部位。急性穿孔后，有强烈刺激性的胃酸、胆汁、胰液等消化液和食物溢入腹腔，引起化学性腹膜炎，导致剧烈腹痛和大量腹腔渗出液。6～8小时后细菌开始繁殖，并逐渐转变为化脓性腹膜炎，病原菌以大肠杆菌、链球菌为多见。由于强烈化学刺激、细胞外液丢失和细菌毒素吸收等因素，患者可出现休克。胃十二指肠后壁溃疡，可穿透全层并与周围组织包裹，形成慢性穿透性溃疡，也可引起广泛的腹膜后感染。

2. 出血

溃疡基底的血管壁被侵蚀而破裂出血，大多数为动脉出血，溃疡基底部血管破裂出血不易自行停止，可引发致命的动脉性出血。引起大出血的十二指肠溃疡通常位于球部后壁，可侵蚀胃十二指肠动脉或胰十二指肠上动脉及其分支。胃溃疡大出血多数发生在胃小弯，出血源自胃左、右动脉及其分支。大出血后血容量减少，血压降低，血流变缓，可在血管破裂处形成血凝块而暂时止血。由于胃肠蠕动和胃十二指肠内容物与溃疡病灶的接触，暂时停止的出血可能再次活动出血，应予高度重视。

3. 幽门梗阻

溃疡引起幽门梗阻有痉挛、炎症水肿和瘢痕三种，前两种情况是暂时、可逆性的，在炎症消退、痉挛缓解后幽门恢复通畅，而瘢痕造成的梗阻是永久性的，需要手术方能解除。瘢痕性幽门梗阻是由于溃疡愈合过程中瘢痕收缩所致，最初为部分性梗阻，由于同时存在痉挛或水肿，使部分性梗阻渐趋完全性。

初期，为克服幽门狭窄，胃蠕动增强，胃壁肌层肥厚，胃轻度扩大。后期，胃代偿功能减退，失去张力，胃高度扩大，蠕动消失。胃内容物滞留使胃泌素分泌增加，胃酸分泌亢进，胃黏膜呈现糜烂、充血、水肿和溃疡。幽门梗阻病程较长者可出现营养不良和贫血。呕吐引起的水电解质丢失可导致脱水、低钾低氯性碱中毒等。

三、临床表现

（一）穿孔

多数患者有既往溃疡病史，穿孔前数日症状加重，情绪波动、过度疲劳、刺激性饮食或服用皮质激素药物等常为诱发因素。穿孔多在夜间空腹或饱食后突然发生，表现为骤起上腹部刀割样剧痛，迅速波及全腹，患者疼痛难忍，可有面色苍白、出冷汗、脉搏细速、血压下降等表现，常伴恶心、呕吐。疼痛可放射至肩部，当漏出的胃内容物沿右结肠旁沟向下流注时，可出现右下腹痛。当腹腔有大量渗出液稀释漏出的消化液时，腹痛可略有减轻。由于继发细菌感染，出现化脓性腹膜炎，腹痛可再次加重。多数患者在病程初期发热可不明显，但随病情进展体温可逐渐升高。偶尔可见溃疡穿孔和溃疡出血同时发生。溃疡穿孔后病情的严重程度与患者的年龄、全身情况、穿孔部位、穿孔大小和时间以及是否空腹穿孔密切有关。体检时患者表情痛苦，多采取仰卧微屈膝体位，不愿移动，腹式呼吸减弱或消失；全腹压痛、反跳痛，腹肌紧张呈"板样"强直，尤以右上腹最明显；叩诊肝浊音界缩小或消失，可有移动性浊音；听诊肠鸣音消失或明显减弱。

（二）出血

胃十二指肠溃疡大出血的临床表现取决于出血量和速度，主要症状是呕血和解柏油样黑便，多数患者只有黑便而无呕血，迅猛的出血则为大量呕血与紫黑血便。呕血前常有恶心，便血前后可有心悸、眼前发黑、乏力、全身疲软，甚至出现晕厥。患者过去多有典型溃疡病史，近期可有服用阿司匹林等情况。如出血速度缓慢则血压、脉搏改变不明显，短期内失血量超过 800 mL，可出现休克症状，表现为焦虑不安、四肢湿冷、脉搏细速、呼吸急促、血压下降。如血细胞比容在 30% 以下，出血量已超过 1000 mL，患者可呈贫血貌，面色苍白，脉搏增快。腹部体征不明显，腹部可稍胀，上腹部可有轻度压痛，肠鸣音亢进。腹痛严重的患者应注意有无伴发溃疡穿孔。大量出血早期，由于血液浓缩，血象变化不大，以后红细胞计数、血红蛋白值和血细胞比容均呈进行性下降。

（三）幽门梗阻

主要症状为腹痛与反复发作的呕吐。患者最初有上腹膨胀不适并出现阵发性胃收缩痛，伴嗳气、恶心与呕吐。呕吐多发生在下午或晚间，呕吐量大，一次可达 1000～2000 mL，呕吐物含大量宿食，有腐败酸臭味，但不含胆汁。呕吐后自觉胃部饱胀改善，故患者常自行诱发呕吐以期缓解症状。常有少尿、便秘、贫血等慢性消耗表现。体检常见营养不良，消瘦，皮肤干燥、弹性消失，上腹隆起，可见胃型，有时有自左向右的胃蠕动波，晃动上腹部可听到振水音。

四、辅助检查

（一）穿孔

实验室检查示白细胞计数增加，血清淀粉酶轻度升高。站立位 X 线检查在 80% 的患者可见膈下新月状游离气体影。CT 检查可提供的直接征象包括胃肠壁连续性中断，局部管壁不规则，境界欠清；间接征象包括腹腔内游离气体，邻近脂肪间隙内有小气泡影，腹腔积液，以及肠系膜、网膜、腹膜密度增高，结构模糊等腹腔炎表现。

（二）出血

大出血时不宜行上消化道钡餐检查，急诊纤维胃镜检查可迅速明确出血部位和病因，出血 24 小时内胃镜检查阳性率可达 70%～80%，超过 48 小时则阳性率下降。选择性腹腔动脉或肠系膜上动脉造影也可用于血流动力学稳定的活动性出血患者，可明确病因与出血部位，并可同时进行栓塞、注药等介入治疗。

（三）幽门梗阻

清晨空腹置胃管，可抽出大量酸臭胃液和食物残渣。X线钡餐检查可见胃腔扩大，胃壁张力减低，钡剂入胃后有下沉现象。正常人胃内钡剂4小时即排空，如6小时尚有1/4钡剂存留者，提示有胃潴留，24小时后仍有钡剂存留者提示有瘢痕性幽门梗阻。纤维胃镜检查可确定梗阻，并明确梗阻原因。

五、诊断

（一）穿孔

既往有溃疡病史，突发上腹部剧烈疼痛并迅速扩展为全腹疼痛，伴腹膜刺激征等，为上消化道穿孔的特征性表现，结合X线检查发现膈下游离气体，诊断性腹腔穿刺抽出液含胆汁或食物残渣，不难做出正确诊断。在既往无典型溃疡病史，十二指肠及幽门后壁溃疡小穿孔，胃后壁溃疡向小网膜腔内穿孔，老年体弱患者反应差，空腹小穿孔等情况下，症状、体征不典型，较难诊断。需与急性胆囊炎、急性胰腺炎、急性阑尾炎等急腹症鉴别诊断。

（二）出血

有溃疡病史，出现呕血与黑便时诊断并不困难。无溃疡病史时，应与应激性溃疡出血、胃癌出血、食管胃底曲张静脉破裂出血、食管炎、贲门黏膜撕裂综合征和胆道出血鉴别。

（三）幽门梗阻

根据长期溃疡病史，特征性呕吐和体征，即可诊断幽门梗阻，但应与下列情况鉴别：

1. 痉挛水肿性幽门梗阻，由活动性溃疡所致，有溃疡疼痛症状，梗阻为间歇性，经胃肠减压和应用解痉制酸药，症状可缓解。

2. 十二指肠球部以下的梗阻病变，如十二指肠肿瘤、胰头癌、十二指肠淤滞症等也可以引起上消化道梗阻，根据呕吐物含胆汁，以及X线、胃镜、钡餐检查可助鉴别。

3. 胃窦部与幽门的癌肿可引起梗阻，但病程较短，胃扩张程度轻，钡餐与胃镜活检可明确诊断。

六、保守治疗

（一）穿孔

保守治疗适用于一般情况好，症状体征较轻的空腹穿孔；穿孔超过24小时，腹膜炎已局限的情况；或用水溶性造影剂行胃十二指肠造影，证实穿孔业已封闭的患者。不适用于伴有出血、幽门梗阻、疑有癌变等情况。治疗措施主要包括：一是持续胃肠减压，减少胃肠内容物继续外漏。二是输液以维持水、电解质平衡，并给予肠外营养支持。三是应用抗生素控制感染。四是经静脉给予 H_2 受体阻断剂或质子泵拮抗剂等制酸药物。非手术治疗6~8小时后病情仍继续加重应尽快转手术治疗。非手术治疗后少数患者可出现膈下或腹腔脓肿。痊愈的患者应行胃镜检查排除胃癌，根治Hp感染并继续口服制酸剂治疗。

（二）出血

治疗原则是补充血容量，防治失血性休克，尽快明确出血部位，并采取有效止血措施。主要措施包括：

1. 建立可靠畅通的静脉通道，快速滴注平衡盐溶液，同时紧急配血备血，严密观察血压、脉搏、CVP、尿量和周围循环状况，判断失血量以指导补液和输血量。输入液体中晶体与胶体之比以 3：1 为宜。出血量较大时可输注浓缩红细胞，并维持血细胞比容不低于 30%。

2. 留置鼻胃管，用生理盐水冲洗胃腔，清除血凝块，持续低负压吸引，动态观察出血情况。可经胃管注入 200 mL 含 8 mg 去甲肾上腺素的生理盐水溶液，促进血管收缩以利于止血，可每 4～6 小时重复一次。

3. 急诊纤维胃镜检查可明确出血病灶，还可同时施行内镜下电凝、激光灼凝、注射或喷洒药物等局部止血措施。检查前必须纠正患者的低血容量状态。

4. 应用抑酸（H_2 受体阻断剂或质子泵拮抗剂）、生长抑素等药物，经静脉或肌内注射蛇毒血凝酶等止血药物。

（三）幽门梗阻

可先行盐水负荷试验，即空腹情况下置胃管，注入生理盐水 700 mL，30 分钟后经胃管回吸，回收液体超过 350 mL 提示幽门梗阻。经过 1 周包括胃肠减压、全肠外营养支持以及静脉给予制酸药物治疗后，重复盐水负荷试验，如幽门痉挛水肿明显改善，可以继续保守治疗，如无改善则应考虑手术治疗。术前需要充分准备，包括禁食，留置鼻胃管用温生理盐水洗胃，直至洗出液澄清；纠正贫血与低蛋白血症，改善营养状况；维持水、电解质平衡等。

七、手术治疗

胃十二指肠溃疡穿孔、出血、幽门梗阻的手术方式主要有单纯修补术、远端胃大部切除术、胃-空肠短路术、迷走神经切断术。迷走神经切断术曾作为消化性溃疡治疗的一种重要术式，近年来已逐渐弃用，尤其急诊手术时由于腹腔污染、组织水肿，更不适宜行此手术。手术途径有开腹手术和腹腔镜手术两种。

（一）单纯穿孔修补缝合术

优点是操作简便，手术时间短，安全性高。适应证为，穿孔时间超出 8 小时，腹腔内感染及炎症水肿严重，有大量脓性渗出液；以往无溃疡病史，或有溃疡病史但未经正规内科治疗，无出血、梗阻并发症，特别是十二指肠溃疡患者；有其他系统器质性疾病，不能耐受急诊彻底性溃疡手术；穿孔边缘出血。

1. 开腹单纯穿孔修补术

采用全身麻醉，平卧位，上腹部正中切口。入腹后吸除腹腔内积液及食物残渣。穿孔多发生在十二指肠球部或胃前壁、小弯侧，将胃向左下方牵拉多可发现穿孔部位。若在前壁未发现穿孔，则应考虑后壁穿孔的可能，需切开胃结肠韧带，将胃向上翻转，检查胃后壁。发现穿孔后，如系胃溃疡疑有恶变时，应先做活组织病理检查。沿胃或十二指肠纵轴，在距穿孔边缘约 0.5 cm 处用丝线作全层间断缝合。取附近网膜覆盖穿孔处，用修补缝线扎住，结扎缝线时不宜过紧，以免阻断大网膜血液循环而发生坏死。吸尽腹腔积液，若污染严重可用温水冲洗，吸尽后放置腹腔引流管，关腹术毕。

2. 腹腔镜下穿孔修补术

患者全麻后取平卧位，双下肢外展。术者立于患者左侧，助手立于患者右侧，扶镜手立于患者两腿间。于脐下缘作 1 cm 切口，向腹腔刺入气腹针，充气并维持气腹压力在

12 mmHg，再经此切口置入 10 mm 套管，插入腹腔镜。在腹腔镜直视下分别于左中腹、左上腹和右中腹置入 3 个 5 mm 套管。

吸除腹腔内积液及食物残渣，探查腹腔，寻找穿孔部位。穿孔多发生在十二指肠球部或胃的前壁、小弯侧，将胃向左下方牵拉便可发现穿孔部位。若肝脏遮盖术野，可用粗缝线将肝左叶暂时悬吊（缝线在脂肪处缝扎一针固定并穿出腹壁）。

十二指肠穿孔可用 2-0 带针缝线沿十二指肠的纵轴，距穿孔边缘约 0.5 cm 作全层间断缝合。取附近网膜覆盖穿孔处，用修补缝线扎住。如系胃溃疡疑有恶性变时，应先做活组织病理检查，明确诊断。穿孔边缘的陈旧瘢痕组织可用超声刀适当修整后再间断缝合。吸净腹腔积液，大量生理盐水冲洗腹腔直至吸出液澄清。仔细检查无活动性出血后，在盆腔及右肝下各置引流管一根。放尽气腹，逐层缝合脐部套管口，术毕。

（二）远端胃大部切除术

该术式优点是一次手术可同时解决穿孔和溃疡两个问题，手术适应证包括：患者一般情况良好，穿孔在 8 小时内，虽超过 8 小时但腹腔污染尚不严重；慢性溃疡病特别是胃溃疡患者，曾行内科治疗，或治疗期间穿孔；十二指肠溃疡穿孔修补术后再穿孔；有幽门梗阻或出血史者。

1. 开腹远端胃大部切除术

全麻成功后患者取平卧位，取上腹部正中切口入腹。探查见幽门梗阻。助手将横结肠向足侧牵拉，将胃牵向头侧，并向上提拉，充分展开胃结肠韧带，造成一定张力。沿距大弯侧胃壁 3 cm 的无血管区切开胃结肠韧带，进入网膜囊。向右侧分离胃结肠韧带直至十二指肠下方。寻找横结肠系膜前后叶间的分离平面，沿此平面向胰腺下缘分离，在胰头表面幽门下寻找胃网膜右静脉，予以结扎离断。向胃窦方向继续寻找胃网膜右动脉，根部双重结扎并离断。沿胃大弯向左侧继续分离胃结肠韧带，直至脾下极，寻找胃网膜左动静脉，根部双重结扎并离断。

评估切除范围与吻合张力等因素，可选择保留胃短血管或离断胃短血管 1～2 支。游离出大弯侧胃壁以供离断胃和吻合之用。将胃向足侧牵拉，将肝脏牵向头侧，充分显露胃小弯。离断幽门上血管，从幽门上缘切开肝胃韧带，完成十二指肠的游离。用直线切割闭合器离断十二指肠，十二指肠残端作 3～4 针浆肌层间断缝合加固。将胃向头侧牵拉并向上提起，充分暴露胃胰襞，游离胃胰襞寻找胃左动静脉，分别结扎、离断。将胃向足侧牵拉，游离胃小弯以备离断胃和吻合之用。沿预定切离线用直线闭合器钉合后，切除远端胃，胃断端闭合线可酌情加强缝合。

2. 腹腔镜远端胃大部切除术

（1）体位与套管位置：全麻成功后患者取平卧位，两腿分开。术者立于患者左侧，助手立于患者右侧，扶镜手立于患者两腿之间。监视器需用两台，分置于患者头端两侧。经脐孔穿刺并建立气腹，维持气腹压 12 mmHg。套管孔分布采用"弧形五孔法"，脐部放置 10 mm 套管为观察孔，左侧腋前线肋缘下放置 12 mm 套管为主操作孔，脐左侧 5 cm 偏上放置 5 mm 套管为辅助操作孔，右侧腋前线肋缘下放置 5 mm 套管、右锁骨中线脐水平偏上放置 10 mm 套管为助手操作孔。

（2）探查：探查腹腔污染情况，寻找穿孔部位，明确胃病灶大小、部位、胃壁炎症程度，评估吻合条件。探查腹腔有无其他异常，边探查边用吸引器吸净腹腔污染物。

（3）远端胃切除术：用粗缝线悬吊肝脏，以充分显露胃小弯侧。根据穿孔大小，可选择用钛夹夹闭或丝线缝合穿孔处，控制污染物继续溢出，并可控制溃疡出血。助手用肠钳将胃大弯向头侧牵拉，并向上提拉，术者以左手分离钳牵拉胃结肠韧带，造成一定张力，沿距大弯侧胃壁 3 cm 的无血管区用电钩或超声刀打开胃结肠韧带，进入网膜囊。向右侧分离胃结肠韧带直至十二指肠下方，寻找横结肠系膜前后叶间的分离平面，沿此平面向胰腺下缘分离并寻找胃网膜右静脉，血管夹夹闭并离断。向胃窦方向继续寻找胃网膜右动脉，血管夹夹闭并离断。转而沿胃大弯向左侧继续分离胃结肠韧带，直至脾下极，寻找胃网膜左动静脉，结扎并离断。游离出大弯侧胃壁以供离断胃和吻合之用。术者左手钳将胃向足侧牵拉，助手提拉肝胃韧带，于肝十二指肠韧带左侧寻找胃右血管并离断。游离并离断幽门上血管，完成十二指肠的游离。充分暴露胃胰襞，超声刀游离胃胰襞寻找胃左静脉、动脉，分别夹闭并离断。游离胃小弯 4～5 cm 以备离断胃和吻合之用。有学者认为腹腔镜下 B-Ⅰ式吻合操作较复杂，可靠性逊于 BillrothⅡ式吻合，故推荐选择后者。用直线切割闭合器离断十二指肠。用 2 把抓钳固定钳夹胃窦断端和距 Treitz 韧带 15 cm 处空肠对系膜缘处定位，以备开腹后操作。上腹正中开 5 cm 纵行切口入腹，将胃提出腹腔外，沿预定切离线用直线切割闭合器离断切除远端胃。于残胃大弯远端缝牵引线。提出空肠，在钳夹肠管远端肠壁缝牵引线。利用牵引线将残胃大弯与近端空肠靠近并列，吻合方向通常按"空肠近端对胃大弯，远端对胃小弯"。在距胃断端 2 cm 大弯侧开一小口，于钳夹空肠处开一小口，将直线切割闭合器的两支分别插入小口中，调整方向后击发完成胃肠吻合。可经胃腔将胃管下拉置入吻合口远端空肠后，双层缝合残留开口，完成 BillrothⅡ式吻合。关闭上腹切口，重新建立气腹，冲洗腹腔，检查无活动性出血后，在右肝下置引流管。放尽气腹，关闭腹壁各套管口，术毕。

（三）胃－空肠短路吻合术

幽门狭窄梗阻，又无法切除，或者虽可勉强切除，但患者全身情况差，无法耐受者，按照损伤控制外科理念，可行胃－空肠短路吻合术。

1. 开腹胃－空肠短路吻合术

患者全麻，取平卧位。作上腹正中切口约 10 cm 逐层入腹。探查病变部位，梗阻程度，腹腔有无其他异常。选择吻合部位后切开胃结肠韧带，进入网膜囊。向两侧分离胃结肠韧带，游离出大弯侧胃壁以供吻合之用。提起空肠，在距 Treitz 韧带 15 cm 处对系膜缘缝牵引线。在胃大弯侧开一小口，近端空肠对系膜缘开一小口，将直线切割闭合器的两支分别插入，闭合击发后完成胃－空肠吻合，双层缝合残留开口。可距胃－肠吻合口 10 cm 处加作布朗吻合，以缓解胆汁反流。

2. 腹腔镜胃－空肠短路吻合术

手术人员站位和套管孔位置同前述腹腔镜远端胃大部切除术。

探查腹腔，寻找病变部位，明确病灶大小、部位、胃壁炎症程度，评估吻合条件。探查腹腔有无其他异常。沿距大弯侧胃壁 3 cm 的无血管区用电钩或超声刀切开胃结肠韧带，进入网膜囊。向两侧分离胃结肠韧带，游离出大弯侧胃壁以供吻合之用。助手将胃体向上翻起，术者将距 Treitz 韧带 20 cm 处空肠自结肠前拉向胃体后壁。在胃后壁近大弯侧及距 Treitz 韧带 20 cm 处空肠对系膜缘缝牵引线。在牵引线处胃后壁近大弯侧及空肠对系膜缘各开一约 0.5 cm 小孔，分别置入直线切割闭合器的两支（注意勿进入胃肠壁的层次间），牵拉牵引线使胃壁、空肠壁对齐，注意勿夹入肠系膜，闭合击发行胃空肠侧侧吻合（结肠前吻合，空肠输入袢对胃大弯）。在腹腔镜下用 3—0 可吸收缝线连续或间断缝合关闭侧侧吻合后残留的小开口。间断或连续缝合关闭空肠系膜与横结肠系膜之间间隙，以防发生内疝。放尽气腹，关闭腹壁各切口，术毕。

十二指肠后壁溃疡向腹膜后穿孔引起广泛腹膜后感染者，应按十二指肠损伤处理，此类情况临床少见，病情隐匿，且病情重，死亡率高。

八、术后处理

监测生命体征，持续胃肠减压，应用抗生素预防感染，应用抑酸药物，肠外营养支持。鼓励患者早期活动，以助胃肠道功能恢复，并预防深静脉血栓形成。肛门排气后可酌情拔除胃管，渐次恢复流质饮食。使用药物或物理方法协助排痰。保持引流管畅通，每日记录引流量，观察引流液性状，以及时发现吻合口漏、出血等情况，术后 48 小时引流量减少后可拔除。恢复饮食后可改为口服抑酸药治疗，手术 6 周后复查胃镜。

第八节　十二指肠腺癌

一、概述

十二指肠腺癌是指起源于十二指肠黏膜的腺癌。其发病率国外文献报道占十二指肠恶性肿瘤的 80%，占全消化道恶性肿瘤的 1% 偏低。国内报道占十二指肠恶性肿瘤的 65% 左右，占全消化道肿瘤的 0.3%，占小肠恶性肿瘤的 25%~45%。好发于 50~70 岁，男性稍多于女性。笔者查阅中南大学湘雅二医院病历资料，近 10 年来仅发现十二指肠腺癌 18 例，占同期内十二指肠恶性肿瘤的 70% 左右。

二、病因病机

目前对十二指肠腺癌的病因不甚清楚。胆汁和胰腺中分泌出来的可能是致癌原的一些物质如石胆酸等，二级胆酸对肿瘤的形成起促进作用。十二指肠腺癌与下列疾病有关：家族性息肉病、Gardner 和 Turcot 综合征、Von Reeklinghausen 综合征、Lynch 综合征、良性上皮肿瘤如绒毛状腺瘤等。另有报道称与溃疡或憩室的恶变以及遗传等因素也有一定关系。

根据癌瘤发生的部位可将十二指肠腺癌分为壶腹上段、壶腹段（不包括发生于胰头、壶腹本身及胆总管下段的癌）及壶腹下段。以发生于壶腹周围者最多，约占 50%。其次为壶腹下段，壶腹上段最少。十二指肠癌大体形态分为息肉型、溃疡型、环状溃疡型和弥漫浸润型，以息肉型多见，约占 60%，溃疡型次之。镜下所见多属乳头状腺癌或管状腺癌，位于十二指肠乳头附近以息肉型乳头状腺癌居多，其他部位多为管状腺癌，呈溃疡型或环状溃疡型，溃疡病灶横向扩展可致十二指肠环形狭窄。

三、临床表现

早期症状一般不明显，或仅有上腹不适、疼痛、无力、贫血等。其症状、体征与病程的早晚及肿瘤部位有关。根据文献统计现将常见症状、体征分别如下。

（一）疼痛

多类似溃疡病，表现为上腹不适或钝痛，进食后疼痛并不缓解，有时疼痛可向背部放射。

（二）厌食、恶心、呕吐

此类消化道非特异性症状在十二指肠腺癌的发生率为 30％～40％，如呕吐频繁，呕吐内容物多，大多是由于肿瘤逐渐增大堵塞肠腔，引起十二指肠部分或完全梗阻所致。呕吐内容物是否含有胆汁可判别梗阻部位。

（三）贫血、出血

贫血、出血为最常见症状，其出血主要表现为慢性失血，如大便隐血、黑便；大量失血则可呕血。

（四）黄疸

黄疸系肿瘤阻塞壶腹所致，此种肿瘤引起黄疸常因肿瘤的坏死、脱落而使黄疸波动，常见于大便隐血阳性后黄疸也随之减轻；另外黄疸常伴有腹痛。以上两点有别于胰头癌常见的进行性加重的无痛性黄疸。

（五）体重减轻

此种症状亦较常见，但进行性体重下降常预示治疗效果不佳。

（六）腹部包块

肿瘤增长较大或侵犯周围组织时，部分病例可扪及右上腹包块。

四、辅助检查

（一）肿瘤黏蛋白检测

可提示肿瘤组织来源。壶腹部癌可原发于十二指肠壁黏膜、胰管或胆管，而来源部位不同其预后可能不同。

（二）组织病理学检查

肿瘤可表现为息肉型、浸润型及溃疡型。息肉状肿块质地柔软，大的呈菜花状，也可能来自腺瘤性息肉或绒毛状腺瘤恶变。肿瘤边缘呈堤状隆起，较硬，肿瘤呈浸润性生长时，可阻塞十二指肠腔致十二指肠腔发生狭窄和梗阻。镜检见：十二指肠癌主要为腺癌，占 81.4％。少数癌细胞产生大量黏液而形成黏液腺癌。偶可见分化很差的未分化癌。

（三）大便潜血试验

以溃疡病变为主时，大便潜血可为阳性。

（四）气钡双重造影

是首选的检查方法，如行气钡双重造影可提高诊断率。因癌肿形态不同，其 X 线影像有不同特征，一般可见部分黏膜粗、紊乱或皱襞消失，肠壁僵硬。亦可见息肉样充盈缺损、龛影、十二指肠腔狭窄。壶腹部腺癌与溃疡引起的壶腹部变形相似，易误诊。

（五）十二指肠纤维内镜检查

镜下见病变部位黏膜破溃，表面附有坏死组织。如见腺瘤顶部黏膜粗糙、糜烂，应考虑癌变，对可疑部位需取多块组织行病理检查，以免漏诊。因纤维内镜难窥视第 3、4 段，故可能遗漏诊断。临床可采用超长内镜或钡餐弥补其不足。

（六）B超、超声内镜和 CT 检查

可见局部肠壁增厚，并可了解肿瘤浸润范围、深度、周围区域淋巴结有无转移，以及肝脏等腹内脏器情况。

（七）选择性腹腔动脉和肠系膜上动脉造影

对上述检查仍未能确诊者，行选择性腹腔动脉和肠系膜上动脉造影，有助于诊断。

五、诊断

由于本病早期无特殊症状、体征，故诊断主要依赖于临床辅助检查，其中以十二指肠低张造影和纤维十二指肠镜是术前确诊十二指肠肿瘤的主要手段。

十二指肠低张造影是首选的检查方法。因癌肿形态不同，其 X 线影像有不同特征，一般可见部分黏膜粗、紊乱或皱襞消失，肠壁僵硬。亦可见息肉样充盈缺损、龛影、十二指肠腔狭窄。壶腹部腺癌与溃疡引起的壶腹部变形相似，易误诊。十二指肠纤维内镜检查因难窥视第 3、4 段，故可能遗漏诊断。临床可采用超长内镜或钡餐弥补其不足。镜下见病变部位黏膜破溃，表面附有坏死组织。如见腺瘤顶部黏膜粗糙、糜烂，应考虑癌变，对可疑部位需取多块组织行病理检查，以免漏诊。

B超、超声内镜和 CT 检查可见局部肠壁增厚，并可了解肿瘤浸润范围、深度、周围区域淋巴结有无转移，以及肝脏等腹内脏器情况。

对上述检查仍未能确诊者，行选择性腹腔动脉和肠系膜上动脉造影，有助于诊断。

由于发生在壶腹部癌可原发于十二指肠壁黏膜、胰管或胆管，而来源部位不同其预后可能不同，因此，Dauson 和 Connolly 对肿瘤产生的黏蛋白进行分析来提示肿瘤组织来源，唾液黏蛋白来自真正的壶腹的肿瘤是胆管上皮和十二指肠黏膜的特征，中性黏蛋白是 Bruner腺特征性分泌蛋白；硫酸黏蛋白则主要由胰管产生。

六、鉴别诊断

需与十二指肠腺癌相鉴别的疾病繁多，但根据主要临床征象不同，考虑不同疾病的鉴别：一是表现为梗阻性黄疸者，需与其鉴别的常见疾病有胰头癌、胆管癌、胆管结石、十二指肠降部憩室等。二是表现为呕吐或梗阻者，则需与十二指肠结核、溃疡病幽门梗阻、环状胰腺、肠系膜上动脉综合征相鉴别。三是消化道出血者，需与胃、肝胆系、结肠、胰腺、右肾和腹膜后等肿瘤相鉴别。四是上腹隐痛者，需与溃疡病、胆石症等相鉴别。

七、治疗方法

十二指肠腺癌原则上应行根治切除术，其术式可根据癌肿的部位和病期选用十二指肠节段切除或胰头十二指肠切除等术式。对于不能切除的肿瘤可采用姑息性胆肠引流或胃肠引流等术式。据文献报道，20 世纪 90 年代以后，十二指肠腺癌而行胰头十二指肠切除率上升至62%～90%，使术后 5 年生存率达到 25%～60%。由于胰头十二指肠切除符合肿瘤手术治疗、整块切除和达到淋巴清除的原则，同时有良好的治疗效果，目前已基本被公认为治疗十二指肠癌的标准术式。现对几种常用术式及注意事项介绍如下。

（一）胰头十二指肠切除术

十二指肠腺癌手术时，淋巴结转移率为 50%～65%，尽管很多医者认为淋巴结阳性并不影响术后生存率，但胰头十二指肠切除因其能广泛清除区域淋巴结而倍受推崇。随着手术技巧的提高和围术期管理的加强，胰头十二指肠切除术后死亡率降至 10% 以下。胰头十二指肠切除术包括保留幽门和不保留幽门两种基本术式，应根据肿瘤所在部位和生长情况加以选择。但应注意的是：十二指肠腺癌行胰头十二指肠切除术后较之胰腺或胆管病变行胰头十二指肠切除有更高的并发症发生率，如胰漏等，其机制可能与软胰结构即胰腺质地正常、胰管通畅有关。一般认为，原发十二指肠癌行胰头十二指肠切除术应注意下列各点：一是采用套入式法的胰空肠端端吻合为好。特别是胰管不扩张者更为适宜。二是十二指肠肿瘤侵及胰腺钩突部机会较少。因此，处理钩突部时在不影响根治的原则下，可残留薄片胰腺组织贴附于门静脉，较有利于手术操作；另外，分离其与门静脉和肠系膜上静脉间细小血管支时，不可过度牵拉，避免撕破血管或将肠系膜上动脉拉入术野将其损伤。门静脉保留侧的血管支需结扎牢固，采用缝合结扎更加妥善。三是不伴梗阻性黄疸者，胆胰管常不扩张。因此，经胆管放置细 T 形管引流，其横臂一端可经胆肠吻合口放入旷置的空肠袢内，另一端放在近侧胆管，有助于减少胆肠、胰肠吻合口瘘的发生。四是伴有营养不良、贫血、低蛋白血症者，除考虑短期 TPN 治疗外，术中宜于空肠内放置饲食管（经鼻或行空肠造瘘置管）备术后行肠内营养，灌注营养液或（和）回收的消化液如胆、胰液等，颇有助于术后患者的恢复。五是对高龄或伴呼吸系统疾病者，应行胃造瘘术。六是术后应加强防治呼吸系统并发症，尤其是肺炎、肺不张等，采用有效的抗生素，鼓励咳嗽和床上活动等措施。

（二）节段性十二指肠管切除术

本术式选择适当，能达到根治性切除的目的，其 5 年生存率不低于胰头十二指肠切除术的效果，且创面小，并发症少，手术死亡率低。此术式主要适用于水平部、升部早期癌，术前及术中仔细探查，必须确定肠壁浆膜无浸润，未累及胰腺，区域淋巴结无转移。充分游离十二指肠外侧缘，切断十二指肠悬韧带，游离十二指肠水平部和升部，切除包括肿瘤在内的十二指肠段及淋巴引流区域组织，在肠系膜上血管后方将空肠远侧端拉至右侧，与十二指肠降部行端端吻合。若切除较广泛，不可能将十二指肠行端端吻合时，也可行 Roux-en-Y，即空肠、十二指肠和空肠、空肠吻合术。

（三）乳头部肿瘤局部切除术

对肿瘤位于乳头部的高龄患者或全身情况欠佳不宜行胰头十二指肠切除术者，可行乳头部肿瘤局部切除术。手术要点为：

（1）纵行切开胆总管下段，探查并明确乳头及肿瘤的部位。通过胆总管切口送入乳头部的探条顶向十二指肠前壁做标志，在其上方 1 cm 处切开做一长 5 cm 的纵行切口，也可做横行切口，在肠腔内进一步辨认乳头和肿瘤的关系。

（2）在十二指肠后壁乳头肿瘤上方，可见到胆总管的位置，在牵引线支持下，距肿瘤约 1 cm 处切开十二指肠后壁和胆总管前壁，并用细纯丝线将两者的近侧切端缝合，其远侧切端亦予以缝合作牵引乳头部肿瘤。用相同的方法，距肿瘤 1 cm 的周边行边切开边缝合十二指肠后壁和胆总管，直至将肿瘤完整切除。大约在 12 点至 3 点方向可见胰管开口，分别将其与胆总管和十二指肠后壁缝合，在切除肿瘤的过程中，小出血点可缝扎或用电凝止血。切除肿瘤后，创面需彻底止血。

（3）经胰管十二指肠吻合口置一口径适宜、4～5 cm 长的细硅胶管，纳入胰管内支撑吻合口，并用可吸收缝线将其与胰管缝合一针固定。经胆总管切口置"T"形管，其横壁一端置入近侧肝管，另一端伸向并通过胆总管十二指肠吻合口，人十二指肠腔内，起支撑作用。横行缝合十二指肠前壁切口和胆总管切口，"T"形管从后者引出。

（4）切除胆囊，放置腹腔引流管关腹。

（5）乳头部肿瘤局部切除，不仅要求完整切除肿瘤，而且边缘不残留肿瘤组织，应行冰冻切片检查协助诊断。

（6）在完成胆总管、胰管与十二指肠后壁吻合之后，如果已放置"T"形管，可不必再行胆总管十二指肠侧侧吻合术。但应保留 T 形管 3～6 个月以上。

（7）术后应加强预防胰瘘、胆瘘、胰腺炎和出血等并发症。使用生长抑素、H_2 受体阻滞药等。编者曾有一例十二指肠乳头部腺癌经局部切除后 3 年复发，再次手术局部切除后共生存近 5 年。

（四）胃大部分切除术

对十二指肠球部的早期癌，病灶靠近幽门可采用本术式。注意切缘必须距肿瘤 2 cm 以上，不要误伤周围重要结构。放疗、化疗对十二指肠腺癌无显著疗效，个别报道化疗能延长存活时间，可在术中或术后配合使用。

八、预后

十二指肠腺癌总的预后较胰头癌与胆总管下段癌等好。其手术切除率 70％以上，根治性切除后 5 年生存率为 25％～60％。但不能切除的十二指肠癌预后差，生存时间一般为 4～6 个月，几乎无长期生存病例。而十二指肠癌根据发生的部位不同其预后亦有差异，一般认为发生于十二指肠第 3、4 段的腺癌预后比发生于第 1、2 段者预后好，其原因认为有如下三点：①生物学特征不同，第 3、4 段肿瘤生物学特征表现为中肠特性而第 1、2 段表现为前肠特性。②第 3、4 段肿瘤临床发现常相对较早，即使肿瘤虽已突破固有肌层，但常不侵犯周围器官而仅侵及周围脂肪组织。③第 3、4 段腺癌由于可行肠段切除而手术死亡率低。有很多资料显示，十二指肠腺癌预后与淋巴结阳性与否、肿瘤浸润的深度、组织学分化程度及性别等无关。但有胰腺等侵犯，被认为是导致局部复发和致死的原因。

第九节 十二指肠类癌

一、概述

类癌是消化道低发性肿瘤，仅占消化道肿瘤的 0.4％～1.8％，而十二指肠类癌发病率更低，仅占全胃肠类癌的 1.3％，占小肠类癌的 5％。十二指肠第 2 段多见，第 1 段次之。

二、病因病机

十二指肠类癌是起源于肠道肠嗜铬细胞，能产生多种胺类激素肽，是胺前体摄取和脱羧肿瘤，属神经内分泌肿瘤范畴。肿瘤一般较小，单发或多发。随肿瘤增长可出现恶性肿瘤浸润生长的特征，诸如浸润和破坏黏膜、肌层，继而侵及浆膜和周围脂肪结缔组织、淋巴管和血管。十二指肠类癌一般属于低度恶性肿瘤，生长缓慢。转移较少，最常见的转移部位是肝脏，其次是肺。判断类癌的良、恶性不全取决于细胞形态，主要取决于有无转移。一般认为肿瘤的转移与其大小有关，肿瘤小于 1 cm 者转移率为 2％，1～2 cm 者转移率为 50％，超过 2 cm 者则80％～90％有转移。

十二指肠类癌多发生于降部黏膜下，质硬、表面平滑，易发生黏膜浅表溃疡。肿瘤切面呈灰白色，置于甲醛溶液固定后转为鲜黄色。如肿瘤呈环形浸润可引起十二指肠肠腔狭窄；位于十二指肠乳头附近者可压迫胆管出现黄疸；若向浆膜外生长，则可浸润周围脏器。

三、临床表现

十二指肠类癌一方面有十二指肠肿瘤的共同表现，如黑便、贫血、消瘦、黄疸或十二指肠梗阻症状；另一方面由于类癌细胞分泌多种具有生物活性的物质，如 5-HT、血管舒张素、组胺、前列腺素、生长抑素、胰高糖素、胃泌素等，当这些生物活性物质进入血循环时，尤其是类癌肝转移时这些生物活性物质直接进入体循环，可出现类癌综合征，表现为发作性面、颈、上肢和躯干上部皮肤潮红和腹泻等。腹泻严重时有脱水、营养不良、哮喘，甚至出现水肿、右心衰竭等。但应注意的是：个别绒毛管状腺瘤患者也可分泌 5-HT，使 5-HIAA（5-羟基吲哚乙酸）升高，从而产生中肠型类癌症。

四、辅助检查

（一）24 小时尿 5－HIAA 测定

尿 5－HIAA 排出量是目前诊断类癌和判定术后复发的重要依据之一。类癌病人排出量超过正常 1～2 倍。

（二）胃肠钡餐造影

可见息肉样充盈缺损，但有时难以与腺癌鉴别。

（三）纤维十二指肠镜检查

可在直视下观察到病变的部位、形态和病变的范围，并直接取材活检，行组织病理学检查。

（四）B 超和 CT 检查

主要用于诊断有无肝脏或腹腔淋巴结转移灶。

五、诊断

胃肠钡剂造影和纤维十二指肠镜检查有助于诊断，但 X 线和镜检所见有时难以与腺癌鉴别，需行活体组织病理检查。

测定 24 小时尿 5-HI AA 排出量是目前诊断类癌和判定术后复发的重要依据之一。类癌患者排出量超过正常 1～2 倍，类癌综合征患者排出量更高。

B 型超声和 CT 检查主要用于诊断有无肝脏或腹腔淋巴转移灶。

六、治疗方法

以手术治疗为主。局部切除适用于＜1 cm、远离十二指肠乳头的肿瘤，如肿瘤较大呈浸润性发生，或位于十二指肠乳头周围，应行胰头十二指肠切除术。

对类癌肝转移，可在切除原发灶同时切除转移灶。肝内广泛转移者可行肝动脉结扎或栓塞治疗。类癌综合征病例可用二甲麦角新碱和磷酸可待因控制症状，前者易引起腹膜后纤维化。腹泻难以控制可用对氯苯丙氨酸，每日 4.0g，但可能引起肌肉痛和情绪低落。广泛转移病例可用阿霉素、5-FU、长春碱、氨甲蝶呤、环磷酰胺等可有一定疗效。最近研究表面链佐星疗效最好，单独用赛庚啶亦有疗效。放疗可缓解骨转移所引起的疼痛，但不能使肿瘤消退。

第十节　十二指肠恶性淋巴瘤

一、概述

原发性十二指肠恶性淋巴瘤是指原发于十二指肠肠壁淋巴组织的恶性肿瘤，这有别于全身恶性淋巴瘤侵及肠道的继发性病变。Dawson 提出原发性小肠恶性淋巴瘤的 5 项诊断标准：一是未发现体表淋巴结肿大。二是白细胞计数及分类正常。三是 X 线胸片无纵隔淋巴结肿大。四是手术时未发现受累小肠及肠系膜区域淋巴结以外的病灶。五是肝、脾无侵犯。原发性小肠恶性淋巴瘤发病率的地区差异很大，中东国家的发生率甚高，但美国仅占小肠恶性肿瘤的 1%，而我国的小肠恶性淋巴瘤大约占小肠恶性肿瘤的 20%～30%。据国内 1389 例小肠恶性淋巴瘤统计，发生于十二指肠者有 218 例，占 15.7%，国外 908 例中有 102 例，占 11.2%。虽然恶性淋巴瘤占全部小肠恶性肿瘤的一半以上，但其主要发生于回肠，约占 47%，其次为空肠，十二指肠少见。

二、病因病机

原发性十二指肠恶性淋巴瘤起源于十二指肠黏膜下淋巴组织，可向黏膜层和肌层侵犯，表现为息肉状或为黏膜下肿块或小肠管纵轴在黏膜下弥漫性浸润，常伴有溃疡。肿瘤常为单发，少有多发。按组织学形态可分为淋巴细胞型、淋巴母细胞型、网织细胞型、巨滤泡型以及 Hodgkin 病。按大体病理形态可分为：①肿块型或息肉型。②溃疡型。③浸润型。④结节型。按组织学类型可分为：霍奇金病与非霍奇金淋巴瘤两大类，以后者最多见。转移途径可经淋巴道、血运以及直接蔓延，淋巴结转移较腺癌为早。

三、临床表现

原发性十二指肠恶性淋巴瘤好发于 40 岁左右，比其他恶性肿瘤发病年龄较轻，男女发病率比例为 1:1～3:1。该病在临床上表现无特异性，可因肿瘤的类型和部位而异。Noqvi（1969）提出临床病理分期标准：Ⅰ 期，病灶局限，未侵犯淋巴结；Ⅱ 期，病灶局限，已侵犯淋巴结；Ⅲ 期，邻近器官组织受累；Ⅳ 期，有远处转移。

（一）腹痛

腹痛大多由于肠梗阻；肿瘤的膨胀、牵拉；肠管蠕动失调；肿瘤本身的坏死而继发感染，溃疡、穿孔等因素所致。腹痛为该病的最常见症状，据国内资料统计，发生率约为

65％以上。出现较早，轻重不一，隐匿无规律，呈慢性过程。初起为隐痛或钝痛，随病情的发展逐渐加重，转为阵发性挛性绞痛，晚期疼痛呈持续性，药物不能缓解。腹痛多数位于中腹部、脐周及下腹部，有时可出现在左上腹或剑突下。一旦肿瘤穿孔而引起急性腹膜炎时，可出现全腹剧痛。

（二）肠梗阻

肿瘤阻塞肠腔或肠壁浸润狭窄均可引起肠梗阻。临床常见的症状，出现较早。多为慢性、部分性梗阻，反复发作的恶心、呕吐、进餐后加重。乳头部以上梗阻者，呕吐物中不含胆汁；乳头部以下梗阻者，呕吐物中含大量胆汁。腹胀不明显。

（三）腹部肿块

因有 60％～70％ 的肿瘤直径超过 5 cm，大者有 10 cm 以上，故临床上据国内资料统计约 25.5％ 的患者可扪及腹部包块，有的以该病为主诉。

（四）黄疸

因恶性肿瘤侵犯或阻塞胆总管开口部或因转移淋巴结压迫胆总管而引起梗阻性黄疸。黄疸发生率远远低于腺癌。大约为 2％。

（五）肠穿孔与腹膜炎

因肿瘤侵犯肠壁发生溃疡，坏死、感染而致穿孔，急性穿孔引起弥漫性腹膜炎，慢性穿孔可以引起炎性包块、脓肿、肠瘘。在十二指肠恶性淋巴瘤中的发生率为 15％～20％，有研究统计发生率为 19.4％，比其他恶性肿瘤发生率高。

（六）其他

十二指肠恶性淋巴瘤尚可出现上消化道出血、消瘦、贫血、腹泻、乏力、食欲下降、发热一些非特异性临床表现。

四、辅助检查

（一）实验室检查

缺乏特异性，可能出现红细胞数与血红蛋白量下降，呕吐物与大便隐血试验阳性。

（二）X 线检查

X 线平片可能显示十二指肠梗阻的 X 线表现，或软组织块影。胃肠道钡餐双重对比造影对十二指肠肿瘤的诊断准确率达 42％～75％，主要表现为十二指肠黏膜皱襞变形、破坏、消失、肠壁僵硬，充盈缺损、龛影或环状狭窄。十二指肠恶性淋巴瘤 X 线表现更具有一定特征。因该病破坏肌层中肠肌神经丛，故肠管可能出现局限性囊样扩张，呈动脉瘤样改变，肠壁增厚，肠管变小，呈多发性结节状狭窄。十二指肠低张造影，更有利于观察黏膜皱襞的细微改变，使其诊断准确率提高到 93％ 左右。

（三）内腔镜检查

十二指肠镜对该病可以直接进行观察病灶的大小、部位、范围、形态等，同时可进行摄像、照相、刷检脱落细胞和活检以获病理确诊。

（四）其他

B 型超声、CT 和 DSA 等对该病的诊断有一定作用，但价值不大。

五、诊断

未发现体表淋巴结肿大；白细胞计数及分类正常；X 线胸片无纵隔淋巴结肿大；手术时未发现受累小肠及肠系膜区域淋巴结以外的病灶；肝、脾无侵犯。

六、鉴别诊断

该病的早期诊断十分困难，往往被误诊为胃十二指肠炎、消化性溃疡、慢性胰腺炎、胆管疾病等。经常延误诊断超过数月之久。误诊率可高达 70%～90%。具体原因分析：一是缺乏特异性临床表现。二是医师对该病的认识不足，甚至缺乏这方面的知识，故警惕性不高。三是该病往往以急症就诊，常被急腹症的临床表现所掩盖。四是该病的诊断方法，尤其在基层医院常没有有效的诊断手段。出现未能查明原因的发热、恶心、呕吐、食欲下降、消瘦、贫血、肠道出血、上腹部疼痛、慢性肠梗阻等临床表现时，应警惕有该病的可能性。而进行各项检查。

七、治疗方法

该病应以手术治疗为主，手术有诊断与治疗的双重作用。国内报告原发性十二指肠恶性肿瘤的手术率约为 60%。手术方案根据该肿瘤所在部位、病变的范围而决定。可以考虑局部切除，但应行胰十二指肠根治性切除为妥。

该病对放疗和化疗有不同程度的敏感性。故术前和术后可以配合进行。疗效优于单纯手术治疗。一般放疗的剂量为 40 Gy（4000 rad）左右为宜。化疗一般采用 CTX、VCR、ADM、MTX、PCB 及泼尼松等药组成的各种联合化疗方案。

第十一节　十二指肠平滑肌肉瘤

一、概述

十二指肠平滑肌肉瘤是起源于十二指肠黏膜肌层或固有肌层或肠壁血管壁的肌层肿瘤，根据其组织学特征，分为平滑肌瘤、平滑肌肉瘤和上皮样平滑肌瘤（或称平滑肌母细胞肌瘤），后者罕见。平滑肌瘤和平滑肌肉瘤分别居十二指肠良、恶性肿瘤发病率的第二位，但也有统计认为淋巴瘤发生率稍高于平滑肌肉瘤者。由于临床上平滑肌瘤和平滑肌肉瘤表现无明显差异，大体观难以区别其性质，因而列入一并讨论。

二、病因病机

十二指肠平滑肌肉瘤根据其生长方式可分为腔外型、腔内型、腔内外型和壁间型等四型。平滑肌肉瘤主要见于腔外型、腔内外型。平滑肌肉瘤的特点是肿瘤较大，瘤内易发生出血、坏死、囊变，形成多个内含黄色液体的囊腔，若囊内继发感染，破溃后与肠腔相通形成假性憩室，若向腹腔破溃、穿孔则形成局限性脓肿。区分良恶性肿瘤缺乏统一标准。一般认为肿瘤直径大于 10 cm 或已有转移者，可诊断为肉瘤；直径大于 8 cm、质脆、血供丰富者，肉瘤可能性大。

术中快速切片病理检查有时难以正确判定其良、恶性，应以石蜡切片观察核分裂象的数目作为诊断的主要依据，判定标准有如下几种：

（一）每个高倍镜视野下核分裂象多于 2 个则为恶性。

（二）每 10 个高倍镜视野下核分裂象超过 5 个为肉瘤。

（三）每 25 个高倍镜视野下核分裂象为 1～5 个为低度恶性，多于 5 个为肉瘤。

（四）镜下有不典型核分裂象，核的多形性和染色深是肉瘤的基本特征。

（五）每 25 个高倍镜视野下核分裂象数≥4 个，圆形核超过 20％为肉瘤。平滑肌瘤能否恶变尚不清楚。上皮样平滑肌瘤的大多数瘤细胞呈圆形或多边形，胞质内有空泡或核周有透明区，以此可与平滑肌瘤和平滑肌肉瘤鉴别。以往认为上皮样平滑肌瘤属良性肿瘤，有恶性趋向，现认为此型肿瘤存在良性和恶性两种，恶性较少，后者多向肝转移或腹膜种植。平滑肌肉瘤多向肝转移或腹腔瘤床种植。少有淋巴转移。

三、临床表现

十二指肠平滑肌肿瘤所产生的症状、体征与其他十二指肠良、恶性肿瘤相似，但以出血、腹部肿块较为突出。有统计肉瘤的出血发生率约为 80％，肌瘤约为 50％，可为少量、持续或间歇大出血，出血与否和出血程度与肿瘤大小无直接关系。肿块多在右上腹，表面较光滑，硬或囊性感，活动度差，个别肿块可在右下腹触及。

四、诊断

十二指肠平滑肌肿瘤首选的检查方法：

（一）胃肠道钡剂造影，其 X 线片特征视肿瘤生长方式和大小而异。腔内型肿瘤可表现为表面光滑、边界清楚的充盈缺损，如形成溃疡则于充盈缺损部有龛影；腔外型肿瘤见十二指肠受压，黏膜皱襞紊乱；如肿瘤破溃与肠腔相通时，有巨大憩室征。

（二）十二指肠内镜检查可见肠壁外压性改变或黏膜下隆起病变，黏膜糜烂。十二指肠降部以下病变易被漏诊，活检亦因取材受限难，以明确诊断。

（三）CT 检查在十二指肠部位有边界限清楚的实质性肿块影，若肿瘤内有对比造影剂和气体，更有助于诊断。增强扫描为中等血供或血供较丰富的肿瘤，应与胰头部肿瘤鉴别。

五、治疗方法

该病一旦确诊，即使肿瘤局部复发，或转移病灶，均应积极手术探查，不应轻易放弃手术机会。力争根治性切除，对于晚期的或复发的病例，只要全身情况和局部解剖条件许可即积极做估息性切除或其他手术，这样可以延长生存期，有时甚至可以达到意想不到的效果。其手术方案应根据肿瘤大小、生长部位和生长方式决定。局部切除仅适用于十二指肠外侧壁腔外型肌瘤。由于肉瘤术后复发主要是瘤床和腹腔内肿瘤种植，因此，术中避免瘤体包膜破裂是预防复发的关键之一。术毕于瘤床部位可用蒸馏水浸泡和冲洗。胰头十二指肠切除术适用于较大或位于十二指肠乳头周围的肿瘤。平滑肌肉瘤肝转移病灶的边界较清楚可沿肿块边缘切除。若有多个转移灶局限于一叶，宜于肝叶切除。对不能切除的肝转移灶，可行肝动脉插管和门静脉插管化疗。笔者遇到 1 例 46 岁的男性患者，因十二指肠平滑肌肉瘤（约 4 cm 直径）同时右肝后叶有一直径 5 cm 的转移灶，而行肉瘤所在十二指肠段的切除以及不规则的右肝后叶切除，术后 3 年因肿瘤复发，再次行肝肿瘤切除，痊愈出院。

第十二节　十二指肠内瘘

一、概述

十二指肠内瘘是指在十二指肠与腹腔内的其他空腔脏器之间形成的病理性通道开口分别位于十二指肠及相应空腔脏器。十二指肠仅与单一脏器相沟通称"单纯性十二指肠内瘘"，与2个或以上的脏器相沟通则称为"复杂性十二指肠内瘘"。前者临床多见，后者较少发生。内瘘时十二指肠及相应空腔脏器的内容物可通过该异常通道相互交通，由此引起感染、出血体液丧失（腹泻呕吐）水电解质紊乱、器官功能受损以及营养不良等一系列改变。

先天性十二指肠内瘘极为罕见，仅见少数个案报道十二指肠可与任何相邻的空腔脏器相沟通形成内瘘，但十二指肠胆囊瘘是最常见的一种类型，据统计其发生率占十二指肠内瘘的44%～83%，十二指肠胆总管瘘占胃肠道内瘘的5%～25%。韦靖江报道胆内瘘72例，其中十二指肠胆总管瘘，占8.3%（6/72）。其次为十二指肠结肠瘘，十二指肠胰腺瘘发生罕见。

二、病因病机

十二指肠内瘘形成的原因较多，如先天发育缺陷医源性损伤、创伤、疾病等。在疾病中，可由十二指肠病变所引致，如十二指肠憩室炎，亦可能是十二指肠毗邻器官的病变所造成，如慢性结肠炎、胆结石等。一组资料报道，引起十二指肠内瘘最常见的病因是医源性损伤，其次是结石、开放性和闭合性损伤。肿瘤、结核、溃疡病、克罗恩病及放射性肠炎等病理因素低于10%。

（一）先天因素

真正的先天性十二指肠内瘘极为罕见，仅见少数个案报道。许敏华等报道1例先天性胆囊十二指肠内瘘，术中见十二指肠与胆囊间存在异常通道，移行处黏膜均光滑，无瘢痕。

（二）医源性损伤

医源性损伤引起的十二指肠内瘘一般存在于十二指肠与胆总管之间，多见于胆管手术中使用硬质胆管探条探查胆总管下端所致，因解剖上胆总管下端较狭小，探查时用力过大穿破胆总管和十二指肠壁，形成胆总管十二指肠乳头旁瘘。薛兆祥等报道8例胆管术后发生胆总管十二指肠内瘘，原因均是由于胆总管炎性狭窄，胆管探条引入困难强行探查所致。提示对胆总管炎性狭窄胆总管探查术中使用探条应慎重，不可暴力探查以减少医源性损伤。再者胆总管T形管引流时，T形管放置位置过低、置管时间过长、T形管压迫十二指肠壁致缺血坏死穿孔，引起胆总管十二指肠内瘘，亦属于医源性损伤。樊献军等报道2例胆管术后T形管压迫十二指肠穿孔胆总管T形管引流口与十二指肠穿孔处形成十二指肠内瘘，由此提示：胆总管T形管引流时位置不宜放置过低，或者在T形管与十二指肠之间放置小块大网膜并固定、隔断以免压迫十二指肠，造成继发性损伤。

（三）结石

十二指肠内瘘常发生于十二指肠与胆管系统间，大多数是被胆石穿破的结果。90%以上的胆囊十二指肠瘘，胆总管十二指肠瘘，胆囊十二指肠结肠瘘，均来自慢性胆囊炎、胆石症。内瘘多在胆、胰十二指肠汇合区，与胆管胰腺疾病有着更多关系，胆囊炎、胆石症的反复发作导致胆囊或胆管与其周围某一器官之间的粘连，是后来形成内瘘的基础。在粘连的基础上，胆囊内的结石压迫胆囊壁引起胆囊壁缺血、坏死、穿孔并与另一器官相通形成内瘘。胆囊颈部是穿孔形成内瘘最常见部位之一，这与胆囊管比较细小、胆囊受炎症或结石刺激后强烈收缩、颈部承受压力较大有关。胆囊炎反复发作时最常累及的器官是十二指肠、结肠和胃，当胆管系统因炎症与十二指肠粘连，胆石即可压迫十二指肠造成肠壁的坏死、穿孔、自行减压引流，胆石被排到十二指肠从而形成胆囊十二指肠瘘、胆总管十二指肠瘘、胆囊十二指肠结肠瘘。这种因结石嵌顿、梗阻、感染导致十二指肠穿孔自行减压形成的内瘘，常常是机体自行排石的一种特殊过程或视为胆结石的一种并发症，有时可引起胆石性肠梗阻。

（四）消化性溃疡

十二指肠的慢性穿透性溃疡，常因慢性炎症向邻近脏器穿孔而形成内瘘，如溃疡位于十二指肠的前壁或侧壁者可穿入胆囊，形成胆囊十二指肠瘘。而溃疡位于十二指肠后壁者可穿入胆总管，引起胆总管十二指肠瘘，十二指肠溃疡亦可向下穿入结肠引起十二指肠结肠瘘，或胆囊十二指肠结肠瘘。也有报道穿透性幽门旁溃疡所形成的胃、十二指肠瘘，肝门部动脉瘤与十二指肠降部紧密粘连向十二指肠内破溃而导致大出血的报道，亦是一种特殊的十二指肠内瘘。因抗分泌药对十二指肠溃疡的早期治疗作用，由十二指肠溃疡引起的十二指肠内瘘目前临床上已十分少见。

（五）恶性肿瘤

恶性肿瘤引起的十二指肠内瘘亦称为恶性十二指肠内瘘，主要是十二指肠癌浸润结肠肝曲或横结肠，或结肠肝区癌肿向十二指肠的第3、4段浸润穿孔所致。Hersheson 收集 37 例十二指肠—结肠瘘，其中 19 例起源于结肠癌。近年国内有报道十二指肠结肠瘘是结肠癌的少见并发症，另外十二指肠或结肠的霍奇金病，或胆囊的癌肿也可引起十二指肠内瘘。随着肿瘤发病率的增高，由恶性肿瘤引起十二指肠内瘘的报道日益增多。

（六）炎性疾病

因慢性炎症向邻近脏器浸润穿孔可形成内瘘。炎性疾病包括十二指肠憩室炎、克罗恩病溃疡性结肠炎、放射性肠炎及肠道特异性感染，如腹腔结核等均可引起十二指肠结肠瘘或胆囊十二指肠结肠瘘。

先天性十二指肠内瘘的病理改变：异常通道底部为胆囊黏膜，颈部为十二指肠腺体上方0.5 cm 可见胆囊腺体与十二指肠腺体相移行证实为先天性异常。有报道 2 例手术证实的先天性十二指肠结肠瘘均为成年女性。内瘘瘘管都发生在十二指肠与横结肠之间。鉴于消化系统发生的胚胎学研究，十二指肠后 1/3 与横结肠前 2/3 同属中肠演化而来。因此从胚胎发生学的角度来分析，如果中肠在胚胎发育过程中发生异常，则形成这类内瘘是完全有可能的。

三、临床表现

十二指肠瘘发生以后，患者是否出现症状，应视与十二指肠相通的不同的空腔脏器而异。与十二指肠相交通的器官不同，内瘘给机体带来的后果亦不同，由此产生的症状常因被损害的器官的不同而差异较大，如十二指肠胆管瘘是以胆管感染为主要病变，故临床以肝脏损害症状为主；而十二指肠结肠瘘则以腹泻呕吐、营养不良等消化道症状为主。

（一）胃、十二指肠瘘

胃、十二指肠瘘可发生于胃与十二指肠球部横部及升部之间，几乎都是由于良性胃溃疡继发感染、粘连继而穿孔破入与之粘连的十二指肠球部，或因胃穿孔后形成局部脓肿，继而破入十二指肠横部或升部。胃、十二指肠瘘形成后，对机体的生理功能干扰不大，一般多无明显症状。绝大部分患者都因长期严重的溃疡症状而掩盖了瘘的临床表现；少数患者偶尔发生胃输出道梗阻。

（二）十二指肠胆囊瘘

十二指肠胆囊瘘症状颇似胆囊炎如嗳气、恶心呕吐、厌食油类、消化不良，有时有寒战高热、腹痛出现黄疸而酷似胆管炎、胆石症的表现。有时表现为十二指肠梗阻，也有因胆石下行到肠腔狭窄的末端回肠或回盲瓣处而发生梗阻，表现为急性机械性肠梗阻症状，如为癌症引起，则多属晚期，其症状较重，且很快出现恶病质。

（三）十二指肠胆总管瘘

通常只出现溃疡病的症状，有少数可发生急性化脓性胆管炎而急诊入院。

（四）十二指肠胰腺瘘

十二指肠胰腺瘘发生之前常先有胰腺脓肿或胰腺囊肿的症状，故可能追问出有上腹部肿块的病史。其次，多数有严重的消化道出血症状。手术前不易明确诊断。Berne 和Edmondson 认为消化道胰腺瘘具有 3 个相关的临床经过，即胰腺炎后出现腹内肿块及突然出现严重的胃肠道出血，应警惕内瘘的发生；腹内肿块消失之时，常为内瘘形成之日，这个经验可供诊断时参考。

（五）十二指肠结肠瘘

良性十二指肠结肠瘘常有上腹部疼痛、体重减轻、乏力、胃纳增大，大便含有未消化的食物或严重的水泻。有的患者伴有呕吐，可闻到呕吐物中的粪臭，结合既往病史有诊断意义。内瘘发生的时间，据统计从 1 周到 32 周，多数（70% 以上）患者至少在内瘘发生 3 个月才被确诊而手术。内瘘存在时间越长，症状就越突然，后果也越严重。先天性十二指肠结肠瘘最突出的症状是腹泻，往往自出生即出现，病史中查不到腹膜炎、肿瘤和腹部手术的有关资料。由于先天性内瘘在十二指肠一侧开口位置较低而且内瘘远端不存在梗阻，故很少发生粪性呕吐与腹胀。如无并发症，则不产生腹痛。要注意与非先天性良性十二指肠结肠瘘的区别。若为恶性肿瘤浸润穿破所造成的十二指肠结肠瘘，除了基本具备上述症状外，病情较重，恶化较快，常同时又有恶性肿瘤的相应症状。

（六）十二指肠肾盂（输尿管）瘘

十二指肠肾盂（输尿管）瘘临床上可先发现有肾周围脓肿，即病侧腰痛局部有肿块疼痛向大腿或睾丸放射，腰大肌刺激征阳性。以后尿液可有气泡，或者尿液混浊，或有食物残渣，以及尿频、尿急尿痛等膀胱刺激症状。如果有突然发生水样、脓性腹泻同时伴有腰部肿块的消失，往往提示内瘘的发生。此时腰痛减轻，也常有脱水及血尿。此外尚有比较突出的消化道症状如恶心、呕吐和厌食肾结石自肛门排出甚为罕见。未能得到及时治疗者呈慢性病容乏力和贫血，有时可以引起明显的脓毒血症，患者始终有泌尿道的感染症状，有的患者有高氯血症的酸中毒。宁天枢等曾报道 1 例先天性输尿管十二指肠瘘并发尿路蛔虫病，患者自 4 岁起发病到 18 岁就诊止估计自尿道排出蛔虫达 400 条左右，该例经手术证实且治愈。原武汉医学院附属第一医院泌尿外科报道 1 例 5 岁男性右输尿管十二指肠瘘的患者，也有排蛔虫史，由于排蛔虫，首先想到的是膀胱低位肠瘘，很容易造成误诊。该例手术发现不仅右输尿管上段与十二指肠间有一瘘管，而且右肾下极 1 cm 处有一交叉瘘管与十二指肠降部相通，实为特殊。故对尿路蛔虫病的分析不能只局限于膀胱低位肠瘘的诊断。

四、辅助检查

（一）实验室检查

选择做血、尿、便、常规生化及电解质检查。

（二）X 线检查

X 线检查包括腹部透视、腹部平片和消化道钡剂造影。

1. 腹部透视和腹部平片：有时可见胆囊内积气，是诊断十二指肠内瘘的间接依据，但要与产气杆菌引起的急性胆囊炎相鉴别。十二指肠肾盂（输尿管）瘘时，腹部平片可见肾区有空气阴影和不透 X 线的结石（占 25%～50%）。

2. 消化道钡剂造影：消化道钡剂造影能提供内瘘存在的直接依据，可显示十二指肠内瘘瘘管的大小、走行方向、有无岔道及多发瘘。上消化道钡剂造影可见影像有以下几种：

（1）胃、十二指肠瘘：胃幽门管畸形及与其平行的幽门管瘘管。

（2）十二指肠胆囊瘘：胆囊或胆管有钡剂和（或）气体，瘘管口有黏膜征象。以前者更具诊断意义此外，胆囊造瘘时不显影也为间接证据之一。

（3）十二指肠结肠瘘：结肠有钡剂充盈。

（4）十二指肠胰腺瘘：钡剂进入胰腺区域。

下消化道钡剂灌肠：可发现钡剂自结肠直接进入十二指肠或胆管系统，对十二指肠结肠瘘的正确诊断率可达 90% 以上。做结肠气钡双重造影，可清楚地显示瘘管的位置，结合观察显示的黏膜纹，有助于鉴别十二指肠结肠瘘、空肠结肠瘘、结肠胰腺瘘和结肠肾盂瘘。

3. 静脉肾盂造影：十二指肠肾盂（输尿管）瘘患者行此检查时，因病肾的功能遭到破坏，常不能显示瘘的位置，但从病肾的病变可提供瘘的诊断线索；并且治疗也需要通过造影来了解健肾的功能，所以仍有造影的意义。

（三）超声、CT、MRI 检查

可从不同角度不同部位显示肝内外胆管结石及消化道病变的部位、范围及胆管的形态学变化，而对十二指肠内瘘的诊断只能提供间接的诊断依据。如胆管积气、结肠瘘浸润十二指肠等。

（四）ERCP 检查

内镜可直接观察到十二指肠内瘘的瘘口，同时注入造影剂，可显示瘘管的走行大小等全貌，确诊率可达 100%，是十二指肠内瘘最可靠的诊断方法。

（五）内镜检查

1. 肠镜检查：可发现胃肠道异常通道的开口，并做鉴别诊断。十二指肠镜进入十二指肠后见黏膜呈环形，皱襞柔软光滑，乳头位于十二指肠降段内侧纵行隆起的皱襞上，一般瘘口位于乳头开口的上方，形态多呈不规则的星状形，无正常乳头形态及开口特征。当瘘口被黏膜覆盖时不易发现，但从乳头开口插管，导管可从瘘口折回至肠腔，改从乳头上方瘘口插管，异常通道显影而被确诊，此时将镜面靠近瘘口观察，可见胆汁或其他液体溢出。内镜下十二指肠内瘘应注意与十二指肠憩室相鉴别，憩室也可在十二指肠乳头附近有洞口，但边缘较整齐，开口多呈圆形，洞内常有食物残渣，拨开残渣后能见到憩室底部导管向洞内插入即折回肠腔注入造影剂可全部溢出，同时肠道内可见到造影剂，而无异常通道显影。一组资料报道 47 例胆总管十二指肠内瘘同时合并十二指肠憩室 5 例，有 1 例乳头及瘘口均位于大憩室的腔内，内镜检查后立即服钡剂检查，证实为十二指肠降段内侧憩室纤维结肠镜检查对十二指肠结肠瘘可明确定位，并可观察瘘口大小，活组织检查以确定原发病灶的性质，为选择手术方式提供依据。

2. 腹腔镜检查：亦可作为十二指肠内瘘诊断及治疗的手段，有广泛应用前景。

3. 膀胱镜检查：疑有十二指肠肾盂（输尿管）瘘时，此检查除可发现膀胱炎征象外，尚可在病侧输尿管开口处看到有气泡或脓性碎屑排出；或者经病侧输尿管的插管推注造影剂后摄片，可发现十二指肠内有造影剂。目前诊断主要依靠逆行肾盂造影，将近 2/3 的患者是阳性。

（六）骨炭粉试验

口服骨炭粉，15～40 分钟后有黑色炭末自尿中排出。此项检查仅能肯定消化道与泌尿道之间的内瘘存在，但不能确定瘘的位置。

五、诊断

十二指肠内瘘术前诊断较为困难，因为大部分十二指肠内瘘缺乏特征性表现，漏诊率极高。有学者报道 10 例胆囊十二指肠内瘘，术前诊断 7 例为胆囊炎胆囊结石，3 例诊断为肠梗阻。提高十二指肠内瘘的正确诊断率，应注意以下几个方面。

（一）病史

正确详细的既往史、现病史是临床诊断的可靠信息来源，有下列病史者应考虑有十二指肠内瘘存在的可能。

1. 既往有反复发作的胆管疾病史尤，其是曾有胆绞痛黄疸后又突然消失的患者。

2. 既往彩超或 B 超提示胆囊内有较大结石，近期复查显示结石已消失，或移位在肠腔内。

3. 长期腹痛、腹泻消瘦、乏力，伴程度不等的营养不良。

（二）辅助检查

十二指肠内瘘诊断的确定常需要借助影像学检查，如 X 线检查、彩超或 B 超、CT、MRI、ERCP 等，能提供直接的或间接的影像学诊断依据，或内镜检查发现胃肠道异常通道的开口等即可明确诊断。

六、治疗方法

十二指肠内瘘的治疗分为手术治疗和非手术治疗，如何选择争议较大。

（一）非手术治疗

鉴于部分十二指肠内瘘可以自行痊愈，加之部分十二指肠内瘘可以长期存在而不发生症状，目前多数学者认为只对有临床症状的十二指肠内瘘行手术治疗，方属合理。一组资料报道 13 年行胆管手术 186 例，术后发生 8 例胆总管十二指肠内瘘（4.7%），经消炎、营养支持治疗，6 例内瘘治愈（75%），仅有 2 例经非手术治疗不好转而改行手术治疗而治愈。非手术治疗包括纠正水电解质紊乱、选用有效足量的抗生素控制感染、积极的静脉营养支持，必要时可加用生长激素严密。观察生命体征及腹部情况，如临床表现不好转应转手术治疗。

（二）手术治疗

在输液（建立两条输液通道）输血、抗感染等积极抗休克与监护下施行剖腹探查术。

1. 胃、十二指肠瘘

根据胃溃疡的部位和大小，做胃大部分切除术及妥善地缝闭十二指肠瘘口，疗效均较满意。若瘘口位于横部及升部，往往炎症粘连较重，手术时解剖、显露瘘口要特别小心避免损伤肠系膜上动脉或下腔静脉。Webster 推荐在解剖、显露十二指肠瘘口之前，先游离、控制肠系膜上动脉和静脉，这样既可避免术中误伤血管，又可减轻十二指肠瘘口的修补张力。

2. 十二指肠胆囊瘘

术中解剖时应注意十二指肠胆囊瘘管位置，有瘘口短而较大的直接内瘘，也有瘘管长而狭小的间接内瘘。由于粘连多，解剖关系不易辨认，故宜先切开胆囊，探明瘘口位置与走向，细致地游离，才不致误伤十二指肠及其他脏器，待解剖完毕后，切除十二指肠瘘口边缘的瘢痕组织，再横行缝合十二指肠壁。若顾虑缝合不牢固者，可加用空肠浆膜或浆肌片覆盖，然后探查胆总管是否通畅，置 T 管引流，最后切除胆囊。对瘘口较大或炎性水肿较重者，应做相应的十二指肠或胃造口术进行十二指肠减压引流，以利缝合修补的瘘口愈合，术毕须放置腹腔引流。

3. 十二指肠胆总管瘘

单纯性的由十二指肠溃疡并发症引起的十二指肠胆总管瘘可经非手术治疗而痊愈。对经常发生胆管炎的病例或顽固的十二指肠溃疡须行手术治疗，否则内瘘不能自愈。较好的手术方法如下：迷走神经切断胃次全切除的胃空肠吻合术。十二指肠残端的缝闭，可采用 Bancroft 法。十二指肠胆总管无须另做处理，胃内容改道后瘘管可以自行闭合。如有胆管结石、胆总管积脓，则不宜用上述手术方法。应先探查胆总管胆管内结石、积脓、食物残渣等均须清除、减压，置 T 形管引流；或者待十二指肠与胆总管分离后分别修补十二指肠和胆总管的瘘孔，置 T 形管引流，另外做十二指肠造口减压。切除胆囊，然后腹腔安置引流。

4. 十二指肠胰腺瘘

关键在于胰腺脓肿或囊肿得到早期妥善的引流，及时解除十二指肠远端的梗阻和营养支持，则十二指肠胰腺瘘均能获得自愈。因胰液侵蚀肠壁血管造成严重的消化道出血。如非手术治疗无效，应及时进行手术，切开十二指肠壁，用不吸收缝线缝扎出血点。

5. 十二指肠结肠瘘

有学者曾报道 1 例因溃疡穿孔形成膈下脓肿所致的十二指肠结肠瘘，经引流膈下脓肿后，瘘获得自愈结核造成内瘘者，也有应用抗结核治疗后而痊愈的报道，但大多数十二指肠结肠瘘内瘘（包括先天性），均需施行手术治疗。由于涉及结肠，术前须注意充分的肠道准备与患者全身状况的改善。良性的可做单纯瘘管切除，分别做十二指肠和结肠修补，缝闭瘘口，倘瘘口周围肠管瘢痕较重或粘连较多，要行瘘口周围肠切除和肠吻合术。对位于十二指肠第三部的内瘘切除后，有时十二指肠壁缺损较大，则修补时应注意松解屈氏韧带，以及右侧系膜上血管在腹膜后的附着处，保证修补处无张力。必要时应用近段空肠襻的浆膜或浆肌覆盖修补十二指肠壁的缺损。

由十二指肠溃疡引起者，只要患者情况允许宜同时做胃次全切除术。先天性者，有多发性瘘的可能，因此手术时要认真而仔细地探查，防止遗漏。因结肠癌浸润十二指肠而引起恶性内瘘者，视具体情况选择根治性手术或姑息性手术。

（1）根治性手术：Callagher 曾介绍以扩大的右半结肠切除术治疗位于结肠肝曲恶性肿瘤所致的十二指肠结肠瘘。所谓的扩大右半结肠切除，即标准右半结肠切除加部分性胰十二指肠切除然后改建消化道。即行胆总管（或胆囊）－空肠吻合，胰腺－空肠吻合（均须分别用橡皮管或塑料管插管引流），胃－空肠吻合，回肠－横结肠吻合术。

（2）姑息性手术：对于无法切除者，可做姑息性手术。即分别切断胃幽门窦横结肠、末端回肠，再分别闭锁胃与回肠的远端，然后胃－空肠吻合回肠－横结肠吻合与空肠输出襻同近侧横结肠吻合。无论是根治性或姑息性手术，术中均需安置腹腔引流。

6. 十二指肠肾盂（输尿管）瘘

（1）引流脓肿：伴有肾周围脓肿或腹膜后脓肿者，须及时引流。

（2）排除泌尿道梗阻：如病肾或输尿管有梗阻应设法引流，可选择病侧输尿管逆行插管或暂时性肾造口术。经上述治疗，有少数瘘管可闭合自愈。

（3）肾切除和瘘修补术：病肾如已丧失功能或者是无法控制的感染而健肾功能良好，可考虑病肾的切除，以利内瘘的根治。采用经腹切口，以便同时做肠瘘修补。因慢性炎症使肾周围粘连较多解剖关系不清，故对术中可能遇到的困难有充分的估计并做好相应准备，包括严格的肠道准备。十二指肠侧瘘切除后做缝合修补，并做十二指肠减压，腹腔内和腹膜外的引流。

（4）十二指肠输尿管瘘多数需将病肾和输尿管全切除。如仅在内瘘的上方切除肾和输尿管，而未切除其远侧输尿管，则瘘可持续存在。少数输尿管的病变十分局限，肾未遭到严重破坏，则可考虑做病侧输尿管局部切除后行端端吻合术。术后须严密观察病情，继续应用有效的抗生素给予十二指肠减压。

第十三节　胃憩室

一、概述

胃憩室可分类为真性和假性两类。对外科医生而言，在手术时区分这两类是非常容易的，但 X 线检查却会引起诊断困难。

假性胃憩室通常是由于良性溃疡造成深度穿透或局限性穿孔。其他因素包括坏死性肿瘤和粘连向外牵张等。这些胃憩室的壁可能不包含任何可辨认的胃壁。

真性的胃憩室较假性少见。可能会有多发性的，通常憩室壁由胃壁的所有层次组成。病因不确定，可能是先天性的。在所有的胃肠憩室病例报告中，真性胃憩室约占 3%。

二、病因病机

胃憩室以发生在右侧贲门的后壁为多见。在 Meorof 的报道中，部分患者是属于近贲门的胃憩室，其余的多为近幽门的胃憩室。Patmer 报道所收集的 342 例胃憩室中，259 例在胃远端的后壁（73%），31 例在胃窦，29 例在胃体，15 例在幽门，8 例在胃底。胃憩室大小差异很大，通常为直径 1～6 cm，呈囊状或管状。胃腔和憩室间孔大的可容纳 2 个指尖，最小的只能用极细的探针探及。多数孔径为 2～4 cm。开口的大小与并发症有关，宽颈开口憩室内容物不滞留，并发症发生率较低；腔颈较小者，食物残渣易滞留和细菌过度繁殖，可能引发炎症。另外，憩室开口小者钡剂难以进入憩室腔内，X 线钡餐检查不易发现。

三、临床表现

憩室可能发生在任何年龄，但最常发生在 20～60 岁的成年人。成年人占 80%。儿童通常是真性憩室，且易发生并发症。大部分胃憩室是无症状的，有时在一些患者中，充满食物残渣的胃大憩室会引起上腹部胀感及不适，但在缺乏特殊的并发症者，手术切除憩室后很少能减缓症状。胃憩室并发症罕见。由于内容物滞留和细菌过度繁殖可导致急性憩室炎，严重时会发生穿孔。炎症致局部憩室壁黏膜和血管糜烂，可引起出血和便血。穿孔伴出血则导致血腹。有个案报告成年人胃憩室造成幽门梗阻。罕见的是，憩室内出现恶性肿瘤，异物和胃石。

四、辅助检查

（一）实验室检查

组织病理检查有助于鉴别真性、假性憩室。

（二）X 线检查

胃憩室主要依靠 X 线钡剂造影检查时发现。采取仰卧右前斜位进行检查，钡剂易集中于胃底，同时可避免憩室阴影与胃底重叠，易于发现。

（三）胃镜检查

纤维胃镜检查对诊断胃憩室有一定的帮助。胃镜所见，憩室入口呈圆形，边缘规则清楚，周围黏膜完全正常而无浸润现象，并可见黏膜皱襞直接进入囊内，可在憩室口处看到有规律性的收缩。口的大小可以改变，甚至有时将口完全封闭。憩室内黏膜一般正常，有时有炎症及溃疡形成。

五、诊断

除发生并发症外，大部分胃憩室无任何症状，故多系在上消化道疾病检查时偶然发现的。在没有其他病理情况时发现憩室较困难。

憩室在上部胃肠道钡餐检查中表现为胃腔的突出物，周围平整圆滑，对照剂有时聚集在囊袋底部，当患者站立时，囊内上部有空气。发生于胃前壁或胃后壁的憩室很容易被忽视，除非使用气钡双重对比造影技术，并取患者头低位或站立位进行检查。小憩室可被误认为穿透性胃溃疡，反之亦然。两者的区分取决于病变的部位，由于近贲门溃疡是少见的。其他运用钡餐进行鉴别诊断的包括：贲门癌、贲门裂隙疝、食管末端憩室和皮革样胃。

患者口服对照造影剂 CT 扫描通常能显示憩室。若不给予对照剂，或憩室没有对照物填充，CT 结果会与肾上腺肿瘤相似。内镜对鉴别诊断是最有价值的。

六、鉴别诊断

从症状上需注意与食管裂孔疝、穿孔性溃疡、恶性病变鉴别。

七、治疗方法

仅显示有憩室存在并非手术切除的指征。经常显现模糊的消化不良症状，而无其他异常或憩室的并发症，则手术治疗不会减轻患者的症状。手术仅适应于有并发症时，如发生憩室炎或出血，或合并其他病灶出现者。当诊断不能确定，剖腹探查是最后手段。

手术由憩室部位和有无合并病灶而定。

若憩室近贲门，游离胃左侧大网膜，以显露近胃食管孔的后方，小心分离粘连、胃壁和胰腺，显露分离憩室，需要时可牵引憩室以利显露，切除憩室、残端双层缝合。

若剖腹探查时不易发现憩室时，可钳闭胃窦，经鼻胃管注入盐水充盈胃，可能易于发现。

胃小弯和大弯侧憩室做"V"字形切除，缝合裂口。幽门窦的憩室可施行部分胃切除术治疗，若合并胃部病灶时尤其适合。

第十四节　十二指肠憩室

一、概述

消化道憩室最常见的部位是结肠，其次为小肠，而小肠憩室最常发生于十二指肠，即十二指肠憩室。最早在 1710 年由法国病理学家 Chome 报道，1913 年 Case 首先用 X 线钡剂造影发现十二指肠憩室，1914 年 Bauer 对 1 例产生梗阻症状的十二指肠憩室行胃—空场吻合术，1915 年 Forsell 和 Key 首次切除 1 例经 X 线检查出的十二指肠憩室。根据目前的文献统计，十二指肠憩室的钡剂造影检出率为 1％～6％，内镜检出率为 12％～27％，尸检检出率更高，为 15％ ～22％。

二、病因病机

（一）病因

憩室产生的确切原因尚不清楚，多认为因先天性肠壁局限性肌层发育不全或薄弱，在肠内突然高压，或长期持续、或反复压力增高时，肠壁薄弱处黏膜及黏膜下层突出形成憩室。肠壁外炎症组织形成的粘连瘢痕牵拉亦可导致憩室发生。故不同类型的憩室，其产生原因也有所不同。

1. 先天性憩室

非常少见，为先天性发育异常，出生时即存在。憩室壁的结构包括肠黏膜、黏膜下层及肌层，与正常肠壁完全相同，又称为真性憩室。

2. 原发性憩室

部分肠壁存在先天性解剖缺陷，因肠内压增高而使该处肠黏膜及黏膜下层向外突出形成憩室。罕见的黏膜和黏膜下层向内突出形成十二指肠腔内憩室，多位于乳头附近，呈息肉样囊袋状。此种憩室壁的肌层组织多缺如或薄弱。

3. 继发性憩室

多由十二指肠溃疡瘢痕收缩或慢性胆囊炎粘连牵拉所致，故均发生在十二指肠球部，又称为假性憩室。

（二）病理生理

十二指肠憩室多数可终身没有症状，也没有病理改变，仅在并发憩室炎症或出血时出现相应病理变化和临床症状。

1. 好发部位

十二指肠憩室以单发性多见，多发罕见。原发性憩室 70% 位于十二指肠降部，20% 位于水平部，10% 位于升部。继发性憩室则多在十二指肠球部。文献统计约 60%～95% 的憩室位于十二指肠降部内侧壁，并且多位于以十二指肠乳头为中心的 2.5 cm 直径范围内，称为乳头旁憩室（PAD）。好发于此处的原因是该处为胚胎发育时前肠和后肠的结合部，为先天性薄弱区，加上胆胰管穿行致结缔组织支撑缺乏，使该处肠壁缺陷或薄弱。

PAD 在解剖上与胰腺关系密切，与胰管和胆管邻近，多数伸向胰腺后方，甚至穿入胰腺组织内。此外，PAD 中还有一种特殊情况，即胆总管和胰管直接开口于憩室，故 PAD 常可引起梗阻、胆管炎、胰腺炎等并发症。

2. 病理改变

憩室大小形态各异，与其解剖位置、肠内压力及产生的时间长短有关。一般为 0.5～10 cm 大小，形状可呈圆形、椭圆形或管状等。憩室颈部大小与症状的产生密切相关，颈部开口较宽者憩室内容物容易引流，可长时间无症状发生；如开口狭小，或因炎症反应导致开口狭小、憩室扩张，则肠内容物或食物进入憩室后容易潴留其中，发生细菌感染而致憩室炎和其他并发症。

3. 病理分型

根据憩室突出方向与十二指肠腔的关系，可分为腔内型憩室和腔外型憩室。临床常见为腔外型憩室，腔内型罕见。

（1）腔内型憩室：憩室壁由两层肠黏膜和其间少许黏膜下结缔组织构成，呈息肉状或囊袋状附着于十二指肠乳头附近，肠腔外触之似肠腔内息肉。部分病例十二指肠乳头位于憩室内，故易引起胆道、胰腺疾病及十二指肠腔内堵塞，并发胃十二指肠溃疡，此类病例也常伴有其他器官先天畸形。

（2）腔外型憩室：多为圆形或呈分叶状，颈部可宽可窄。多为单发，约 10% 的患者可有两个以上腔外憩室或并存其他消化道憩室。70% 位于十二指肠降部，与胰腺解剖关系密切，30% 在水平部或升部。

三、临床表现

十二指肠憩室很少发现于 30 岁以下患者，82% 的患者在 60 岁以上才出现症状，大多数在 58～65 岁时做出诊断，男女发生率几乎相等。多数十二指肠憩室无症状，只有在发生并发症后才引起不适。憩室的大小形状各不相同，但多数颈部口径比较狭小，一旦肠内容物进入又不易排出时，可引起各种并发症。常见的十二指肠憩室并发症可分为憩室炎和憩室压迫邻近结构两类情况。前者系由于憩室内食糜潴留引发急、慢性憩室炎和憩室周围炎，可有右上腹疼痛及压痛，并可向背部放射，并伴有上腹饱胀不适，恶心、呕吐。严重的憩室炎可继发溃疡、出血或穿孔，出现黑便和剧烈腹痛等症状。后者系因憩室内食糜潴留膨胀，或较大的十二指肠腔内、外憩室扩张，引起十二指肠部分梗阻，或者憩室内虽无肠内容物潴留，但也可能压迫邻近器官而产生并发症。临床表现为上消化道梗阻症状，呕吐物初为胃内容物，其后为胆汁，甚至可混有血液，呕吐后症状可缓解。十二指肠乳头附近的憩室，特别是憩室在乳头内者，可因炎症、压迫胆管和胰管而引发胆道感染、梗阻性黄疸和急、慢性胰腺炎，出现相应症状和体征。

十二指肠憩室的并发症较多，如十二指肠部分梗阻、憩室炎、憩室周围炎、憩室内结石、急性或慢性胰腺炎、胃十二指肠溃疡恶变、大出血、穿孔、胆管炎、憩室胆总管瘘、十二指肠结肠瘘、梗阻性黄疸等。

（一）憩室炎与憩室出血

由于十二指肠憩室内容物潴留，细菌繁殖，发生感染，引起憩室炎。继之憩室黏膜糜烂出血，亦有憩室内为异位胰腺组织，并发胰腺炎引起出血，或憩室炎症侵蚀穿破附近血管发生大出血。尚有少见的憩室内黏膜恶变出血。

（二）憩室穿孔

由于憩室内容物潴留，黏膜炎性糜烂并发溃疡，最终穿孔。穿孔多位于腹膜后，穿孔后症状不典型，甚至剖腹探查仍不能发现。通常出现腹膜后脓肿，胰腺坏死，胰瘘。若剖腹探查时发现十二指肠旁蜂窝织炎，或有胆汁、胰液渗出，应考虑憩室穿孔可能，需切开侧腹膜仔细探查。

（三）十二指肠梗阻

多见于腔内型憩室，形成息肉样囊袋堵塞肠腔。也可因较大的腔外型憩室内容物潴留，压迫十二指肠导致梗阻，但大多数是不全性梗阻。

（四）胆、胰管梗阻

多见于 PAD，腔内型或腔外型均可发生。因胆总管、胰管开口于憩室下方或两侧，甚至于憩室边缘或憩室内，致使 Oddi 括约肌功能障碍，发生梗阻。憩室机械性压迫胆总管和胰管，可致胆汁、胰液潴留，腔内压力增高，十二指肠乳头水肿，胆总管末端水肿，增加逆行感染机会，并发胆管感染或急慢性胰腺炎。十二指肠憩室合并肝胆、胰腺疾病时所表现的症状群可称为 Lemmel 综合征，亦有人称之为十二指肠憩室综合征。

（五）伴发病

十二指肠憩室常伴有胆道疾病、胃炎、消化性溃疡、胰腺炎、结石、寄生虫等，之间互相影响，互为因果，两者同时存在的可能性为 10%～50%。其中伴发胆道疾病者应属首位，常是"胆道术后综合征"的原因之一。因此在处理十二指肠憩室的同时，要注意不要遗漏这些伴发病，反之亦然。

十二指肠憩室反复引起逆行性胆总管感染，可造成胆总管下段结石。大西英胤等收集部分世界文献统计，显示十二指肠憩室合并胆石的发病率为 6.8%～64.2%，并发现日本人的发病率比英美人高。有人指出在处理胆石症时（事先未发现十二指肠憩室）同时处理憩室的情况日益多见。遇到十二指肠乳头开口正好在憩室内和（或）合并胆石症者，处理较为困难，术前应有所估计。

四、辅助检查

无症状的十二指肠憩室多于行上消化道钡餐检查时被发现，如果发现应作正、斜位摄片，重点了解憩室大小、部位、颈部口径和排空情况。十二指肠镜检查为诊断此病的"金标准"，其优点是可以直视十二指肠憩室，并重点了解憩室颈与乳头的关系，有助于正确选择手术方式。对伴有胆胰病变者可同时行 ERCP，以了解胆胰管情况。有观点认为 MRI 在十二指肠憩室诊断中具有较高准确性，且认为其临床意义不止于诊断憩室本身，更在于对胆道炎症和结石的病因诊断，以及对 ERCP 及内镜下治疗的指导作用。

（一）X 线钡餐检查

可发现十二指肠憩室，表现为突出肠壁的袋状龛影，轮廓整齐清晰，边缘光滑，加压后可见龛影中有黏膜纹理延续到十二指肠。有的龛影在钡剂排空后，显示为腔内残留钡剂阴影的较大憩室，颈部较宽，在憩室内有时可见气液平面。如憩室周围肠黏膜皱襞增粗，轮廓不整齐，局部有激惹征象，或憩室排空延长，或有限局性压痛，为憩室炎表现，如憩室固定不能移动，为憩室周围炎表现。

继发性十二指肠憩室常伴有十二指肠球部不规则变形，并有肠管增宽阴影。当憩室较小或颈部狭窄，其开口部常被肠黏膜皱襞掩盖，或因憩室内充满大量食物残渣，而不易发现其存在。如有少量钡剂进入憩室，或可见一完整或不完整的环影。用低张十二指肠 X 线钡剂造影可增加憩室的发现率。

（二）纤维十二指肠镜检查

除可发现憩室的开口外，尚可了解憩室与十二指肠乳头的关系，为决定手术方案提供依据。

（三）胆道造影

有静脉胆道造影、经皮经肝穿刺胆道造影（PTC）或 ERCP 等方法。可了解憩室与胆管胰管之间的关系，对外科治疗方法的选择有参考意义。憩室与胆胰管的关系有胆胰管开口于憩室底部，或胆胰管开口于憩室侧壁或颈部等。这些胆胰管异常开口常伴有 Oddi 括约肌功能异常，因而容易引起憩室内容物的逆流或梗阻，而导致胆管炎或胰腺炎。

五、诊断

临床中十二指肠憩室的延误诊断率很高，原因是其临床表现没有特异性，难以与常见病如急、慢性胆囊炎、胆石症、慢性胃炎、胃溃疡、胰腺炎、非溃疡性消化不良等相区别，或有时与这些疾病并存，加上十二指肠憩室的发现率较低，临床医师缺乏警惕性，出现相关症状时首先想到的是常见病，对合并有常见病而症状反复发作的患者，也只满足于原有诊断，而忽略追查原因。因此，凡有前述临床表现而按常见病治疗效果不佳时，除考虑治疗措施得当与否外，还要考虑到存在十二指肠憩室的可能性，以下几点尤应引起注意：一是无法用溃疡病解释的消化道症状和黑便史。二是胆囊切除术后症状仍存在，反复发作胆管炎而无结石残留或复发者。三是反复发作的慢性胰腺炎。四是无明确原因的胆道感染。若怀疑憩室是引起症状的原因，也必须排查其他疾病。诊断十二指肠憩室时应先行上消化道钡餐检查，诊断依据为 X 线片上显示的狭颈憩室，钡剂潴留其内＞6 小时，有条件时可以加做纤维十二指肠镜检查进一步确诊，并明确其与十二指肠乳头的关系。

六、鉴别诊断

于十二指肠憩室常无临床表现，即使出现症状，也缺乏特异性。因此确诊有赖于影像学检查，并需与溃疡病、胃炎和胰腺炎等相鉴别。

（一）十二指肠溃疡

十二指肠溃疡有典型的临床表现，如饥饿时隐痛不适，为轻度或中度剑突下持续性疼痛，可用 X 线钡餐检查和电子十二指肠镜检查做出鉴别。

（二）胃炎

胃炎是胃黏膜炎症，为最常见的消化系统疾病之一。主要表现为上腹痛、腹胀、嗳气、食欲减退、恶心、呕吐等。X 线钡餐检查和纤维十二指肠镜检查可做出鉴别。

（三）胰腺炎

发作前多有暴饮暴食或胆道疾病病史，常出现休克症状，如苍白、冷汗、中上腹部疼痛、恶心、呕吐、发热，X 线钡餐检查及电子十二指肠镜检查可做出鉴别。

（四）胆管炎

常表现为中上腹部不适、胀痛，或呈绞痛发作，进食油腻食物后可加重上腹疼痛，可能伴有高热和黄疸，X 线钡餐检查和电子十二指肠镜检查可做出相应鉴别诊断。

七、治疗方法

治疗原则：没有症状的十二指肠憩室无须治疗。有一定临床症状而无其他病变存在时，应先采用内科治疗，包括饮食调节，使用制酸药、解痉药等，并可采取侧卧位或调整各种不同姿势，以帮助憩室内积食排空。由于憩室多位于十二指肠降部内侧壁，甚或埋藏在胰腺组织内，手术切除比较困难，故仅在内科治疗无效并屡次并发憩室炎、出血或压迫邻近脏器时才考虑手术治疗。手术切除憩室为理想的治疗，但十二指肠憩室壁较薄弱，粘连紧密，剥离时易撕破，憩室位于胰腺头部者分离时出血多，并容易损伤胰腺及胆胰管等，故手术方式必须慎重选择。手术原则是切除憩室和治疗憩室并发症。

（一）手术适应证

十二指肠憩室有下列情况可考虑手术：

1. 憩室颈部狭小，内容物潴留，排空障碍，有憩室炎的明显症状，反复进行内科治疗无效。

2. 憩室出血、穿孔或形成脓肿。

3. 憩室巨大、胀满，使胆总管或胰管受压梗阻，以及胆胰管异常开口于憩室内，引起胆胰系统病变。

4. 憩室内有息肉、肿瘤、寄生虫或性质不明病变等。

（二）术前准备

除按一般胃肠手术前准备外，应尽量了解憩室的部位及与周围器官的关系。准确定位有利于术中探查和术式选择。上消化道 X 线钡餐造影应摄左前斜位和右前斜位片，以判断憩室在十二指肠内前侧或内后侧，与胰腺实质和胆道走行的关系及憩室开口与十二指肠乳头的关系。位于降部内侧的憩室，最好在术前行内镜及胆道造影检查，了解憩室与十二指肠乳头及胆管的关系。必须留置胃管，必要时术中可经胃管注入空气，使憩室充气以显示其位置。

（三）常用手术方法

因十二指肠憩室的手术比较复杂，风险较大，目前国内外均没有腹腔镜十二指肠憩室手术的相关报道，手术仍局限于开放术式。术中显露憩室有不同途径，依其部位而定。位于十二指肠水平部和升部的憩室应将横结肠系膜切开显露；位于降部内前侧的憩室，应解剖降部内前缘；在降部内后侧的憩室，应切开十二指肠外侧腹膜，将十二指肠向左前方翻转以显露。

1. 憩室切除术

对容易分离或位于十二指肠水平部和升部的憩室，以切除为好。找到憩室后将其与周围粘连组织剥离干净，在憩室颈部钳夹切除。钳夹部位需离开十二指肠约 1 cm，作纵行（或斜行）切除，切除时避免用力牵拉，以防切除黏膜过多，导致肠腔狭窄。切除后作全层间断内翻缝合，外加浆肌层间断缝合。

憩室位于十二指肠降部内侧时，可在十二指肠降段前壁中段作一小切口，将憩室内翻入十二指肠腔切除，再缝合十二指肠切口。

若憩室位于十二指肠乳头附近或胆总管、胰管的开口处，切除憩室后须行胆囊切除术、胆总管置 T 形管引流及十二指肠乳头成形术。也可考虑将憩室纳入十二指肠腔，在十二指肠内施行切除，然后作十二指肠乳头成形术。

2. 憩室内翻缝闭术

切除憩室会损伤胆总管开口时，不宜强行切除，可做憩室内翻缝闭术，此种手术只适用于无出血、穿孔等并发症的较小憩室。方法如下：于憩室颈部做一荷包缝合，用血管钳将憩室内翻入肠腔内，然后结扎荷包缝线，或使憩室内翻后以细丝线缝合颈部，使其不再脱出即可。

3. 转流术（捷径术）

适用于无法切除或不宜内翻或缝闭的憩室，可行胃部分切除 Billroth Ⅱ 式吻合术，使食物改道，将憩室旷置，以避免炎症出血等并发症。对于巨大憩室也有人主张用 DeNicola 法作"Y"字形憩室空肠吻合术。

（四）十二指肠憩室急性并发症治疗

1. 出血

当憩室入口较小引流不畅时，易使憩室及其周围反复发生炎症，导致局部溃疡、糜烂，可使血管裸露破裂。憩室内如有异位的胰、胃及其他腺组织，或憩室内有异物存留、肿瘤、静脉破裂等，亦可导致憩室出血。临床上以黑便多见，若出血量较大，则可引起呕血。

对十二指肠憩室出血患者，若血压等生命体征稳定，首选抗炎、抑酸、止血等保守治疗，多数有效。随着内镜技术的普及与提高，各种内镜下止血法已广泛开展。只要全身情况许可，急诊内镜检查配合相应治疗已成为诊断和治疗十二指肠憩室出血的首选方法。目前用于内镜下止血的方法主要为无水乙醇、高渗钠－肾上腺素、明胶海绵等局部注射，以及凝血酶喷洒、金属止血夹等单独或联合应用。对动脉喷射样出血往往需用止血夹止血法，但要求组织具有一定的弹性，或为裸露血管出血。如上述几种内镜止血法治疗无效，就应及时开腹手术治疗。

手术治疗首选憩室切除术，既可切除病灶，又可达到有效止血目的。但有的憩室向胰腺内长入，或距十二指肠乳头太近，若切除易误伤胆胰管，十二指肠多发憩室亦较难切除。遇到这些情况，必须切开十二指肠壁，在直视下缝扎出血点，止血可靠后行十二指肠旷置、Billroth Ⅱ 式胃部分切除术。此外，经保守治疗出血停止后，可择期行保留幽门的十二指肠旷置胃空肠吻合术，此术式可避免残留憩室和十二指肠排空障碍，以及反流性胃炎，有利于防止残胃癌的发生。

2. 穿孔

因十二指肠憩室通常位于腹膜后，所以其穿孔症状的发展常呈隐匿性，早期体征亦不明显，为避免误漏诊，需注意上腹部剧烈疼痛伴腰背部疼痛要想到十二指肠憩室穿孔的可能。早期症状不明显的患者，会逐渐出现腹膜刺激征，故反复检查腹部体征并前后对比有重要意义，另外诊断性腹腔穿刺和腹部 X 线检查亦对本病诊断有意义。CT 检查可见腹膜后十二指肠周围积液、积气。在手术探查中发现横结肠系膜右侧或小肠系膜根部有胆汁染色，提示十二指肠穿孔存在。

穿孔诊断明确后多需手术治疗，术式选择应根据十二指肠憩室穿孔的部位、大小、发病时间长短、腹腔污染情况决定。对伤口小，边缘血运好，穿孔时间较短的患者，行单纯修补加局部引流，同时将胃管放至修补处远端肠腔内即可；对破口虽小，但病程长，破口周围污染较重者，行修补加十二指肠造口术；对十二指肠破口大，肠壁有缺损不能直接缝合者，可行带蒂肠片修补术；对十二指肠降段、水平段憩室穿孔应考虑行十二指肠憩室化手术。术后禁食，应用抗生素，并早期应用静脉营养支持，以保证穿孔处愈合。

八、术后并发症及处理

由于憩室缺乏肌层组织、壁薄及与周围组织粘连，分离时易撕破，或损伤周围器官，又或因缝合欠佳，常见手术并发症有以下几种。

（一）十二指肠漏

为严重并发症，死亡率高，多在切除乳头旁憩室时发生。防止的关键在于分离憩室时要操作轻柔，缝合要严密。一旦发生十二指肠漏必须及时引流，给予胃肠减压，抗感染治疗和营养支持，维持水、电解质平衡，漏口多可逐渐愈合。

（二）梗阻性黄疸与胰腺炎

多因切除憩室时误伤胆管或胰管，或憩室内翻缝闭时致胆总管远端或壶腹部局限性狭窄引起。临床表现为上腹部疼痛、发热及黄疸，需再次手术解除梗阻。为避免此并发症发生，手术时应仔细辨认胆、胰管，切除憩室时勿将十二指肠黏膜切除过多，以免影响胆道开口的通畅。切除距乳头近的憩室前一般应先行胆总管切开，插入导管至壶腹部以标志胆道开口位置，然后再分离憩室，缝合时防止误将胆道开口缝合。

十二指肠手术是高风险手术，术后处理十分重要，主要措施有：

1. 生命体征监测。

2. 持续十二指肠减压（将胃管远端送至十二指肠降部）3～5日。

3. 施行十二指肠造瘘者必须妥善固定造瘘管，术后15天以后方能酌情拔除。

4. 其他应严格按照胃肠道手术后常规处理。

第十五节　肠系膜上动脉综合征

一、概述

肠系膜上动脉综合征（SMAS）也称为十二指肠淤滞症、十二指肠血管压迫症、十二指肠麻痹、胃肠系膜麻痹、肠系膜上动脉十二指肠压迫综合征或Wilkie病，而SMAS是目前普遍接受的命名。本病为十二指肠水平部受肠系膜上动脉压迫导致的十二指肠梗阻，也有学者认为是由十二指肠功能紊乱所致。临床表现为间歇性上腹痛、呕吐等上消化道梗阻症状。本病并不少见，可发生于任何年龄，但以体型瘦长的中、青年女性多见。慢性SMAS的临床表现无特异性，往往被误诊为胃炎、胆囊炎、消化性溃疡、神经官能症、早孕反应等，急性SMAS则症状持续而严重。X线钡餐检查和CT检查是本病主要诊断方法，十二指肠空肠吻合术是目前最肯定的治疗方法。

二、病因病机

SMAS病因多为先天性因素，少为后天性因素。主要原因是肠系膜上动脉（SMA）和腹主动脉夹角变小（正常角度30°～50°），SMA压迫十二指肠水平部而导致梗阻。消瘦造成SMA和腹主动脉间脂肪过少，Treitz韧带过短，SMA开口过低，胃或肠管下垂，腰椎前突等，均可导致这一效果。肠系膜上动脉根部淋巴结核、肿大淋巴结压迫也可造成梗阻。骨科治疗中使用躯体石膏固定，造成长时间的脊柱过伸姿势，也可能引起急性SMAS，即"石膏管型综合征"。另外，十二指肠功能失调也是引起肠系膜上动脉综合征的一个不容忽视的原因。

三、临床表现

急性SMAS通常表现为无诱因的餐后上腹部饱胀不适、疼痛和呕吐，有的可出现中上腹绞痛，但能自行缓解。其中呕吐为主要症状，一般发生在餐后半小时，呕吐物为含胆汁的胃内容物呕吐后，取俯卧位或胸膝位时症状可得到缓解。症状频繁发作，间歇期长短不一。患者近期可能有情绪不佳，体重锐减，因严重疾病卧床或躯体石膏固定的病史。体格检查可见上腹部饱满，胃型及蠕动波，上腹部轻压痛，可闻及振水音。长期反复发作者可出现消瘦、贫血、低蛋白血症，急性严重发作时可出现水、电解质酸碱平衡紊乱。

四、辅助检查

（一）X线检查

单纯立位腹部平片可见左上腹扩大的胃泡及其内的液平面，右上腹液平面，此即为十二指肠梗阻所特有的"双液面征"。钡餐检查具有特征性的表现，钡剂在十二指肠水平部的中 1/3 和远 1/3 处通过受阻、中断，呈典型垂直的钡柱截断征，也称"笔杆征"，近端十二指肠及胃扩张，胃潴留，胃下垂等，或有明显的十二指肠逆蠕动，也称"钟摆征"，改变为俯卧位后梗阻消失，钡剂能顺利通过十二指肠水平部进入空肠。

（二）其他检查

如电子胃镜可发现胃十二指肠的扩张，多普勒超声检查、CT 三维重建、MRA 均可测量 SMA 和腹主动脉之间的夹角，可发现夹角变小至 $10°\sim22°$，十二指肠受压处前后径<1 cm，近端十二指肠前后径>3 cm。

五、诊断

根据临床症状和影像学证据诊断。但要排除可引起类似症状的器质性病变，如消化性溃疡，胆道疾病，胰腺和十二指肠肿瘤，腹膜后肿瘤等，不要轻易诊断 SMAS。

六、治疗方法

（一）保守治疗

治疗 SMAS 首选保守治疗，缓解期宜少食多餐，以易消化食物为主，餐后取侧卧位或俯卧位，预防发作。严重发作时应禁食、持续胃肠减压，并给予全肠外营养支持，调整水、电解质平衡。必要时输注白蛋白纠正低蛋白血症，输血纠正贫血，以改善患者全身状况。若以上保守治疗无效，呕吐发作频繁，消瘦明显，严重影响工作和生活则需手术治疗。

（二）手术治疗

过去针对 SMAS 的手术方式有很多，有的手术还比较复杂，创伤较大，术后并发症多，但疗效并无明显优势，如胃大部切除术、胃空肠吻合术、十二指肠环形引流术等，现已很少应用，在此不详释。目前公认较为合理的术式为 Treitz 韧带松解术和十二指肠空肠吻合术。前者通过切断 Treitz 韧带，使十二指肠水平部下移至肠系膜上动脉与腹主动脉之间较宽处，此术式仅适用于十二指肠悬韧带过短的患者，且并不能使所有病例的十二指肠下降满意，而且，在一些病例中若 SMA 周围淋巴结形成硬质索带压迫十二指肠的因素未能解除，十二指肠下降亦不能改善症状。十二指肠空肠吻合术是将梗阻近端十二指肠水平部与空肠近段行侧侧吻合，尤其适合于梗阻近端十二指肠扩张明显者。此术式疗效好（有效率 $80\%\sim100\%$），且不复杂，故临床应用较多。

Treitz 韧带松解术手术步骤：向上提起翻转横结肠中部，向前提起空肠上段，显露 Treitz 韧带。横行切断此韧带及其附近的后腹膜，游离十二指肠，使十二指肠与空肠交接点的位置下移 $4\sim5$ cm。十二指肠水平部肠管上缘、肠系膜上动脉起始点与腹主动脉三者之间的间隙能通过两横指较为理想。最后横行缝合后腹膜。

十二指肠空肠吻合术手术步骤：向上提起横结肠，在右侧选一无血管区横行切开横结肠系膜，显露扩张的十二指肠降部和水平部，尽量游离十二指肠水平部，应注意勿损伤结肠中动脉。将距离 Treitz 韧带约 $7.5\sim10$ cm 的近段空肠提至右侧，与已游离的十二指肠做侧侧吻合，建议使用可吸收抗菌缝线行双层间断缝合，吻合口宜大，最好宽 5 cm 以上。吻合完成后将横结肠系膜切口边缘缝合固定于十二指肠壁上，以消除裂隙，防止内疝形成。术中注意空肠切开吻合处在保证无张力的情况下，应尽量靠近 Treitz 韧带，以减少盲袢，避免

"盲祥综合征"发生。

七、术后处理

手术之后应继续禁饮食、持续胃肠减压、全肠外营养支持 1 周左右。鼓励患者尽早下床活动，促进胃肠道功能恢复。肛门排气后可酌情拔除胃管及腹腔引流管，循序渐进恢复经口进食。

第十六节　胃癌

一、概述

胃癌是我国最常见的恶性肿瘤之一，死亡率居恶性肿瘤首位。胃癌多见于男性，男女之比约为 2 : 1。平均死亡年龄为 61.6 岁。

二、病因病机

尚不十分清楚，与以下因素有关。

(一) 地域环境

地域环境不同，胃癌的发病率也大不相同，发病率最高的国家和最低的国家之间相差可达数十倍。在世界范围内，日本发病率最高，美国则很低。我国的西北部及东南沿海各省的胃癌发病率远高于南方和西南各省。生活在美国的第二、三代日本移民由于地域环境的改变，发病率逐渐降低。而苏联靠近日本海地区的居民胃癌的发病率则是苏联中、西部的 2 倍之多。

(二) 饮食因素

饮食因素是胃癌发生的最主要原因。具体因素如下所述。

1. 含有致癌物

如亚硝胺类化合物、真菌毒素、多环烃类等。

2. 含有致癌物前体

如亚硝酸盐，经体内代谢后可转变成强致癌物亚硝胺。

3. 含有促癌物

如长期高盐饮食破坏了胃黏膜的保护层，使致癌物直接与胃黏膜接触。

(三) 化学因素

1. 亚硝胺类化合物

多种亚硝胺类化合物均致胃癌。亚硝胺类化合物在自然界存在的不多，但合成亚硝胺的前体物质亚硝酸盐和二级胺却广泛存在。亚硝酸盐及二级胺在 pH 1～3 或细菌的作用下可合成亚硝胺类化合物。

2. 多环芳烃类化合物

最具代表性的致癌物质是 3，4-苯并芘。污染、烘烤及熏制的食品中 3，4-苯并芘含量增高。3，4-苯并芘经过细胞内粗面内质网的功能氧化酶活化成二氢二醇环氧化物，并与细胞的 DNA、RNA 及蛋白质等大分子结合，致基因突变而致癌。

（四）Hp

1994 年 WHO 国际癌症研究机构得出"Hp 是一种致癌因子，在胃癌的发病中起病因作用"的结论。Hp 感染率高的国家和地区常有较高的胃癌发病率，且随着 Hp 抗体滴度的升高胃癌的危险性也相应增加。Hp 感染后是否发生胃癌与年龄有关，儿童期感染 Hp 发生胃癌的危险性增加；而成年后感染多不足以发展成胃癌。Hp 致胃癌的机制有如下提法：

1. 促进胃黏膜上皮细胞过度增生。

2. 诱导胃黏膜细胞凋亡。

3. Hp 的代谢产物直接转化胃黏膜。

4. Hp 的 DNA 转换到胃黏膜细胞中致癌变。

5. Hp 诱发同种生物毒性炎症反应，这种慢性炎症过程促使细胞增生和增加自由基形成而致癌。

（五）癌前疾病和癌前病变

这是两个不同的概念，胃的癌前疾病指的是一些发生胃癌危险性明显增加的临床情况，如慢性萎缩性胃炎、胃溃疡、胃息肉、胃黏膜巨大皱襞症、残胃等；胃的癌前病变指的是容易发生癌变的胃黏膜病理组织学变化，但其本身尚不具备恶性改变。现阶段得到公认的是不典型增生。

不典型增生的病理组织学改变主要是细胞的过度增生和丧失了正常的分化，在结构和功能上部分地丧失了与原组织的相似性。不典型增生分为轻度、中度和重度。一般而言重度不典型增生易发生癌变。不典型增生是癌变过程中必经的一个阶段，这一过程是一个谱带式的连续过程，即正常→增生 →不典型增生→原位癌→浸润癌。

此外，遗传因素、免疫监视机制失调、癌基因（如 C-met、K-ras 基因等）的过度表达和抑癌基因（如 p53、APC、MCC 基因等）突变、重排、缺失、甲基化等变化都与胃癌的发生有一定的关系。

（六）肿瘤位置

1. 初发胃癌

将胃大弯、胃小弯各等分为 3 份，连接其对应点，可分为上 1/3（U）、中 1/3（M）和下 1/3（L）。每个原发病变都应记录其二维的最大值。如果 1 个以上的分区受累，所有的受累分区都要按受累的程度记录，肿瘤主体所在的部位列在最前如 LM 或 UML 等。如果肿瘤侵犯了食管或十二指肠，分别记为 E 或 D。胃癌一般以 L 区最为多见，约占半数，其次为 U 区，M 区较少，广泛分布者更少。

2. 残胃癌

肿瘤在吻合口处（A）、胃缝合线处（S）、其他位置（O）、整个残胃（T）、扩散至食管（E）、十二指肠（D）、空肠（J）。

（七）大体类型

1. 早期胃癌

早期胃癌指病变仅限于黏膜和黏膜下层，而不论病变的范围和有无淋巴结转移。癌灶直径 10 mm 以下称小胃癌，5 mm 以下称微小胃癌。早期胃癌分为三型：Ⅰ型，隆起型。Ⅱ型，表浅型，包括三个亚型，Ⅱ$_a$型，表浅隆起型；Ⅱ$_b$型，表浅平坦型；Ⅱc型，表浅凹陷型。Ⅲ型，凹陷型。

如果合并两种以上亚型时，面积最大的一种写在最前面，其他依次排在后面。如Ⅱc+Ⅲ。Ⅰ型和Ⅱa型鉴别如下：Ⅰ型病变厚度超过正常黏膜的 2 倍，Ⅱa型的病变厚度不到正常黏膜的 2 倍。

2. 进展期胃癌

进展期胃癌指病变深度已超过黏膜下层的胃癌。按 Borrmann 分型法分为四型：Ⅰ型，息肉（肿块）型；Ⅱ型，无浸润溃疡型，癌灶与正常胃界限清楚；Ⅲ型，有浸润溃疡型，癌灶与正常胃界限不清楚；Ⅳ型，弥漫浸润型。

（八）组织类型

1. WHO（1990 年）将胃癌归类为上皮性肿瘤和类癌两种，其中前者又包括：腺癌（包括乳头状腺癌、管状腺癌、低分化腺癌、黏液腺癌及印戒细胞癌）、腺鳞癌、鳞状细胞癌、未分化癌、不能分类的癌。

2. 日本胃癌研究会（1999 年）将胃癌分为以下三型：

（1）普通型：包括乳头状腺癌、管状腺癌（高分化型、中分化型）、低分化性腺癌（实体型癌和非实体型癌）、印戒细胞癌和黏液细胞癌。

（2）特殊型：包括腺鳞癌、鳞状细胞癌、未分化癌和不能分类的癌。

（3）类癌。

（九）转移扩散途径

1. 直接浸润

直接浸润是胃癌的主要扩散方式之一。当胃癌侵犯浆膜层时，可直接浸润腹膜、邻近器官或组织，主要有胰腺、肝脏、横结肠及其系膜等，也可借黏膜下层或浆膜下层向上浸润至食管下端、向下浸润至十二指肠。

2. 淋巴转移

淋巴转移是胃癌的主要转移途径，早期胃癌的淋巴转移率近 20%，进展期胃癌的淋巴转移率高达 70% 左右。一般情况下按淋巴流向转移，少数情况也有跳跃式转移。胃周淋巴结分为以下几组，具体如下：除了上述胃周淋巴结外，还有 2 处淋巴结在临床上很有意义，一是左锁骨上淋巴结，如触及肿大为癌细胞沿胸导管转移所致；二是脐周淋巴结，如肿大为癌细胞通过肝圆韧带淋巴管转移所致。淋巴结的转移率＝转移淋巴结数目/受检淋巴结数目。

3. 血行转移

胃癌晚期癌细胞经门静脉或体循环向身体其他部位播散，常见的有肝、肺、骨、肾、脑等，其中以肝转移最为常见。

4. 种植转移

当胃癌浸透浆膜后，癌细胞可自浆膜脱落并种植于腹膜、大网膜或其他脏器表面，形成转移性结节，黏液腺癌种植转移最为多见。若种植转移至直肠前凹，直肠指诊可能触到肿块。胃癌卵巢转移占全部卵巢转移癌的 50% 左右，其机制除以上所述外，也可能是经血行转移或淋巴逆流所致。

5. 胃癌微转移

胃癌微转移是近几年提出的新概念，定义为治疗时已经存在但目前常规病理学诊断技术还不能确定的转移。

（十）临床病理分期

国际抗癌联盟（UICC）1987 年公布了胃癌的临床病理分期，尔后经多年来的不断修改已日趋合理。

1. 肿瘤浸润深度

用 T 来表示，可以分为以下几种情况：T_1 肿瘤侵及黏膜和（或）黏膜肌（M）或黏膜下层（SM），SM 又可分为 SM1 和 SM2，前者是指癌肿越过黏膜肌不足 0.5 mm，而后者则超过了 0.5 mm。T_2，肿瘤侵及肌层（MP）或浆膜下（SS）。T_3，肿瘤浸透浆膜（SE）。T_4 肿瘤侵犯邻近结构或经腔内扩展至食管、十二指肠。

2. 淋巴结转移

无淋巴结转移用 N_0 表示，其余根据肿瘤的所在部位。区域淋巴结分为三站，即 N_1、N_2、N_3。超出上述范围的淋巴结归为远隔转移（M_1），与此相应的淋巴结清除术分为 D_0、D_1、D_2 和 D_3。未注明的淋巴结均为 M_1。

考虑到淋巴结转移的个数与患者的 5 年生存率关系更为密切，UICC 在新 TNM 分期中（1997 年第 5 版），对淋巴结的分期强调转移的淋巴结数目而不考虑淋巴结所在的解剖位置，规定如下：N_0 无淋巴结转移（受检淋巴结个数须 $\geqslant$15）；N_1 转移的淋巴结数为 1～6 个；N_2 转移的淋巴结数为 7～15 个；N_3 转移的淋巴结数在 16 个以上。

3. 远处转移

M_0 表示无远处转移；M_1 表示有远处转移。

4. 胃癌分期

Ⅳ期胃癌包括如下几种情况：淋巴结有转移、肝脏有转移、腹膜有转移、腹腔脱落细胞检查阳性和其他远隔转移，包括胃周以外的淋巴结、肺脏、胸膜、骨髓、骨、脑、脑脊膜、皮肤等。

三、临床表现

（一）症状

早期患者多无症状，以后逐渐出现上消化道症状，包括上腹部不适、心窝部隐痛、食后饱胀感等。胃窦癌常引起十二指肠功能的改变，可以出现类似十二指肠溃疡的症状。如果上述症状未得到患者或医生的充分注意而按慢性胃炎或十二指肠溃疡病处理，患者可获得暂时性缓解。随着病情的进一步发展，患者可逐渐出现上腹部疼痛加重、食欲减退、消瘦、乏力等；若癌灶浸润胃周血管则引起消化道出血，根据患者出血速度的快慢和出血量的大小，可出现呕血或黑便；若幽门被部分或完全梗阻则可致恶心与呕吐，呕吐物多为隔宿食和胃液；贲门癌和高位小弯癌可有进食哽噎感。此时虽诊断容易但已属于晚期，治疗较为困难且效果不佳。因此，外科医生对有上述临床表现的患者，尤其是中年以上的患者应细加分析，合理检查以避免延误诊断。

（二）体征

早期患者多无明显体征，上腹部深压痛可能是唯一值得注意的体征。晚期患者可能出现上腹部肿块、左锁骨上淋巴结肿大、直肠指诊在直肠前凹触到肿块、腹水等。

四、辅助检查

（一）纤维胃镜

纤维胃镜优点在于可以直接观察病变部位，且可以对可疑病灶直接钳取小块组织做病理组织学检查。胃镜的观察范围较大，从食管到十二指肠都可以观察及取活检。检查中利用刚果红、亚甲蓝等进行活体染色可提高早期胃癌的检出率。若发现可疑病灶应进行活检，为避免漏诊，应在病灶的四周钳取 4～6 块组织，不要集中一点取材或取材过少。

（二）X 线钡餐检查

X 线钡餐检查通过对胃的形态、黏膜变化、蠕动情况及排空时间的观察确立诊断，痛苦较小。近年随着数字化胃肠造影技术逐渐应用于临床使影像更加清晰，分辨率大为提高，因此 X 线钡餐检查仍是目前胃癌的主要诊断方法之一。其不足是不能取活检，且不如胃镜直观，对早期胃癌诊断较为困难。进展期胃癌 X 线钡餐检查所见与 Borrmann 分型一致，即表现为肿块（充盈缺损）、溃疡（龛影）或弥漫性浸润（胃壁僵硬、胃腔狭窄等）3 种影像。早期胃癌常需借助于气钡双重对比造影。

（三）影像学检查

影像学检查常用的有腹部超声、超声内镜（EUS）、多层螺旋 CT（MSCT）等。这些影像学检查除了能了解胃腔内和胃壁本身（如超声内镜可将胃壁分为 5 层对浸润深度做出判断）的情况外，主要用于判断胃周淋巴结，胃周器官肝、胰及腹膜等部位有无转移或浸润，是目前胃癌术前 TNM 分期的首选方法。分期的准确性普通腹部超声为 50%，EUS 与 MSCT 相近，在 76% 左右，但 MSCT 在判断肝转移、腹膜转移和腹膜后淋巴结转移等方面优于 EUS。此外，MSCT 扫描三维立体重建模拟内镜技术近年也开始用于胃癌的诊断与分期，但尚需进一步积累经验。

（四）胃癌微转移的诊断

胃癌微转移的诊断主要采用连续病理切片、免疫组化、反转录聚合酶链反应（RT-PCR）、流式细胞术、细胞遗传学、免疫细胞化学等先进技术，检测淋巴结、骨髓、周围静脉血及腹腔内的微转移灶，阳性率显著高于普通病理检查。胃癌微转移的诊断可为医生判断预后、选择术式、确定淋巴结清扫范围、术后确定分期及建立个体化的化疗方案提供依据。

五、诊断

胃镜和 X 线钡餐检查仍是目前诊断胃癌的主要方法，胃液脱落细胞学检查现已较少应用。此外，利用连续病理切片、免疫组化、流式细胞分析、RT-PCR 等方法诊断胃癌微转移也取得了一些进展。

六、鉴别诊断

大多数胃癌患者经过外科医师初步诊断后，通过 X 线钡餐或胃镜检查都可获得正确诊断。在少数情况下，胃癌需与胃良性溃疡、胃肉瘤、胃良性肿瘤及慢性胃炎相鉴别。

（一）胃良性溃疡

胃良性溃疡与胃癌相比较，胃良性溃疡一般病程较长，曾有典型溃疡疼痛反复发作史，抗酸剂治疗有效，多不伴有食欲减退。除非合并出血、幽门梗阻等严重的并发症，多无明显体征，不会出现近期明显消瘦、贫血腹部包块甚至左锁骨上窝淋巴结肿大等。更为重要的是，X线钡餐和胃镜检查，良性溃疡常小于 2.5 cm，圆形或椭圆形龛影，边缘整齐，蠕动波可通过病灶；胃镜下可见黏膜基底平坦，有白色或黄白色苔覆盖，周围黏膜水肿、充血，黏膜皱襞向溃疡集中。而癌性溃疡与此有很大的不同，详细特征参见胃癌诊断部分。

（二）胃良性肿瘤

胃良性肿瘤多无明显临床表现，X线钡餐为圆形或椭圆形的充盈缺损，而非龛影。胃镜则表现为黏膜下包块。

七、治疗方法

（一）手术治疗

手术治疗是胃癌最有效的治疗方法。胃癌根治术应遵循以下 3 点要求：一是充分切除原发癌灶。二是彻底清除胃周淋巴结。三是完全消灭腹腔游离癌细胞和微小转移灶。胃癌的根治度分为 3 级。A 级：D＞N，即手术切除的淋巴结站别大于已有转移的淋巴结站别；切除胃组织切缘 1 cm 内无癌细胞浸润；B 级：D＝N，或切缘 1 cm 内有癌细胞浸润，也属于根治性手术；C 级：仅切除原发灶和部分转移灶，有肿瘤残余，属于非根治性手术。

1. 早期胃癌

20 世纪 50 至 60 年代曾将胃癌标准根治术定为胃大部切除加 DF 淋巴结清除术，小于这一范围的手术不列入根治术。但是多年来经过多个国家的大宗病例的临床和病理反复实践与验证，发现这一原则有所欠缺，并由此提出对某些胃癌可行缩小手术，包括缩小胃的切除范围、缩小淋巴结的清除范围和保留一定的脏器功能。这样使患者既获得了根治又有效地减小了手术的侵袭、提高了手术的安全性和手术后的生存质量。

常用的手术方式有：

（1）内镜或腔镜下黏膜切除术：适用于黏膜分化型癌，隆起型＜20 mm、凹陷型（无溃疡形成）＜10 mm。该术式创伤小但切缘癌残留率较高，达 10%。

（2）其他手术：根据病情可选择各种缩小手术，常用的有腹腔镜下或开腹胃部分切除术、保留幽门的胃切除术、保留迷走神经的胃部分切除术和 D_1 手术等，病变范围较大的则应行 D_2 手术。早期胃癌经合理治疗后黏膜癌的 5 年生存率为 98.0%、黏膜下癌为 88.7%。

2. 进展期胃癌

根治术后 5 年生存率一般在 40% 左右。对局限性胃癌未侵犯浆膜或浆膜为反应型、胃周淋巴结无明显转移的患者，以 DF 手术为宜。局限型胃癌已侵犯浆膜、浆膜属于突出结节型，应行 DF 手术。

NF 阳性时，在不增加患者并发症的前提下，选择 DF 手术。一些学者认为扩大胃周淋巴结清除能够提高患者术后 5 年生存率，并且淋巴结的清除及病理学检查对术后的正确分期、正确判断预后、指导术后监测和选择术后治疗方案都有重要的价值。

3. 胃癌根治术

胃癌根治术包括根治性远端或近端胃大部切除术和全胃切除术 3 种。根治性胃大部切除术的胃切断线依胃癌类型而定，Borrmann Ⅰ型和 Borrmann Ⅱ型可少一些、Borrmann Ⅲ型则应多一些，一般应距癌外缘 4～6 cm 并切除胃的 3/4～4/5；根治性近端胃大部切除术和全胃切除术应在贲门，上 3～4 cm 切断食管；根治性远端胃大部切除术和全胃切除术应在幽门下 3～4 cm 切断十二指肠。以 L 区胃癌，D_2 根治术为例说明远端胃癌根治术的切除范围：切除大网膜、小网膜、横结肠系膜前叶和胰腺被膜；清除 N 淋巴结 3、4d、5、6 组；N2 淋巴结 1、7、8a、9、11p、12a、14v 组；幽门下 3～4 cm 处切断十二指肠；距癌边缘 4～6 cm 切断胃。根治性远端胃大部切除术后消化道重建与胃大部切除术后相同。根治性近端胃大部切除术后将残胃与食管直接吻合，要注意的是其远侧胃必须保留全胃的 1/3 以上，否则残胃将无功能。根治性全胃切除术后消化道重建的方法较多，常用的有：

（1）食管空肠 Roux-en-Y 法：应用较广泛并在此基础上演变出多种变法。

（2）食管空肠襻式吻合法：常用 Schlatter 法，也有多种演变方法。

全胃切除术后的主要并发症有：食管空肠吻合口瘘、食管空肠吻合口狭窄、反流性食管炎、排空障碍、营养性并发症等。

4. 扩大胃癌根治术与联合脏器切除术

扩大胃癌根治术是指包括胰体、胰尾及脾在内的根治性胃大部切除术或全胃切除术。联合脏器切除术是指联合肝或横结肠等脏器的切除术。联合脏器切除术损伤大、生理干扰重，故不应作为姑息性治疗的手段，也不宜用于年老体弱，心、肺、肝、肾功能不全或营养、免疫状态差的患者。

5. 姑息手术

其目的有二：一是减轻患者的癌负荷。二是解除患者的症状，如幽门梗阻、消化道出血、疼痛或营养不良等。术式主要有以下几种：

（1）姑息性切除，即切除主要癌灶的胃切除术。

（2）旁路手术，如胃空肠吻合术。

（3）营养造口，如空肠营养造口术。

6. 腹腔游离癌细胞和微小转移灶的处理

术后腹膜转移是术后复发的主要形式之一。已浸出浆膜的进展期胃癌随着受侵面积的增大，癌细胞脱落的可能性也增加，为消灭脱落到腹腔的游离癌细胞，可采取如下措施。

（1）腹腔内化疗：可在门静脉内、肝脏内和腹腔内获得较高的药物浓度，而外周血中的药物浓度则较低，这样药物的毒副作用就随之减少。腹腔内化疗的方法主要有两种：一是经皮腹腔内置管。二是术中皮下放置植入式腹腔泵或 Tenckhoff 导管。

（2）腹腔内高温灌洗：在完成根治术后应用封闭的循环系统，以 42℃～45℃的蒸馏水恒温下行腹腔内高温灌洗，蒸馏水内可添加各种抗癌药物，如 ADM、DDP、MMC、醋酸氯已定等。一般用 4000mL 左右的液体，灌洗 3～10 分钟。早期胃癌无须灌洗。T_2 期胃癌虽未穿透浆膜，但考虑到胃周淋巴结转移在 40％以上，转移癌可透过淋巴结被膜形成癌细胞的二次脱落、术中医源性脱落以及 T_2 期胃癌患者死于腹膜转移的达 1.2％～1.8％，所以也主张行腹腔内高温灌洗。至于 T_3 期与 T_4 期胃癌，腹腔内高温灌洗则能提高患者的生存期。

（二）化学治疗

胃癌对化疗药物有低度至中度的敏感性。胃癌的化疗可于术前、术中和术后进行，本节主要介绍常用的术后辅助化疗。术后化疗的意义在于在外科手术的基础上杀灭亚临床癌灶或脱落的癌细胞，以达到降低或避免术后复发、转移的目的。目前对胃癌术后化疗的疗效仍存在较大的争议，一些资料分析显示术后化疗患者的生存获益较小。

1. 适应证

（1）根治术后患者：早期胃癌根治术后原则上不必辅以化疗，但具有下列一项以上者应辅助化疗：癌灶面积 $>5\ cm^2$、病理组织分化差、淋巴结有转移、多发癌灶或年龄 <40 岁。进展期胃癌根治术后无论有无淋巴结转移，术后均需化疗。

（2）非根治术后患者：如姑息性切除术后、旁路术后、造瘘术后、开腹探查未切除以及有癌残留的患者。

（3）不能手术或再发的患者：要求患者全身状态较好、无重要脏器功能不全。4 周内进行过大手术、急性感染期、严重营养不良、胃肠道梗阻、重要脏器功能严重受损、血白细胞低于 $3.5\times10^9/L$、血小板低于 $80\times10^9/L$ 等不宜化疗。化疗过程中如出现上述情况也应终止化疗。

2. 常用化疗方案

已证实胃癌化疗联合用药优于单一用药。临床上常用的化疗方案及疗效如下。

（1）FAM 方案：由 5-FU（氟尿嘧啶）、ADM（多柔比星）和 MMC（丝裂霉素）三药组成，用法：5-FU（600 mg/m²），静脉滴注，第 1、8、29、36 日；ADM 30 mg/m²，静脉注射，第 1、29 日；

MMC 10 mg/m²，静脉注射，第 1 日。每 2 个月重复一次。有效率为 21%～42%。

（2）UFTM 方案：由 UFT（替加氟/尿嘧啶）和 MMC 组成，用法：UFT600 mg/d，口服；MMC 6～8 mg，静脉注射，1 次/周。以上两药连用 8 周，有效率为 9%～67%。

（3）替吉奥（S-1）方案：由替加氟（FT）、吉莫斯特（CDHP）和奥替拉西钾三药按一定比例组成，前者为 5-FU 前体药物，后两者为生物调节剂。用法为：40 mg/m²，2 次/d，口服；6 周为 1 个疗程，其中用药 4 周，停药 2 周。有效率为 44.6%。

近年胃癌化疗新药如紫杉醇类、拓扑异构酶Ⅰ抑制药、口服氟化嘧啶类、第三代铂类等备受关注，含新药的化疗方案呈逐年增高趋势，这些新药单药有效率 $>20\%$，联合用药疗效更好，可达 50% 以上。此外，分子靶向药物联合化疗也在应用和总结经验中。

（三）放射治疗

胃癌对放射线敏感性较低，因此多数学者不主张术前放疗。因胃癌复发多在癌床和邻近部位，故术中放疗有助于防止胃癌的复发。术中放疗的优点为：

1. 术中单次大剂量（20～30 Gy）放射治疗的生物学效应明显高于手术前、后相同剂量的分次照射。

2. 能更准确地照射到癌复发危险较大的部位，即肿瘤床。

3. 术中可以对周围的正常组织加以保护，减少放射线的不良反应。术后放疗仅用于缓解由狭窄、癌浸润等所引起的疼痛以及对残癌处（非黏液细胞癌）银夹标志后的局部治疗。

（四）免疫治疗

生物治疗在胃癌综合治疗中的地位越来越受到重视。主要包括：

1. 非特异性免疫增强剂

临床上应用较为广泛的主要有卡介苗、短小棒状杆菌、香菇多糖等。

2. 过继性免疫制剂

属于此类的有淋巴因子激活的杀伤细胞（LAK）、细胞毒性 T 细胞（CTL）等以及一些细胞因子，如白细胞介素-2（IL-2）、肿瘤坏死因子（TNF）、干扰素（IFN）等。

（五）中药治疗

中药治疗是通过"扶正"和"驱邪"来实现的，如人参、黄芪、六味地黄丸等具有促进骨髓有核细胞及造血干细胞的增生、激活非特异性吞噬细胞和自然杀伤细胞、加速 T 淋巴细胞的分裂、诱导产生干扰素等"扶正"功能。再如健脾益肾冲剂具有清除氧自由基的"祛邪"功能。此外，一些中药可用于预防和治疗胃癌化疗中的不良反应，如恶心、呕吐、腹胀、食欲减退，白细胞、血小板减少和贫血等。

（六）基因治疗

基因治疗主要有抑癌基因治疗、自杀基因治疗、反义基因治疗、核酶基因转染治疗和基因免疫治疗等。虽然这些治疗方法目前多数还仅限于动物实验，但正逐步走向成熟，有望将来成为胃癌治疗的新方法。

第三章 肛肠外科疾病

第一节 肛瘘

一、概述

肛瘘又名肛漏，系肛痈成脓自溃或切开后所遗留的腔道，亦称痔漏、痔疮。一般由原发性内口、瘘管和继发性外口三部分组成，亦有仅具内口或外口者。内口为原发性，绝大多数在肛管齿状线处的肛窦内；外口是继发的，在肛门周围皮肤上，常不止一个。

肛瘘发生率的统计，反映了报道者所在医学机构里的情况，结果往往带有片面性。此外，肛周脓肿继发产生的肛瘘，是不是应该统计到肛瘘的发生率里，目前，并没有一个明确的规定。在我国，肛瘘占肛肠发患者数的 1.67%～3.6%，发病高峰常常为在 20～40 岁的青壮年，男性多于女性，男女之比为（5～6）：1。

二、病因病机

肛周脓肿和肛瘘可能是一个疾病的不同表现状态，关于肛瘘的发病学说，长期以来占据主导地位的是肛腺感染学说，但是其他一些原因如先天性的原因、盆腔感染、外伤等在肛瘘的发病中也占到一定作用。另外，肛瘘可能是一些疾病的特殊表现形式，比如在克罗恩病患者中，部分患者可能以反复发作的肛瘘为首要的发病原因，因此认识肛瘘的发病原因对于选择合适的治疗方法非常重要。

（一）肛腺感染学说

尽管大多数肛瘘起源于肛周脓肿切开引流术后，但不是所有的肛瘘均起源于肛周脓肿，同时也不是所有肛瘘患者有肛周脓肿病史。尽管如此，多数的证据表明，肛瘘起源于括约肌间的肛腺感染。但是为什么有些肛瘘患者似乎没有肛腺感染的病史呢？Seow-Choen 等认为许多肛腺感染可能非常小，在形成严重感染之前就向肛管内破溃，因此患者并没有发现有明显肛旁感染的病史。Adam 等研究认为，大约70%的肛瘘患者有肛旁脓肿引流的病史，但是也有一些学者有比较低的报道。在国内，目前尚没有权威的数据显示肛瘘患者中有多少发生肛旁脓肿。但是在临床进行肛瘘治疗的研究中发现，如果进行仔细检查，可以在括约肌间发现感染后的硬结。90%以上的肛瘘其瘘管的主要部分在括约肌之间，然后通过内外括约肌间隙向肛管直肠的深部间隙进行扩散。如果括约肌间的慢性感染没有很好地处理和控制，那么就可能提高了肛瘘复发的风险。

人类肛腺存在于黏膜下、内括约肌和肌肉之间，一般为 8 个以上，但是肛腺不横穿纵行肌纤维或外括约肌，因为肛腺是来源于内脏的组织而不是来源于肛管本身的组织。肛腺具有烧瓶样的形状，由腺体、导管和开口组成，而且肛腺开口成向上的漏斗状，所以容易发生感染。肛腺在后侧丰富，而且存在于肛管的下部。肛腺可以分泌酸性的黏液润滑肛管，肛腺周围有丰富的淋巴组织，所以肛腺常常易被结合或被克罗恩病侵犯。有两种不同类型的肛腺，一种完全存在于黏膜下层，一种其腺管伸入到肛管的肌层中间，一般为 6～8 个，这种肛腺可以向上延伸，其腺管开口均匀分布在肛管周围。

一旦肛腺发生感染，要么被吸收，要么向肛管内破溃，有时当症状不是非常明显的时候，患者甚至不知道发生了感染；而一些患者由于感染形成了腺管的堵塞，脓液不能引流而形成了慢性脓肿或感染的腔隙。Hass-Fox 等认为肛周脓肿和肛瘘的形成、播散是沿着以联合纵肌为中轴的肛周结缔组织途径形成的。感染通常沿着肌纤维膈向会阴扩展，少部分也向头侧蔓延形成高位肌间或肛提肌上方脓肿，部分向侧方经联合纵肌纤维膈经肛管外括约肌上部进入坐骨直肠窝，偶尔亦可由耻骨直肠肌上方穿透进入坐骨直肠窝。脓肿被引流或自发性破溃就有形成肛瘘的可能，一旦瘘管纤维化就会形成肛瘘。

（二）肛瘘其他病因

尽管有许多证据表明很多肛瘘是由于肛腺感染，文献报道的肛腺感染占所有肛瘘发生的 80%～90%，但是还有其他一些原因也可能引起肛瘘。

1. 先天性肛瘘

文献报道肛腺感染导致的肛瘘可以在很小的婴儿发生，而且有一些婴幼儿的肛瘘瘘管走行在柱状上皮和移行上皮之间，提示肛瘘可能是先天性原因或发育方面的原因。

在临床上，还可以发现一些皮样囊肿、畸胎瘤在括约肌间、直肠后间隙破溃后引起感染，但是这种感染往往与直肠不通，仅破溃后与肛周皮肤形成一个窦道，当然，这种肛瘘或脓肿在初次进行切开引流时如果认识不足，人为形成假道的话，可能表现就和肛瘘一致了。肛瘘也可能发生于一些先天性疾病的手术后，如先天性巨结肠手术后或先天性肛门直肠畸形手术后，可能因为处理不可靠而形成肛瘘。

先天性肛瘘可能继发于胚胎的残余组织，在出生后就可以有临床表现，甚至有的可以在肛门部位流出脑脊液。在临床上也可以发现一些患者肛瘘继发于先天性无肛、直肠阴道瘘、先天性肛管直肠发育不全等。在成人中，也有一些肛瘘继发于一些胚胎残余组织。

2. 盆腔脓肿

盆腔脓肿常常继发于急性阑尾炎、回肠憩室感染、炎症性肠病特别是克罗恩病或盆腔肿瘤。盆腔的脓肿可以导致慢性的括约肌上脓肿，沿筋膜间隙蔓延形成高位的括约肌间肛瘘或通过肛提肌破溃形成无症状的坐骨直肠脓肿导致无症状的括约肌外肛瘘。

3. 会阴部损伤或肛管直肠损伤

会阴部损伤在临床上并不十分多见，但是在一些复合伤的病例中，特别是骨盆骨折并发肛管直肠损伤的患者中，由于对肛管直肠损伤的处理不及时，可以形成较为复杂的肛瘘。对于会阴部损伤的患者，在一期手术时进行良好的处理可以预防以后形成复杂的肛瘘，而这种肛瘘在处理时往往非常困难。

4. 肛门部疾病

（1）肛裂：肛裂是一个常见的疾病，反复发生感染的肛裂可以并发皮下瘘管，但是肛裂并发的肛瘘一般位于前后正中，处理比较容易。

（2）痔：痔一般不会并发肛瘘，但是血栓痔溃烂形成感染后可以形成皮下或黏膜下瘘管。

（3）肛管疾病手术：肛管疾病手术后可能形成慢性感染灶，逐渐形成肛瘘，在内括约肌切断或闭合性痔手术后可能形成肛瘘。

5. 炎症性肠病

（1）克罗恩病：典型的克罗恩病的肛周表现包括复发性肛周脓肿、肛瘘、皮肤增生突起、肛管溃疡和狭窄等。克罗恩病肛瘘在有直肠侵犯的克罗恩病中比较多见，而在单纯回盲部侵犯的克罗恩病中少见。肛瘘常开口于肛周的皮缀，常有数个高位盲瘘和在肛管直肠环以上的瘘管。

（2）溃疡性结肠炎：以往认为只有克罗恩病才出现肛瘘，而溃疡性结肠炎的患者并不出现肛门部疾病。Buchanan 等报道 7％的溃疡性结肠炎的患者可以并发肛门部疾病如肛瘘、肛裂和肛旁脓肿。当然，当一个溃疡性结肠炎的患者并发肛门部疾病的时候，要排除是克罗恩病的可能性。

6. 肛门部结核

以往认为，结核性肛瘘在国内已经非常少见，因此在临床上常可能忽视结核性肛瘘的存在。结核性肛瘘可能没有特殊的临床表现，但是对于一些手术后长时间切口不愈合、切口灰白、分泌物多的患者，要考虑结核性肛瘘的存在。对于结核性肛瘘的患者，关键要考虑到该病的存在，同时在手术时常规送病理检查。

7. 性传播疾病

性传播疾病引起的肛旁脓肿或肛瘘在临床并不罕见，有学者每年可以发现数例由于艾滋病、梅毒等性传播疾病导致的肛旁脓肿或肛瘘，由于并发性传播疾病的患者往往隐瞒病史，因此对其感染的情况并不十分清楚。因此常规进行相关性传播疾病的检查非常必要，一旦怀疑，必须在权威机构进行诊断而且要进行传染病的上报。

8. 恶性肿瘤

恶性肿瘤表现为肛瘘是一个比较少见的情况，但是在临床上往往非常容易误诊，对于一些非常复杂的脓肿或肛瘘，医生需要考虑更多的可能特殊的情况，否则容易导致误诊。

三、临床表现

（一）流脓

这是肛疾最常见的临床症状，表现为反复发作的肛旁流脓。瘘口大时可表现为粪汁或粪水样物流出，所以民间也形象地将肛瘘称为"偷粪老鼠"。新生成的瘘管流脓较多，脓液较稠厚，气味较臭，色黄，以后逐渐减少。若脓液突然增多，表示有新脓腔形成。脓液有时可混杂有少量的血液。结核性的肛瘘，常脓液多而清稀，色淡黄，呈米泔样，可有干酪样坏死物。

（二）疼痛

如果瘘管引流通畅，一般局部疼痛不明显，但当外口闭塞或引流不通畅时，引起局部脓液积聚，炎症发作则出现局部的疼痛。

（三）瘙痒

由于肛门周围的皮肤不断地受到从瘘管内流出的脓液的刺激，可引起肛门周围的瘙痒，甚至引起肛门周围的湿疹等皮肤病变。

肛瘘从其疾病的过程来说是属于一个慢性感染的阶段，是一个潜在的感染病灶，因此当由于疲劳等因素引起身体抵抗力下降时可引起肛瘘的急性发作，此时局部疼痛明显加重，肛门周围又可出现红肿等急性炎症的表现，并可出现新的脓腔，当脓肿溃破或切开引流后，局部症状减轻，如果不及时治疗，这种情况会反复发作，这也是肛瘘发病的一个特点。

四、辅助检查

（一）指检

指检是最基本而有效的检查方法，可直接触摸病变部位，了解索状物大小、深度及走向，有无压痛，按压时有无脓液流出等，对病情的判断尤其是内口的寻找很有帮助。直肠指检如肛窦局部有硬结、凹陷或触痛处多为内口所在部位。直肠指诊是对效的诊断方法之一，对于一个有经验的肛肠外科医师，其诊断准确率可以与腔内超声和 MRI 相媲美。

（二）探针检查

探针检查的目的在于探清瘘管的行径、长短、深浅与肛门括约肌的关系及内口的位置等。检查时将润滑后带上指套的示（食）指伸入肛内，触于可能内口处，然后用另一手取粗细适宜的探针，将圆形探头插入外口，如为弯管可将探针弯成相应弧度，探入时将探头端指向肛门中心。动作应尽可能轻柔，以防形成假道或人工内口。肛内手指应与探针互应，探查管道行径及有无相通。若探针进入受阻，可能是方向不对，可以调理方向后再试进，若仍不能进入，可能是管道狭窄或闭锁，不可强行进入。对于复杂性肛瘘，可同时插入几根探针，探查各管道是否相通或内口部位是否在同处。探针检查是一个危险的检查方法，特别是在急性脓肿引流时使用探针，可能容易形成假道，从而导致更为复杂的"人造复杂肛瘘"，所以 Thomason 曾经说过：一个没经验的医师使用探针就像猴子的手里拿把枪一样危险（Pistol in monkey's hand）。

（三）肛门镜检查

将涂上润滑剂的肛镜插入肛管后，抽出镜芯对好光源即可窥查，将肛镜徐徐外退，随镜视野的外移注意观察肠黏膜的变化。一般肛瘘患者，内口齿状线处可充血肿胀，或有红肿发炎的隐窝及突出的乳头。挤压管壁，有时可见脓水自内口向肠腔溢出。

（四）瘘管造影

对复杂性肛瘘、反复多次手术的患者，或疑为骶前囊肿、畸胎瘤、骶骨结核者，可做 X 线造影检查，具有较高的诊断和鉴别诊断价值。

1. X 线检查

骨盆正、侧位片，可以显示骨盆及骶骨骨质。若为骨结核或骨髓炎，则可见骨质破坏，有脓腔、死骨等。若为畸胎瘤，可见毛发或钙化点、骨骼、牙齿等，常有直肠向前移位。

2. 碘油造影

造影前，先将一链状金属条（每节 1 cm）放入肛内以做标记，在肛门缘安置金属；丝以标记肛门口。用细硅胶管从外口插入瘘管，直到有阻力为止，在外口处做一金属标记，然后缓慢注入 40% 碘油，待碘油溢出时将硅胶管拔出，堵塞外口，拍摄正、侧位片，可以显示瘘管走行、深浅、有无分支、内口位置、与直肠的关系等。应用造影时须注意：①直肠内必须放入标志物，以判断肛瘘是否与直肠相通和瘘管的深度。②肛门缘、外口同样须做标记，可进一步判断瘘管的长短、深浅。③与染色剂检查相似，因括约肌收缩，可阻碍碘油全程通过，不能全程显影。碘油未进入肠腔并不能说明没有内口。

（五）腔内 B 超

肛瘘因其发病及治疗过程的复杂性，决定了诊断的困难，近年来超声越来越成为肛管直肠周围疾病的主要检查手段之一，通过肛管直肠周围的超声检查明确肛瘘的走向、范围及内口的位置。随着三维超声诊断技术日益成熟，经直肠腔内三维超声也日益广泛地应用于肛瘘的诊断。

另外，环阵的探头也可在内口位置探及局部黏膜的缺损，对于多个齿状线处内口的复杂性肛瘘可在同一环阵平面见多个内口。

声像图上可以见到低回声的管道在括约肌间的走行情况，伴有感染者有无回声区存在。

（六）CT 检查

简单肛瘘经临床检查即可初步诊断，但对于复杂性肛瘘，借助影像学检查，特别是螺旋CT 检查，对选择治疗方案具有重要意义。

（七）MRI 检查

近年来，影像学的发展，特别是 MRI 广泛应用，能够有效地在术前确定可能会被遗漏的脓腔和瘘管。术前 MRI 检查结果已被证实能够明显影响手术结果，减少肛瘘术后复发，提高肛门控制功能。MRI 能从矢状位、冠状位及横截位获得理想的影像图片，充分显示肛管直肠周围肌肉，瘘管与瘢痕存在不同的影像学信号而能准确分辨。肛瘘术前 MRI 检查已成为多数医学中心评价复杂性肛瘘的金标准。

（八）肛管直肠压力测定

肛管直肠压力测定是对肛管和直肠正常或异常运动的压力变化进行探测和记录，通过图形识别进行定量分析，对肛管直肠生理、病理生理进行研究。肛管直肠压力测定在评价肛瘘患者术前术后肛管直肠功能有重要意义。

（九）盆底肌电图

肌电图是通过记录肌肉的生物电活动，借此判断神经肌肉功能变化的一种检测方法。随着骨骼肌收缩而产生的动作电位经放大而被记录下来的曲线称为肌电图。盆底肌电图可以判断盆底肌的功能活动状态，如肛瘘炎症刺激表现为盆底肌的反常电活动；也可评价盆底功能失常的原因，如创伤性盆底肌肉缺损，肌电活动减弱或消失及病理性电活动。

五、诊断

（一）国内常用的肛瘘分类方法

在 1975 年中华中医药学会肛肠专业委员会就提出了肛瘘的分类方法，虽然在以后的使用中也进行了一定的修改，但是仍是目前我国最常用的肛瘘分类的方法。在这个分类方法中，将肛瘘根据瘘管和内外口的多少分为复杂性肛瘘和单纯性肛瘘，有一个内口、瘘管、外口的肛瘘称单纯性肛瘘，有两个或两个以上内口或瘘管、外口的肛瘘称复杂性肛瘘；而根据瘘管与肛门外括约肌关系分为高位肛瘘和低位肛瘘，以肛管外括约肌深部为标志，瘘管经过此线为高位，在此线以下为低位。根据这个分类方法，在我国通常将肛瘘分为以下 4 个类型。

1. 低位肛瘘

（1）低位单纯性肛瘘：只有一个瘘管或内外口、瘘管通过肛管外括约肌深部以下，内口在肛窦附近。

（2）低位复杂性肛瘘：瘘管在肛管外括约肌深部以下，外口和瘘管有两个以上，内口一个或几个在肛窦部位（包括多发性瘘）。其中马蹄形肛瘘呈环形或半环形围绕肛管，外口在肛门部两侧，内口多在截石位6点（后马蹄形）或12点处（前马蹄形）。

2. 高位肛瘘

（1）高位单纯性肛瘘：仅有一条瘘管，瘘管道穿过肛管外括约肌深部以上，有一个内口。

（2）高位复杂性肛瘘：有两个以上外口，瘘管有分支，主管穿过肛管外括约肌深部以上，有一个或多个内口。其中高位马蹄形肛瘘的瘘管主要在肛管外括约肌深部环形或半环形围绕肛管，外口在肛门两侧，内口多在截石位6点（后马蹄形）或12点（前马蹄形）。

该肛瘘分类方法相对比较简单，完全依靠临床的检测就可以达到分类的目的，适合于广泛的推广应用。该分类方法没有确切地将瘘管和括约肌之间关系阐述清楚，对手术的指导意义有限，而且缺乏客观的指标，难以在同行之间进行比较。

（二）肛瘘的 Parks 分类

在西方，肛瘘的分类方法也非常复杂，而且存在极大的争议，没有一个统一的诊断标准。但是在进行肛瘘分类时，除考虑原发性瘘管的位置在水平平面还是在垂直平面，也要考虑到继发性瘘管在什么位置。

对于瘘管和括约肌之间的关系，可以简单地分为4种。

1. 括约肌间肛瘘

瘘管位于括约肌之间、开口在齿状线附近。多见，占肛瘘60%～70%。

2. 经括约肌肛瘘

瘘管从齿状线处穿过内外括约肌，开口于会阴部。较多见，占肛瘘20%～25%。

3. 括约肌上肛瘘

瘘管起源于括约肌间平面，然后向上延伸进入括约肌上间隙，破溃进入坐骨直肠间隙并且从会阴部引流而形成的肛瘘。少见，约占肛瘘5%。

4. 括约肌外肛瘘

指在肛管直肠环之外进入直肠的肛瘘。极少见，约占肛瘘1%，而且常并发其他疾病如克罗恩病等。

这种肛瘘的分类方法充分考虑了肛瘘的瘘管与括约肌之间的关系，对于肛瘘的治疗有重要的意义，但是该分类方法没有考虑瘘管与直肠周围腔隙之间的关系，因此在治疗过程中对于如何处理周围的腔隙没有指导意义。但是该分类方法相对比较简单，在丰富的临床经验的基础上结合腔内超声检查，就可以得出诊断。肛瘘的 Parks 分类是目前国际上应用最为广泛的肛瘘诊断方法，但是由于国内肛肠病诊治方面发展不平衡、腔内超声等一些仪器难以普及，致此分类在国内的推广有一定困难。

（三）Parks 分类的细分类

因为肛瘘多起源于肛腺感染，因此其内口应该在齿状线附近，但是由于感染形成、纤维化的出现，导致该内口的闭合而在内口的上端或下端形成新的内口；同样瘘管也可以形成堵塞，因此形成继发性的瘘管，继发性瘘管可以并发感染或瘘管堵塞闭合。因此在肛瘘分类时要充分考虑到继发性瘘管和周围腔隙内感染的存在。Parks 等将上述的分类方法进行进一步的分类，这个分类方法看起来非常繁杂，但是这个分类方法真正描述了原发性瘘管的方向、是否并发继发性瘘管、继发性瘘管的方向以及是否并发脓肿或盲瘘。

1. 括约肌间肛瘘

瘘管仅穿过内括约肌，向下与肛周皮肤相通，向上形成高位盲管或与直肠相通。为临床最常见的肛瘘，约占 70%。

（1）单纯性括约肌间肛瘘：单纯性的括约肌间肛瘘内口在齿状线、瘘管经过内括约肌到达感染肛腺部位，向下通过括约肌间平面到达会阴部位。

（2）并发封闭外口和感染：当内口封闭，瘘管内分泌物不能充分引流的时候，可以形成脓肿，直到脓肿再次溃破形成外口。

（3）伴高位盲瘘：继发性瘘管在括约肌间平面向上延伸进入直肠周围，但是没有进入到直肠，也没有发生感染。

（4）并发高位瘘管开口于直肠：继发性瘘管向上延伸并进入直肠。

（5）并发高位瘘管及肛提肌以上脓肿：继发性瘘管向上延伸并在肛提肌以上形成脓肿。认识到这种肛瘘的括约肌间部分非常重要，因为在治疗时要切开括约肌切开整个肛瘘，同时要在直肠内对这样的脓肿进行引流，如果在会阴部引流这种脓肿，就会形成括约肌上肛瘘。这种肛瘘从本质上来讲是括约肌间肛瘘，治疗相对比较容易，如果处理不当，就会形成非常复杂的括约肌上肛瘘，处理困难、并发症多。

（6）并发高位盲瘘及肛提肌上脓肿，无会阴部外口：这种括约肌间肛瘘，其原发瘘管可能已经闭合，而仅剩继发性的瘘管向上延伸，这种脓肿引流不十分有效，因为内括约肌持续收缩会导致脓肿引流不畅。

（7）并发高位瘘管无会阴部外口，但与直肠相通：长而且高位的括约肌间肛瘘，无会阴部外口，但这个高位瘘管在括约肌间。

2. 经括约肌肛瘘

（1）单纯性经括约肌肛瘘：没有并发症的单纯性的经括约肌肛瘘治疗结果并不非常相同。瘘管可以在高位或低位进入肛管，瘘管可以穿过低位的外括约肌，也可以沿静脉通道进入对侧的坐骨直肠窝。

（2）无外口及外口时溃时愈的经括约肌肛瘘并发脓肿：外口闭合的肛瘘，不可避免地形成复发性脓肿。

（3）并发高位盲瘘和肛提肌以上脓肿的经括约肌肛瘘：是经括约肌肛瘘的另一种比较复杂而且危险的形式，如果原发性瘘管和继发性瘘管未能准确探明，肛提肌以上的肛瘘不是从直肠内进行引流而是从会阴部进行引流，往往可能形成括约肌外肛瘘。继发性肛瘘可能来源于在进行脓肿引流时过多刮除瘘管组织，也可能发生在坐骨直肠窝脓肿在顶部引流，引流不充分，因此瘘管不是直接穿过外括约肌形成外口，而是在坐骨直肠窝顶部形成一个继发性的瘘管。这种瘘管危险之处在于从外口置入探针的时候，经常直接进入继发性的瘘管，如果不注意穿入直肠的话就可能形成括约肌外肛瘘，因此对于这种肛瘘，建议先寻找内口，从内口置入探针，可以较容易找到正确的瘘管位置。

（4）并发高位盲瘘和高位坐骨股直肠窝脓肿的经括约肌肛瘘。

3. 括约肌上肛瘘

（1）单纯性括约肌上肛瘘：括约肌上肛瘘要比人们想象的多见，常常由于括约肌间肛瘘并发肛提肌上脓肿破入坐骨直肠窝形成肛瘘。瘘管起于括约肌间但是瘘管向上延伸并经过耻骨直肠肌和外括约肌进入会阴部。

（2）括约肌上肛瘘并发脓肿：括约肌上肛瘘常沿直肠周围延伸并形成马蹄形肛瘘。

4. 括约肌外肛瘘

必须承认大部分括约肌外肛瘘是医源性形成的，比如坐骨直肠窝脓肿过度引流或切除、直肠损伤、括约肌间肛瘘或经括约肌肛瘘肛提肌以上脓肿经会阴部引流等，但幸运的是这种肛瘘并不多见，一般报道在 1% 左右。如果没有医源性的原因，可能因为盆腔脓肿或妇科疾病穿破盆底筋膜而向臀部溃破，这种情况在克罗恩病中非常多见。

这个细分的 Parks 分类的方法非常复杂，在实际应用中有一定的困难，特别在并发一些括约肌上或肛提肌以上脓肿的患者，如何进行鉴别诊断非常重要，即使借助 3D 超声和 MRI 成像技术，详细而准确地描述复杂性肛瘘也非常困难。但是这个分类方法告诉我们，在进行肛瘘诊断时，首先应判定是否属于括约肌间肛瘘或经括约肌肛瘘并发一些高位盲瘘或脓肿，因为括约肌间肛瘘和经括约肌肛瘘治疗效果好、治疗的并发症较少；只有在确实探明原发性瘘管不是括约肌间肛瘘或经括约肌肛瘘，才考虑是其他复杂类型的肛瘘。将一个相对比较简单的肛瘘诊断为一个复杂肛瘘，后果可能是将患者的病情变得更为复杂而且损伤更大。笔者的体会是，在进行一个肛瘘诊断时，首先要尽可能地寻找原发性瘘管的位置，特别是并发非常高位的脓肿或盲瘘或高位组织炎性变硬的时候，首先从简单的诊断入手进行检查和治疗，因为毕竟经括约肌肛瘘和括约肌间肛瘘占 80% 以上，只有很少一部分是括约肌上和括约肌外肛瘘。如果发现确实属于括约肌上或括约肌外肛瘘时，必须要寻找肛瘘同时并发的疾病如克罗恩病、结核、盆腔脓肿等。

但是在临床工作中，往往有将疾病复杂化的趋势，过分强调诊断的复杂化容易过度治疗，以至于人为造成复杂的肛瘘。在临床中，经常发现一些反复复发的肛瘘，往往都是括约肌上肛瘘，主要原因是初次手术时挂线范围过多，内口不准确，造成以后治疗非常困难。

六、鉴别诊断

肛瘘的症状以肛周间断分泌物流出为主要特征，有溃口的多见溃口时溃时溃愈，表浅的肛瘘还可触及皮下的条索状结缔组织增生，但不能依此确诊肛瘘，尚需了解有多种疾病都可能会造成肛周感染进而形成肛瘘，这种情况下只有对原发病同时进行治疗才能取得好的疗效。肛瘘通常需与以下疾病相鉴别。

（一）克罗恩病肛管直肠周围感染

克罗恩病是一种病因尚未完全清楚的慢性非特异性肠道炎症性疾病，多发于青少年。为可累及全肠道的慢性肉芽肿性炎症，最常累及末段回肠及其邻近结肠，并发肛周病变且为首发症状的比较少见，当胃肠道症状不明显时常被误诊为肛瘘、肛旁脓肿。所以对于肛瘘患者要常规询问有无腹痛、腹泻等胃肠道病变的表现，以及发热、贫血、营养障碍等胃肠外损害。

克罗恩病的主要表现是肛管直肠周围疾病，常可见到克罗恩病特征性的肉芽肿、皮赘、溃疡、肛瘘、脓肿等，克罗恩病肛周感染通常于肛周有多个瘘口及脓腔，瘘管多较大、较深，通常还可伴有与阴道、尿道、直肠、乙状结肠等其他脏器的感染性瘘管，有学者临床上多次见到直肠周围反复感染形成的直肠阴道瘘、直肠尿道瘘，病情迁延难以愈合。此类肛周的瘘管内口较高，多位于齿状线以上，由黏膜的灶性感染所致。临床上对于反复发作的肛周感染、溃疡、结节、瘘管、窦道等患者，尤其伴有胃肠道表现的均应行结肠镜、血沉、C反应蛋白、全小肠钡剂造影等检查，局部肉芽肿行组织病理学检查。

（二）肛管、直肠及其周围恶性肿瘤

肛周恶性肿瘤并发感染尤其是反复发作形成慢性窦道临床表现多不典型，常被临床医师所忽略，而误诊为肛瘘、肛周脓肿或漏诊延误治疗。同时慢性肛瘘的反复炎症也是导致癌变的一个因素。

对于肛瘘及肛周脓肿患者，在了解病史及常规专科检查的同时注意检查腹股沟淋巴结的情况，局部组织活检是确诊的论据，必要时进行多次、多点的活检。

（三）藏毛窦

藏毛窦是一种罕见的位于骶尾骨后方皮下的感染灶，感染破溃后形成慢性窦道，反复发作，多发于毛发比较浓密、肥胖的青壮年男性，与久坐及激素水平增高等因素相关。缓解期无任何不适，发作时局部疼痛，感染严重者伴有发热，查体多可于骶尾后方臀正中线处见骶后小凹，局部有红肿现象，按压可及其下方窦道，有时见分泌物外溢，术中常发现窦道内毛发。由于患者多有反复脓液流出或多次手术史，因而术中未见毛发也属正常情况。影像学检查可发现此类窦道不与直肠相通。

（四）骶尾部肿块

由于骶尾部的胚胎发育极为复杂，组织结构、来源多样，在生长发育过程中常导致肿瘤的发生，骶尾部肿瘤以先天性居多。骶前肿瘤的临床表现缺乏特异性，且位置隐蔽，容易误诊。从临床接触到的病例看，术后病理提示为皮样囊肿、表皮样囊肿、畸胎瘤、中肾管源性囊肿（午非管囊肿）、神经纤维瘤、腺瘤癌变，反映了疾病起源的多样性及复杂性。较大体积的骶尾部占位亦可引起肛门坠胀、压迫直肠使排便时肛管直肠角不能正常增大而致排便困难，压迫盆腔神经、膀胱造成会阴疼痛、排尿不畅等，随着年龄增长囊肿增大，症状也日渐加重。骶尾部占位以肛内或骶尾部分泌流出为主诉就医者居多，多由囊肿自溃或因误诊采取了错误、不彻底的治疗手段所致，反复的感染导致窦道形成，临床容易误诊，因而对于"肛瘘"患者常规行影像学检查势在必行。

（五）化脓性汗腺炎

为汗腺导管阻塞、破裂感染后在皮内和皮下组织反复发作，广泛蔓延，形成范围较广的慢性炎症、脓肿、复杂性窦道和瘘管，称为化脓性汗腺炎（Suppurative hidrosadenitis）。发

病部位多在大汗腺分布区，如脑腋下、肛门、生殖器、臀部、股部、腹股沟、乳晕、脐部和外耳道，发生于肛门周围者称为肛周化脓性汗腺炎。在中医学中属蜂窝漏、串臀瘘的范畴。多见于20～40岁身体肥胖多汗的人，女多于男。本病的发病完全与大汗腺的活动一致，青春期以前从不发病，绝经期后不再发作。本病长期不愈有恶变可能，大多发生在病后10～20年。有数年病史的患者，其特征为疼痛、波动感、溢脓和窦道形成。切除活检有助于诊断，但诊断主要是依靠临床表现，局部超声检查可见窦道及感染多位于皮下，位置较表浅，且不与直肠相通，细菌培养也有一定帮助，最初为金黄色葡萄球菌感染，但在慢性病例，革兰阴性菌如变形杆菌是主要的。

（六）直肠阴道瘘

直肠阴道瘘是阴道上皮与直肠黏膜之间存在的异常通道，先天性者可伴有先天性的肛门直肠畸形，后天性因素有妇科肿瘤、直肠肿瘤、创伤、肛门直肠周围脓肿、炎性肠病、直肠阴道内放疗损伤、产科伤以及肛门直肠镜损伤等，感染在直肠阴道间隙发生形成脓肿后，可压迫并穿透阴道后壁。患者常主诉经阴道排便、排气、排脓液。由于局部解剖特殊性和复杂性，可导致局部组织炎症反复发生。直肠内注入亚甲蓝，于阴道内见亚甲蓝染色可明确直肠阴道瘘的诊断。瘘口较大的直肠阴道瘘行经直肠或阴道的腔内超声检查时可见直肠阴道隔部位的组织连续性中断。

（七）会阴、直肠子宫内膜异位症

子宫内膜异位症是妇科常见病、多发病，多为良性病变，多发生于盆腔脏器，也可发生于阴道、会阴及腹部切口，会阴、直肠子宫内膜异位症尤其是溃后形成窦道时容易误诊为肛瘘。内膜异位症发病有上升趋势，一般认为只有两个部位的内膜异位症可能发展为恶性肿瘤，此两个部位为卵巢和直肠阴道隔，所以对于会阴、直肠的子宫内膜异位应引起肛肠科医生的高度重视。

此类患者的病史与生育史明显相关，于分娩时曾行会阴部侧切，局部症状有经前、经期进行性加重的特点，表现为经前、经期会阴部的肿胀、疼痛，严重的影响排便，会阴部切口瘢痕下方可及包块或硬结，类似于肛瘘窦道，并于经期增大，直肠部位的子宫内膜异位在行直肠指诊时能触及包块，而直肠黏膜表面光整、连续。此类患者应详细询问病史，局部的影像学检查可见类似囊肿的边界光整的声像图，术中可见病灶内有紫黑色陈旧性血液流出，术后病理可见子宫内膜组织。CA125高于正常2倍以上应考虑恶变。

（八）肛周放线菌病

放线菌病（Actinomy cosis）是一种慢性特异性炎症，是由放线菌引起的慢性化脓性疾病。病变好发于面颈部及胸腹部，肛周的放射菌病罕见，以向周围组织扩展形成瘘管并排出带有硫黄样颗粒的脓液为特征。肉眼或取脓液染色检查，均可查见"硫黄颗粒"。破溃排脓后的炎症浸润灶，不久就在其周围又形成新的结节和脓肿，脓肿互相沟通，形成瘘管而转入慢性期，瘘管口有不整齐的肉芽组织。以后若伴有化脓性感染时，还可急性发作，出现急性蜂窝织炎的症状，体温高达38.5～39℃。这种急性炎症与一般炎症不同，虽经切开排脓，炎症可有好转，但放线菌病的局部板状硬肿胀不会完全消退，愈合后留下紫红色萎缩性瘢痕。主要依靠临床表现及细菌学检查，必要时可做活体组织检查。

大剂量、长疗程的青霉素治疗对大多数病例有效，亦可选用四环素、红霉素、林可霉素及头孢菌素类抗生素；另外放线菌为厌氧菌，可配合高压氧治疗，同时还需外科引流脓肿及手术切除瘘管。此病无传染性。注意口腔卫生可预防本病。

（九）坏死性筋膜炎

坏死性筋膜炎（Necrotising fasciitis）又称"食肉细菌"感染，是一种较少见的严重软组织感染，它与链球菌坏死不同，常是多种细菌的混合感染。是一种威胁生命的进行性感染，起病凶险，破坏性强，早期诊断极其困难。近年来，随着三高患者的增多，肛周的坏死性筋膜炎的发生率明显增高，应引起肛肠科医生的高度重视，并与常规的肛周感染及肛瘘相鉴别。

坏死性筋膜炎可分为两种类型：一种是致病菌通过创伤或原发病灶扩散，使病情突然恶化，软组织迅速坏死。另一种病情发展较慢，以蜂窝织炎为主，皮肤有多发性溃疡，脓液稀薄奇臭，呈洗肉水样，溃疡周围皮肤有广泛潜行，且有捻发音，局部感觉麻木或疼痛，这些特点非一般蜂窝织炎所有。患者常有明显毒血症，出现寒战、高热和低血压。皮下组织广泛坏死时可出现低钙血症。

致病菌包括革兰阳性的溶血性链球菌、金黄色葡萄球菌、革兰阴性菌和厌氧菌。细菌学检查对诊断具有特别重要意义，尤其是伤口脓液的涂片检查。

坏死性筋膜炎治疗的关键是早期彻底扩创手术，充分切开潜行皮缘，切除坏死组织，包括坏死的皮下脂肪组织或浅筋膜，伤口敞开，用3％过氧化氢或1：5000高锰酸钾溶液冲洗，用纱布疏松填塞，或插数根聚乙烯导管在术后进行灌洗。Baxter建议用含新霉素100 mg/L和多黏菌素B 100 mg/L的生理盐水冲洗，也有人建议用羧苄西林（羧苄青霉素）或0.5％甲硝唑溶液冲洗。术后勤换药加速坏死组织脱落，发现有坏死组织需再次扩创。换药时应重复细菌培养以早期发现继发性细菌例如铜绿假单胞菌、黏液沙雷菌或念珠菌。坏死性筋膜炎的致病菌包括肠杆菌属、肠球菌属和厌氧性链球菌和拟杆菌属，应联合用药，采用氨苄西林（氨苄青霉素）以控制肠球菌和厌氧性链球菌。

易患因素有糖尿病、肾病、肥胖、外周血管疾病、免疫低下、营养不良、年迈、静脉吸毒等，其他包括酗酒、吸烟、高血压、AIDS、肝肾功能异常、慢性阻塞性肺病、长期应用类固醇皮质激素、慢性皮肤溃疡等。

七、治疗方法

（一）非手术治疗

基于对肛瘘形成原因的认识，中医学将肛瘘的治疗分为内治法及外治法，根据不同的情况选择治疗方法。

1. 内治法

肛瘘的内治法就是通过药物的治疗使炎症消退，溃孔闭塞。中医学在理、法、方、药方面都积累了丰富的经验。《疮疡经验全书》云"治之须以温补之剂补其内，生肌之药补其外"；《丹溪心法》云"漏者，先须服补药生气血，用参、术、芪、归为主，大剂服之"。目前认为，单靠内治法治疗，愈后易复发，因此临床上多用于体虚患者，以改善症状，为手术创造条件，或用于急性发作期控制炎症，消肿止痛，或用于术后创面修复过程中的祛腐生肌、活血化瘀、促进创面愈合。

内治法的应用需要辨证施治：

（1）湿热下注：肛周经常流脓液，脓质稠厚，肛门胀痛，局部灼热，红肿疼痛明显。肛周有溃口，按之有索状物通向肛内。纳呆少食，或有呕恶，渴不欲饮，大便不爽，小便短赤，形体困重，舌红苔黄腻，脉滑数或弦数。应用清热解毒、除湿消肿之药方。可用萆薢渗湿汤合五味消毒饮加减。

（2）热毒炽盛：外口闭合，伴有发热，烦渴欲饮，头昏痛，局部红肿、灼热、疼痛，大便秘结，小便短赤，舌红苔黄，脉弦数。应以清热解毒、凉血散瘀、软坚散结、透脓托毒之药方，可用仙方活命饮、七味消毒饮等加减。

（3）阴液亏虚：肛周有溃口，外口凹陷，周围皮肤颜色晦暗淡红，按之有索状物通向肛内，脓水清稀呈米泔样，形体消瘦，潮热盗汗，心烦不寐，口渴，食欲缺乏，舌红少津，少苔或无苔，脉细数。应以养阴托毒、清热利湿之药方，可用青蒿鳖甲汤加减。

（4）正虚邪恋：肛瘘经久不愈，反复发作，溃口肉芽不新鲜，脓水不多，脓液质地稀薄，肛门隐隐作痛，外口皮色暗淡，漏口时溃时愈，肛周有溃口，按之较硬，或有脓液从溃口流出，且多有索状物通向肛内，可伴有神疲乏力。形体消瘦，气短懒言，唇甲苍白，纳呆，舌淡苔薄白，脉细弱无力。予补益气血、托里生肌之药方，可用十全大补汤加减。

2. 外治法

中医在肛瘘的治疗过程中也发现了单纯应用内治法时疗效的不确定性，因而多配合外治法。中医肛瘘的外治法包括熏洗、敷药、挂线、手术等，其中挂线术为治疗肛瘘最为常用之法。

（1）熏洗坐浴：由于肛瘘病程长，炎症范围大，术后选择合适的中药方剂进行局部的熏洗坐浴可以达到清热解毒、行气活血、软坚散结、消肿止痛、祛腐生肌、缓解疼痛的作用。显然药物直接作用于患处，充分发挥了药物的治疗作用，减轻术后伤口疼痛及水肿，常用的熏洗方剂有祛毒汤、苦参汤、五倍子汤、硝矾洗剂等。

（2）外用药物：选用适当的药物敷于患处，亦可达到消肿止痛，促进肿痛消散、溃破引流、去腐生肌的作用。

油膏：适用于瘘管闭合或引流不畅、局部红肿热痛者。如：九华膏、如意金黄散、鱼石脂软膏等。

箍围药：将药粉调成糊状，局部外敷。常选用醋、酒、茶、蜂蜜、蛋清、姜汁等调制。适用于局部肛瘘红肿者。

掺药：将各种不同的药物碾成粉末，并配伍成方，直接撒于患处，或撒于油膏上敷贴，或粘于纸捻上插入瘘口内。常用的有提脓化腐药及生肌收口药，如生肌散等。

冲洗法：用中药进行瘘管及创面、创腔的冲洗。

（二）手术治疗

1. 肛瘘切开术

即指沿瘘管走向，自外口至内口完全切开瘘管壁外的皮肤及皮下组织，打开瘘管，再加以清刮管腔内的炎性肉芽或坏死组织的术式。

（1）适应证：①低位肛瘘，包括瘘管通过外括约肌皮下层与浅层之间，或通过外括约肌浅层与深层之间，或内、外括约肌之间的瘘管。②部分高位肛瘘，如瘘管通过肛管直肠环，但其局部病变已完全纤维化，且与周围组织粘连的。③一些高位复杂性肛瘘位于皮下浅层的支管。

（2）方法：手术原则是将瘘管全部切开，并将切口两侧边缘的瘢痕组织充分切除，使引流通畅，切口逐渐愈合。

1）正确探查内口：观察外口的位置和形态，估计瘘管的走向和深浅。先用探针由外口沿瘘管轻轻探入，经过整个瘘管，直达内口。探查时可在肛管内插入手指，感觉探针经过的位置，探得内口后，将探针自内口拉出肛门外，如瘘管弯曲或有分支，探针不能探入内口，可在直肠内塞一块干纱布，自外口注入1%亚甲蓝溶液2～3 mL，拔出纱布，观察亚甲蓝染色的位置，以判定内口位置，再由外口以有槽探针或弯头止血钳探查，将管道逐步切开，直至探到内口为止。如仔细探查仍不能找到内口，可将疑有病变的肛窦作为内口处理。

2）切开瘘管：切开瘘管表层的皮肤及皮下组织，由外口到内口及相应的肛管括约肌纤维，结扎内口处黏膜组织，以防出血。瘘管切开后应检查有无支管，如发现也应切开。将腐烂肉芽组织搔刮干净，一般不需要将整个瘘管切除，以免创面过大。最后修剪伤口边缘，使伤口呈底小口大的"V"字形，便于伤口深部先行愈合。

3）肛管括约肌切断：部分高位肛瘘需切断括约肌，术中应仔细摸清探针位置与肛管直肠环的关系。如探针在肛管直肠环下方进入，虽全部切开瘘管、大部外括约肌及相应内括约肌，但由于保存了耻骨直肠肌，不致引起肛门失禁。如探针在肛管直肠环上方进入直肠（如括约肌上肛瘘、括约肌外肛瘘），则不可做瘘管切开术，应做挂线疗法。

2.肛瘘切除术

将瘘管全部切除直至健康组织。

（1）适应证：管道纤维化明显的低位肛瘘。

（2）方法：用探针从外口轻轻插入，经内口穿出。亦可先从瘘管外口注入1%亚甲蓝溶液，以显露瘘管。用组织钳夹住外口的皮肤，切开瘘管外口周围的皮肤和皮下组织，再沿探针方向用电刀或剪刀剪除皮肤、皮下组织、染有亚甲蓝的管壁、内口和瘘管周围的所有瘢痕组织，使创口完全敞开，结扎内口处黏膜。仔细止血后，创口内填以碘仿纱条或凡士林纱布。

3.肛瘘切除缝合术

将纤维化的瘘管组织切除后，切口缝合。

（1）适应证：仅适用于单纯性或复杂性低位直型肛瘘，如触到瘘管呈硬索状，则效果更好。

（2）方法：①术前肠道要准备，手术前后应用抗生素，手术后大便要控制5～6日。②瘘管要全部切除，留下新鲜创面，保证无任何肉芽组织及瘢痕组织遗留。③皮肤及皮下脂肪不能切除过多，便于伤口缝合。因此，高位复杂性肛瘘不宜缝合，因其分支较多，常需切除过多的组织才能切净其分支。④各层伤口要完全缝合对齐，不留无效腔。⑤术中严格无菌操作，防止污染。

剥离瘘管时要紧贴瘘管壁剥离，尽量避免损伤正常组织，剥离过程碰到支管较长或弯曲时，可先用丝线扎住支管，并在主、支管之间切断支管，先剥离主管，待主管剥离干净后再剥离支管。瘘管深达坐骨直肠窝或骨盆直肠间隙接近直肠壁者，剥离瘘管时一定要用一手指伸入直肠内，感受括约肌及肠壁厚度，注意不要损伤肠壁，个别病例瘘管较大、管壁较厚，剥离瘘管势必损伤括约肌时，可在剥离瘘管后一期缝合括约肌，注意只缝合括约肌而不缝合其切口，只要引流通畅，一般不会发生感染。

4. 挂线术

在高位复杂性肛瘘的治疗中，挂线治疗是一个非常重要的手段。

（1）挂线治疗的基本原理。

1）引流作用：药线或橡皮筋在瘘管中起引流作用，使肛瘘得到引流，达到使肛瘘愈合的作用；引流作用是使用挂线治疗基本作用之一，不管切割挂线还是引流挂线，引流作用是挂线治疗的重要目标之一。

2）炎性粘连作用：橡皮筋或药线的异物刺激，可以导致周围形成炎症，从而使括约肌的断端粘连固定，所以切割后的括约肌不至于造成较大的缺损，预防肛门失禁的发生；炎性粘连作用是切割挂线作用的基础，如果切割过快，炎性粘连不十分确切时，可能达不到预防肛门失禁的作用。

3）慢性切割作用：使用重力或弹力橡皮筋，可以缓慢持续地对括约肌产生压力，造成局部慢性缺血、坏死，使肌肉和组织脱落达到缓慢切割的作用；缓慢切割作用是挂线治疗的最重要的功能，切割的速度应该取决于炎性粘连的速度。

4）标志作用：使用挂线可以标志出瘘管和内外口的关系，以做进一步的处理。慢性切割作用和引流作用是肛瘘治疗的重要原理，而炎性粘连是保护肛门功能、使组织修复、减少术后组织缺损的重要机制。

（2）挂线常用的材料。

1）橡皮筋：橡皮筋是目前使用切割挂线最常用的材料，特别在国内，许多人选用不同来源的橡皮筋进行挂线治疗，但是由于使用材料差异巨大、无法进行标准化，因此报道的结果可比性较差。

2）药线：在传统中医或国外传统医学中，使用药线是一种重要的选择，但是尚没有证据表明使用药线要比使用不含药的挂线效果更好，因此在目前的临床使用中使用药线的报道较少，但是如果在挂线中增加一些缓释止痛药物，减少手术后疼痛，可能也是一个很好的方向。

3）硅橡胶：在国外文献报道中，有使用硅橡胶进行挂线治疗的报道，但是由于硅橡胶的组织相容性较好，因此造成异物刺激和炎性粘连作用较差，会不会造成切割挂线后组织缺损较大也是一个问题，需要进行进一步的研究。

（3）挂线方法的选择：根据挂线的目的不同，挂线可以分为切割挂线和引流挂线，切割挂线根据方式不同又分为一期切开挂线和分期切割挂线。

1）切割挂线：切割挂线是利用挂线的弹性切割作用缓慢切断括约肌，使括约肌断端不会回缩而形成缺损。可分为一期切割挂线和分期切割挂线。①一期切割挂线：当高位肛瘘涉及肛门外括约肌浅部大部以上时，为保护肛门功能，避免排便失禁，一期切割挂线是目前应用最广泛的方法，但是一期切割挂线由于切开的速度存在差异，因此有可能在瘘管部位引流不是十分充分时切开，因此残余的感染可能导致复发。②分期切割挂线：部分高位肛瘘并发有难以处理的残腔，或因手术及术后引流的需要而在肛门外部切开较大的创面，术中应暂不紧线，通过挂线的引流和异物刺激作用，2～3周后，待残腔缩小，创面生长变浅与挂线部相适应再紧线，完成慢性切割作用。

如何选择分期挂线和一期切开挂线是一个存在很多争议的问题，从目前的文献来看，大家在切割挂线时间、每次紧线时间等很多问题上不尽相同，所以很难得出统一的意见。目前每个医生根据自己的经验选择分期切开和一期切开，可能需要进行临床研究以确定其优点和缺点。

2）引流挂线：①长期引流挂线：长期引流挂线在克罗恩病肛瘘患者中已得到广泛应用，李柏年教授建议侵及括约肌很少的克罗恩病肛瘘可做手术切开或切除，但高位经括约肌克罗恩肛瘘应该用长期挂线引流治疗，以限制症状和保持肛门功能。AIDS患者伴发的肛周脓肿和肛瘘也应使用长期挂线引流，形成脓肿或瘘管的长期引流，预防复发性脓肿的形成。另外对于高位肛瘘，如果通过切开或挂线失禁的风险非常大时，可能需要进行长期的引流挂线。但是常常有医生会问，患者能否接受长期引流挂线？有学者认为关键在于医生是否确实能接受长期的引流挂线，如果一个患者冒30%失禁的危险治疗一个肛瘘，其治愈的成本是否太高。所以对于一些特别复杂的肛瘘，一定要调整患者的期待，否则可能会导致非常严重的后果，有学者曾见到许多例患者，进行了数次肛瘘的切开、挂线等手术，最终瘘管确实愈合了，但是出现了完全性肛门失禁，严重影响了患者的生活质量。每一个肛肠外科医生必须知道肛门失禁对患者生活质量的影响远远超过肛瘘对患者生活质量的影响。②短期引流挂线：有学者认为短期引流挂线往往为进一步手术做准备，除非是肛旁脓肿的患者，否则单纯使用短时间挂线获得的成功率要比文献报道低得多。

（三）不同类型肛瘘的治疗策略

肛瘘治疗的最基本的原则是：封闭内口、切开或切除瘘管、引流所有存在的腔隙。但是在肛瘘治疗中最根本的原则是：不要造成新的肛门功能的损害。到目前为止，肛门失禁尚没有任何有效的治疗手段，而且一旦发生肛门失禁，患者的生活质量就受到很大的损害，肛门失禁对于人生活质量的影响远远超过肛瘘对人生活质量的影响，因此以牺牲肛门功能来换取高的治愈率是不明智而且难以令人接受的。

括约肌间肛瘘进行瘘管切开后治疗效果好而且并发症较低。切开内括约肌似乎不对肛门功能造成较大的损害。各型分类的肛瘘治疗的原则如下。

1. 单纯性括约肌间肛瘘

瘘管切开或切除，内括约肌切开或部分切开。

2. 括约肌间肛瘘并发伴高位盲瘘

沿内括约肌切开所有瘘管，如果没有切开高位的瘘管可能导致术后复发。

3. 括约肌间肛瘘伴高位瘘管开口于直肠

这种肛瘘在探查时可能在肛管直肠环以上发现内口，但是其真正的原发瘘管在括约肌间，因此沿内括约肌切开整个瘘管和内括约肌。当位置较高，在直肠内切开时可以使用切割挂线，减少切开后出血和缺损。

4. 高位瘘无会阴部外口

这种瘘管往往会导致混淆，似乎是非常困难的括约肌外肛瘘，但是再仔细进行探查是可以发现瘘管从上下两个方向相通。对于这种肛瘘，沿内括约肌切开整个瘘管。

5. 高位瘘管并发肛提肌以上脓肿

这种脓肿不能在会阴部切口进行引流，引流后可能形成括约肌外肛瘘，正确的治疗方法是沿内括约肌切开整个瘘管，脓肿经直肠进行引流。

6. 继发于盆腔疾病

继发于盆腔疾病括约肌间瘘管，潜在的盆腔疾病必须清除、脓肿必须彻底引流，括约肌间部分只需要轻轻搔刮，并放置引流挂线。

第二节 肛裂

一、概述

肛裂是指齿线以下肛管皮肤上的非特异性放射状纵行裂口或溃疡。一般呈梭形或椭圆形，长约 0.5～1.0 cm，以便时便后肛门撕裂样疼痛和便鲜血为主要特征，疼痛剧烈时难以忍受，需要按急症处理。中医学将本病归属到"痔"的范畴，称为"裂痔""钩肠痔"。该病发病率较高，据统计占肛肠疾病的 15％～22％，以青壮年为主，女性多于男性。75％以上的肛裂位置在肛管后正中，其次是前正中，女性常前后同时发病，两侧肛裂者少见。

二、病因病机

（一）中医学对肛裂病因的认识

中医学认为，肛裂多由血热肠燥、阴虚津亏或气机阻滞，导致大便秘结，排便努挣，肛门皮肤撕裂而成，如《医宗金鉴·外科心法要诀》云："肛门围绕折纹破裂，便结者，火燥也"。而皮肤裂伤后，湿毒之邪又乘虚侵入，局部经络受损，气血运行不畅，破溃处失于濡养，可致肛裂经久不愈。

（二）现代医学对病因的认识

一般认为，肛裂是由大便干燥、排便用力或其他因素导致的肛管皮肤破裂，并可因裂伤处继发感染而逐渐形成慢性溃疡。目前认为肛裂的发生和发展与下列几种因素有关。

1. 肛管损伤

肛管局部损伤是肛裂形成的直接原因。粪便干结时排便过度用力、便中有坚硬异物、肛门直肠检查方法粗暴、手术操作不当等，均可造成肛管皮肤损伤，导致肛裂发生。

2. 肛管狭窄

由于先天原因、外伤或肛肠手术导致肛管狭窄者，干硬粪便通过肛管时更易对皮肤造成撕裂损伤并导致肛裂。

3. 慢性炎症刺激

肛窦炎、直肠炎、肛周湿疹等肛门直肠周围慢性炎症的刺激，可使肛管皮肤脆性增加，弹性减弱，易破裂损伤。损伤后，粪便或肛管周围其他感染灶中细菌易侵入，使裂口也成为一慢性感染灶，长期炎症刺激使其易形成溃疡而不易愈合。

4. 肛管局部解剖特点

（1）直肠末端的生理曲度是由后方向前弯曲而至肛门，排便时后方所受的压力较大，加之肛管后部正中线处血液循环缺乏，因此容易损伤而不易愈合。

（2）肛门外括约肌浅层起自尾骨，向前至肛门后正中成"Y"字形分左右两束绕过肛门，至肛门前方会合；同时由于肛提肌也主要附着在肛管两侧，故肛门前后正中两个部位的肌肉相对薄弱，弹性较差，若受暴力扩张，容易撕裂导致肛裂的发生。

（3）内括约肌痉挛：内括约肌是直肠内环肌层终末的增厚部分，下界是括约肌间沟，上界位于齿线平面以上 1～1.5 cm。国内外研究都表明内括约肌痉挛是导致慢性肛裂长期不愈合的重要因素。其机制可能是肛裂在初步形成后，出现继发感染，产生局部炎症，在持续炎症和肛裂疼痛刺激下，肛管皮肤下的内括约肌痉挛，导致肛管收缩、最大静息压（MARP）升高，产生肛门局部循环障碍，使局部组织缺血缺氧，进而加重炎症和疼痛，形成"炎性刺激和疼-内括约肌痉挛-局部缺血缺氧-炎性刺激和疼痛加重"的恶性循环，并最终使肛裂长期不愈合，同时在肛裂口底部及内括约肌下缘形成溃疡和纤维性增生，即所谓"栉膜带"。

（三）病理

1. Ⅰ期肛裂

皮肤浅表缺损，创缘整齐；皮下层胶原纤维排列紊乱，增生不明显，间质中有索条状平滑肌束。血管扩张，炎细胞浸润。

2. Ⅱ期肛裂

皮肤缺损有溃疡面，呈梭形或椭圆形，创缘有不规则增厚，弹性差；皮下层胶原纤维、网状纤维少量增生，平滑肌束中有大量肌原纤维、新生毛细血管和成纤维细胞。血管扩张、充血、炎细胞浸润。

3. Ⅲ期肛裂

大体病理变化包括：①皮肤有明显溃疡缺损，溃疡边缘发硬。②溃疡上端的肛乳头被反复刺激后增生、肥大，形成肛乳头瘤。③溃疡上端的肛窦被反复刺激后发炎，常在其基底部形成瘘管。④因淋巴、静脉回流障碍，溃疡下方肛缘处常形成赘生物，称为哨兵痔。⑤溃疡面底部因炎症和疼痛反复刺激而纤维化，形成栉膜带。⑥炎症、疼痛以及栉膜带的刺激引起括约肌痉挛，使肛管处于紧缩状态。镜下病理可见裂口皮下层、平滑肌束间胶原纤维增生，深层肌束鞘膜显示网状纤维增生，间质水肿。血管扩张、出血、淤血、血栓形成，炎细胞浸润。

三、临床表现

肛裂的典型症状是出血、疼痛及便秘，三者互为因果。便秘时如大便干硬，可加重肛管撕裂，使疼痛加重、出血增多；疼痛加重和出血量增多则使患者畏惧排便而久不如厕，结果又使便秘加重，如此便形成恶性循环，从而使裂伤久不愈合。

（一）出血

肛裂的出血与排便有关，由便时努挣，撕裂肛管引起。一般出血量不多，与肛裂口大小、深浅有关，以排便时滴鲜血、粪便上带血或厕纸带血为主。肛裂感染后还可有脓血及黏液。

（二）疼痛

早期肛裂的疼痛部位局限在肛管，为排便时一过性，便后可即刻缓解。陈旧性肛裂引起的疼痛可放射至臀部，并呈周期性发作。所谓周期性，是指便时疼痛，便后疼痛间歇性减轻，但稍后再次出现并且较便时明显加重的疼痛发作方式，是陈旧肛裂的特征性疼痛。其中便时疼痛是由大便直接刺激或损伤裂口引起；便后间歇性减轻是大便刺激消失所致；疼痛再次出现则是因粪便刺激溃疡底部暴露的内括约肌纤维，使括约肌不自主收缩、痉挛，肛管最大静息压升高，致局部缺血性循环障碍而形成；疼痛更剧烈则是因局部循环障碍又可加重括约肌痉挛、升高最大静息压，从而导致"痉挛-缺血-加重痉挛"这一恶性循环的发生。这种剧烈的疼痛称为括约肌收缩痛，肛门内括约肌属消化道环肌层，为不随意肌，保持平滑肌特性，可长时间维持收缩状态而不疲劳，因此括约肌收缩痛可持续数小时，重者可至 10 余小时，当括约肌因长时间收缩而疲劳松弛后，疼痛才能逐渐缓解。在肛裂感染期，疼痛尤甚。

（三）便秘

便秘既是肛裂的病因之一，又是肛裂所引起的重要症状。患者常因恐惧便时剧痛和出血，有意延长排便间隔时间，使粪便长时间在直肠内停蓄，因水分被过度吸收而干硬，形成直肠性便秘。干硬便排出时，又可进一步加重损伤和疼痛，形成恶性循环。

此外，溃疡面和皮下瘘的分泌物，刺激肛周皮肤，常会引起肛门潮湿和瘙痒；肛门持续性疼痛的刺激，除引起排便恐惧感外，还可导致异常兴奋、失眠、胃肠紊乱、肛门直肠自主神经紊乱等症状。

四、辅助检查

肛裂的检查以视诊为主，原则上不做触诊和肛门镜检，以免加重疼痛。检查时患者一般取侧卧位或膝胸位，检查者用双手拇指将肛缘皮肤轻轻向两侧分开，观察肛管处肛裂口。早期肛裂或Ⅰ期肛裂，仅在肛管皮肤上有一较浅的新鲜梭形裂口，创缘软而整齐，质软，创面富于弹性。陈旧性肛裂或Ⅱ、Ⅲ期肛裂，裂口已成较深的梭形溃疡，边缘不规则增厚变硬，基底弹性差，有梳状硬结，多呈灰白色。Ⅲ期的陈旧肛裂，还可因炎症刺激出现裂口上端肛乳头肥大，因淋巴运行障碍而在裂口下端出现哨兵痔及因感染所致的皮下窦道。其中肥大的肛乳头、哨兵痔和溃疡性裂口一般被称为肛裂"三联症"。

五、诊断

依据典型的症状和肛管局部检查，肛裂的诊断并不困难，一般不需要行其他辅助检查。

六、鉴别诊断

临床上肛裂还需与以下几类疾病鉴别诊断。

（一）肛管结核性溃疡

结核性溃疡的形状不规则，边缘不整齐，有潜行，底部呈暗灰色并可见干酪样坏死组织，有脓性分泌物，疼痛不明显，无哨兵痔形成，溃疡可发生在肛管任何部位，多有结核病史，分泌物培养可发现结核分枝杆菌，活组织病理检查可以明确诊断。

（二）肛周皲裂

肛周皲裂多继发于肛门瘙痒症、肛门湿疹等肛周皮肤病，常伴皮肤增厚和色素脱失。皲裂裂口表浅，仅局限于皮下，一般为多发性，呈放射状，可发生在肛管任何部位，症状以瘙痒为主，无明显疼痛，出血少，无溃疡、哨兵痔和肛乳头肥大等并发症。

（三）肛管皮肤癌性溃疡

癌性溃疡形状不规则，边缘隆起、坚硬，溃疡基底部凹凸不平，表面覆盖坏死组织，有特殊臭味，如癌瘤侵及括约肌，则可见到肛门松弛或失禁现象，并有持续性剧烈疼痛，活组织病理检查可以明确诊断。

（四）非特异性炎症性肠病引起的肛管溃疡

克罗恩病和溃疡性结肠炎亦可使肛管皮肤发生溃疡。溃疡位置可位于肛门任何部位，形状不规则，底深、边缘潜行。同时伴有贫血、腹痛、腹泻、间歇性低热；和体重减轻等非特异性炎症性肠病的一系列症状。

（五）梅毒性溃疡

患者有性病史，初起时肛门部瘙痒、刺痛，抓破脱痂后形成溃疡。溃疡常位于肛门侧面，呈椭圆形或梭形，边微微突起而色红，质硬不痛，底部灰白色常有少量脓性分泌物，双侧腹股沟淋巴结有肿大。分泌物中可检出梅毒螺旋体。

七、治疗方法

（一）肛裂的非手术治疗

1. 中药内治法

肛裂的中医辨证分型包括血热肠燥、阴虚津亏和气滞血瘀三种，内服中药须依证立法和选方。

（1）血热肠燥：大便而三日一行，质干硬，便时滴血或手纸染血，肛门疼痛，腹部胀满，溲黄。裂口色红。舌质偏红，苔黄燥，脉弦数。治宜清热润肠通便，方用凉血地黄汤合麻仁丸。

（2）阴虚津亏：大便干燥数日一行，便时疼痛点滴下血，口干咽燥，五心烦热，裂口深红。舌红，少苔或无苔，脉细数。治宜养阴清热润肠，方用润肠汤。

（3）气滞血瘀：肛门刺痛，便时便后尤甚。肛门紧缩，裂口色紫暗。舌质紫暗，脉弦或涩。治宜理气活血，润肠通便，方用六磨汤加红花、桃仁等。

2. 西药内治法

西药内治一般以软化和通畅大便为原则，可在肛裂并发大便干硬和排便不畅时使用，常用包括渗透性通便药物（如乳果糖口服液、聚乙二醇散剂）和容积型泻药（非比麸）。不建议使用含蒽醌类泻药通便，因其易产生依赖性。

3. 坐浴

分为温水坐浴和药物坐浴。便前温水坐浴，可使肛门括约肌松弛，减轻排便时对肛管的挤压和对裂口的刺激；便后坐浴，则可使已发生痉挛的括约肌放松，改善局部血液循环，缓解肛门疼痛。药物坐浴时，所选的药物不必强求一致，常用的包括花椒加食盐和高锰酸钾。

医者亦可根据其辨证分型或临床经验自行选用坐浴药物。

4. 外洗

便后洗净肛门粪便残渣，可减少异物对创面的刺激，减轻肛门括约肌痉挛，缓解疼痛，促进溃疡修复。

5. 药物外敷和纳肛

早期肛裂可选用具有止血止痛、敛疮生肌作用的九华膏、玉红膏或京万红等中药膏剂敷于患处，或使用相同功效的栓剂纳肛，可促进伤口愈合、缓解疼痛和减少出血。除上述药物外，常用药物还包括一氧化氮供体（硝酸甘油软膏）和钙离子通道阻滞剂（地尔硫卓软膏）。

（1）硝酸甘油软膏：一氧化氮（NO）是能够松弛肛门内括约肌（平滑肌）的抑制性神经介质，而硝酸甘油正是一种 NO 的供体。NO 被释放进入肌细胞后，通过激活鸟苷酸环化酶，增加细胞内鸟苷酸（cGMP）的含量，从而进一步激活依赖于 cGMP 的蛋白激酶，促使肌球蛋白轻链去磷酸化，并最终松弛平滑肌，解除内括约肌痉挛，以达到降低肛管静息压，改善循环，缓解疼痛的目的，因此这一过程又被称化学性的内括约肌切开术。尽管硝酸甘油软膏治疗肛裂不引起局部的损伤，但远期复发率较高，同时硝酸甘油的扩血管作用还易导致头痛和头晕，临床用药时需谨慎，目前常用的硝酸甘油软膏浓度为 0.2%。

（2）地尔硫卓软膏：地尔硫卓属钙离子通道阻滞剂（CCB），CCB 可以选择性抑制钙离子经细胞膜上的钙通道进入细胞内，具有负性肌力作用。局部使用 2% 地尔硫卓软膏可抑制内括约肌痉挛，降低肛管静息压，改善循环，促进裂口愈合。使用 CCB 亦可产生头痛、头晕等并发症。

6. 局部封闭疗法

肛裂封闭疗法是指将长效止痛药物或其他复方药液，混合麻醉药物注射到肛周，以解除括约肌痉挛、阻断恶性循环并缓解剧烈疼痛的治疗方法。理论上内括约肌痉挛解除后，局部血液循环得以恢复，裂损创面可得到修复或治愈，但临床上我们发现封闭法治疗陈旧性肛裂的远期疗效并不理想，治疗后 1 年的复发率达 30% 以上，这可能与溃疡面的不完全吸收或引流不畅有关，因此不推荐使用封闭疗法完全替代手术治疗。尽管如此，封闭术仍不失为一种暂时性缓解内括约肌收缩痛的简便、有效方法，故目前在临床上仍有较广泛的应用。常用的封闭方法包括以下几种。

（1）激素封闭法

药物：醋酸泼尼松龙 25 mg，1% 普鲁卡因 10 mL。

操作方法：常规消毒后，自肛裂下端 1 cm 处进针并注射，将全部混合注射液呈扇形注射到肛裂两侧内括约肌和肛裂底部。注射后按压轻揉 1 分钟，以利药液均匀分布和充分吸收。

醋酸泼尼松龙为肾上腺皮质激素，有较强的抗炎作用，可使炎症消退、括约肌痉挛缓解，促进裂损愈合。另外有人报道使用利多卡因加地塞米松作为注射药物，也可取得相同疗效。

（2）亚甲蓝封闭法

药物：0.2% 亚甲蓝注射液 10 mL（麻醉药物可选用利多卡因、罗哌卡因等）。

操作方法：常规消毒后，自肛裂下端进针达内括约肌下部，并将药液注射到肛裂两侧括约肌和肛裂底部。每次注射药量不超过 10 mL，间隔 5～7 日后再次注射，一般注射 2～3 次，肛裂可愈合。

亚甲蓝可对运动和感觉神经造成可逆性破坏，并且其肌肉松弛作用与镇痛时间一致，因此亚甲蓝不仅能起到长效镇痛的作用，同时也可使肛门内括约肌松弛，有利于裂损愈合。但过量的亚甲蓝可造成组织坏死，注射时需谨慎。

3）芍倍注射液封闭法

药物：芍倍注射液 5 mL，0.5％利多卡因 20 mL。

操作方法：局部常规消毒后，在距肛缘 0.5～1 cm、截石位 6、3、9 点分别进针，达内括约肌增生肥厚的下缘，每点呈放射状注药 5 mL。内括约肌内注射射完毕后，再于肛裂基底部注射药液 5～10 mL。若并发肛门狭窄，注射时可酌情增加药量，至肛门括约肌松弛可容纳 3～4 指为宜。

芍音注射液为纯中药制剂，现代药理研究表明其具有抑菌抗炎、解痉镇痛的作用，可缓解痉挛，促进创口愈合。有文献表明，早期肛裂单纯在创面注射，即可取得较好疗效。

除传统药物封闭注射疗法外，近年来肉毒毒素 A 也被用于肛裂的注射治疗。肉毒毒素是一种由肉毒杆菌产生的含有高分子蛋白的神经毒素，可抑制神经末梢释放乙酰胆碱，引起肌肉麻痹性松弛，目前已广泛应用于眼睑痉挛、面肌痉挛和斜视。肉毒毒素 A 注射治疗肛裂的应用剂量尚无统一的标准，由于其毒性强烈，过量的注射往往可引起较严重的不良反应，因此使用时需谨慎。

7. 扩肛法

扩肛法又称指扩法，是术者用手指扩张括约肌治疗肛裂的方法。

适应证：Ⅱ期肛裂，溃疡、瘢痕形成但未出现哨兵痔、肛乳头肥大及皮下瘘等并发症者。

操作方法：操作前备皮、灌肠。取侧卧位，常规消毒、麻醉。当麻醉成功后，肛管直肠环逐渐松弛，而裂口处的纤维性增生（栉膜带）并不松弛，可明确探查到其位置在肛裂口的基底部。将涂有润滑剂的双手示指伸入肛内，一般可有勒指感，栉膜带多位于 6 点位，此时需将两指分别置于其两侧的 3、9 点肛管处，上下反向用力扩张，扩开增生纤维时，有钝性撕裂感。继之再向肛内伸入两中指，呈四指扩肛，扩拉两侧肛管壁，肛管前后方向亦可扩张。一般扩肛持续时间为 3 分钟左右。在整个过程中动作应轻柔，用力应均匀，切忌暴力快速护张肛管，以免撕裂皮肤和黏膜。

扩肛后处理：便后坐浴，不需要换药。

扩肛法治疗肛裂的依据是"栉膜带"学说。优点是操作简便，不需要特殊器械，且见效快，患者痛苦小，但治疗不当可出现出血、局部血肿、痔脱垂及暂时性失禁。

8. 针灸疗法

临床上常选用承山、长强、三阴交、天枢、大肠俞作为针刺穴位。治疗时，进针得气后一般留针 10～15 分钟，每日 1 次，3～7 日为一疗程。针灸治疗具有止痛、止血、缓解括约肌痉挛的作用，对急性期疼痛较剧的肛裂可选用该法。

（二）肛裂的手术治疗

1. 肛裂切除术

肛裂切除术是肛裂的传统手术方法，最早出现于20世纪50年代。

适应证：陈旧性肛裂，并形成哨兵痔、肥大肛乳头或皮下瘘者。

操作方法：患者取侧卧位或截石位，常规消毒、麻醉。①扩肛至3～4指。②沿肛裂正中作一纵向切口，其顶端在齿线以上0.5 cm，下至肛缘外1 cm。③依次切除哨兵痔、溃疡、瘢痕组织及肥大肛乳头，如有皮下瘘可一并切开。④直视下切断外括约肌皮下部和部分内括约肌，至手指无紧缩感为度。⑤止血、加压包扎固定，术毕。

术后处理：便后坐浴，常规换药。

2. 纵切横缝术

该术式是由肛裂切除术演变而来，术后恢复快，对纠正肛管狭窄、消除肛裂疗效较好。但如吻合处张力高，则不易愈合，还可能造成肛管黏膜外翻。

适应证：陈旧性肛裂并导致肛管狭窄者。

操作方法：患者取侧卧位或截石位，常规消毒、麻醉。①沿肛裂正中作一纵向切口，上至齿线以上0.5 cm，下至肛缘外0.5 cm。②切断栉膜带和部分括约肌纤维，如有哨兵痔、肥大肛乳头、皮下瘘可一并切除。③修剪裂口创缘，游离切口下端的皮肤，以减少张力（纵切）。④缝合时用细丝线，自切口上端进针，稍带基底组织，再从切口下端皮肤穿出，用丝线拉拢切口，使纵切口变成横行缝合（横缝），一般需缝合3～4针。如张力过大时，可在切口下方肛缘外再做一与横向切口，不予缝合或纵行缝合，可使皮肤向肛管推移，减少张力。⑤加压包扎固定，术毕。

术后处理：术后进流食或半流食、控制大便2天，每次便后用1∶5000高锰酸钾溶液坐浴，5～7日拆线。

3. 内括约肌侧切术

内括约肌切开后，可降低肛管静息压，阻断痉挛，给肛裂提供愈合的机会。1951年，Eisenhammer先发表了关于内括约肌切开术治疗肛裂论述。内括约肌切开操作最初是在后正中进行，但后来发现在该位置手术可造成肛门轻度畸形和功能受损，因此逐渐被侧切术代替。目前内括约肌侧切术具体可被分为闭合式和开放式两种。

适应证：陈旧性肛裂未并发其他并发症者。

开放式内括约肌侧切方法：患者取侧卧位，常规消毒、麻醉。①在肛门两侧，3点或9点位，肛缘外1 cm做一长约1～2 cm的横向切口。②自切口处向上，用小弯头血钳分离肛管皮肤和括约肌至齿线处。③止血钳退至括约肌间沟，并自该处插入，在示指引导下从内括约肌下缘外侧向齿线方向分离至黏膜下，但不能穿透黏膜。④将内括约肌挑出切口，直视下切断，切断后内外括约肌间沟消失。⑤贯穿缝合切口，加压包扎固定，术毕。

闭合式内括约肌侧切方法：患者取侧卧位，常规消毒、麻醉，用小刀片自括约肌间沟刺入，直接切断内括约肌，缝扎止血、加压包扎固定，术毕。

术后处理：术后控制大便2日，每次便后用1∶5000高锰酸钾溶液坐浴清洗，5日后拆线。

4. 病理组织切除、括约肌松解术

该手术方法是目前安氏疗法治疗陈旧性肛裂的主要方法，由传统肛裂切除术和内括约肌切断术以"栉膜带"学说为基础演变而来，具有创面表浅，出血少、术后恢复快等特点，目前是治疗陈旧性肛裂的较好手术方法。

适应证：各型陈旧性肛裂。

操作方法：取侧卧位，常规消毒铺巾，局部麻醉松弛肛门。①以齿线以下肛裂口顶端为起点，沿裂口向肛缘外做一放射状的梭形切口，切口长度不少于肛裂口长度的3倍。②将切口范围内的游离皮肤、裂口溃疡面和哨兵痔剪除，使其成一梭形的新鲜创面，有皮下瘘者可一并切开。③结扎并切除增生肥大的肛乳头。④沿创面基底向深部纵向划开，松解裂口瘢痕和肥厚增生的内括约肌下缘，使肛门松弛，切开后以容纳两指为宜。⑤止血包扎，术毕。术后正常饮食、常规换药。

术后处理：便后坐浴并常规换药。

操作要点和注意事项：

（1）梭形创面的宽度和长度应适中，宽度略超过肛裂口的最宽处即可，长度的以裂口长度的3倍为宜。如果肛裂较深时，还可适当延长切口并切断外括约肌皮下部，以保证引流通畅。

（2）肛裂在后正中，即截石位6点时，梭形切口应在5点或7点，以避免术后臀沟挤压，创口愈合缓慢。

（3）注意保留肛管上皮，不宜切除过多，防止术后形成较大的瘢痕。

（4）术中纤维化的括约肌已经松解，即便是由其导致的肛门狭窄亦可去除，因此不必在术后扩肛，过度的扩张反而可使内括约肌切口扩大，对正常肌肉组织造成损伤。

5. 挂线术

肛裂挂线术实际是通过勒割慢性切开外括约肌皮下部和部分内括约肌，达到解除痉挛的目的，该法可作为治疗肛裂的方法之一，但由于其术后可引起较剧烈的疼痛，因此目前临床较少使用。

适应证：Ⅱ期陈旧性肛裂。

操作方法：取侧卧位或截石位，常规消毒铺巾，局部麻醉松弛肛门。①扩肛至3～4指。②在截石位6点距肛门缘1 cm处作一小放射状梭形切口。③用小蚊式钳自切口进入，示指肛内引导下向齿线方向钝性分离外括约肌皮下部和部分内括约肌，并自齿线处穿出。④用止血钳顶端夹住橡皮筋，并自肛缘切口处拉出，使皮筋贯穿肛缘和齿线处，拉紧皮筋两端并用丝线结扎。⑤包扎固定，术毕。

术后处理：便后坐浴并常规换药。一般不需再次勒紧皮筋，术后5～7日可脱落。

6. 皮瓣成形术

适应证：陈旧性肛裂伴肛管皮肤缺损者。

操作方法：取侧卧位，常规消毒铺巾，局部麻醉松弛肛门。①自肛裂处齿线上方0.5 cm起，沿肛裂正中做一纵向切口至肛缘，切断部分内括约肌纤维。②在切口下端肛缘外，继续作分叉切口，使其呈"人"字形。③游离肛缘外"A"字形皮片，并将其向肛管内牵拉，将

皮片的两边缘分别缝合于肛管内纵切口的两侧皮肤，使"X"字形切口变成"A"字形缝合。④无菌敷料加压固定，术毕。

术后处理：术后控制排便 3 日后正常饮食，每次排便后用 1：5000 高锰酸钾溶液坐浴并换药。术后 7 日可拆线。

第三节　结肠狭窄

一、概述

结肠由于先天性畸形、慢性炎症、肿瘤和损伤等造成肠腔狭窄，粪便通过受阻，临床上出现不完全性肠梗阻症状，称为结肠狭窄。根据结肠狭窄形态的不同和纵径长短，可分为环状狭窄、管状狭窄和部分狭窄。

二、病因病机

（一）先天性畸形

结肠先天性畸形较为少见，由于肠道胚胎发生缺陷，造成肠腔完全梗阻的为结肠闭锁，部分狭窄的叫结肠狭窄。

（二）肠炎性疾病

结肠炎性狭窄的病因有肠结核，肠阿米巴病，肠血吸虫病，大肠克罗恩病，溃疡性结肠炎，缺血性结肠炎，放射性肠炎，性病性淋巴肉芽肿等。

（三）结肠肿瘤

突入肠腔的良性、恶性肿瘤均可引起结肠狭窄梗阻。恶性肿瘤中以结肠癌为最多见，纤维肉瘤有时可长大阻塞肠腔。

（四）损伤

结肠损伤后处理不当，可发生结肠造口狭窄梗阻和手术后吻合口狭窄。结肠狭窄的临床表现因狭窄轻重不同和病因各异，引起的症状不一。除先天性严重结肠狭窄于新生儿早期即出现慢性低位肠梗阻症状和体征外，一般病程较长而难以早期发现。结肠炎性疾病发生结肠狭窄后，临床表现为慢性、不完全性低位肠梗阻，发病初期常有上腹部不适和腹胀症状，也可能有腹泻症状；随着肠腔狭窄程度的加重，肠梗阻的表现也逐渐明显。患者有阵发性逐渐加重的腹痛，腹痛时常伴有肠鸣；有时因膨胀肠袢可见腹部隆起包块，随腹痛缓解而消失，随即自肛门排气或排出稀便。腹部有时可扪及肿块，直肠指检有时能触及狭窄部位。结肠癌有时并发结肠狭窄后常出现典型的慢性低位肠梗阻症状如腹痛、腹胀和便秘等，并可摸到稍可移动或固定的腹部肿物。

三、辅助检查

除全身查体外，最重要的是进行腹部检查和直肠指诊。严重结肠狭窄常有慢性肠梗阻的腹部体征。结肠造口狭窄可通过指诊确定诊断。

（一）内镜检查

X线检查、乙状结肠镜或纤维结肠镜检查以及X线钡剂灌肠检查对确定结肠狭窄的部位、程度和病因有决定性意义。

（二）其他检查

必要时应采取活组织进行病理检查，化验粪便，做性病性淋巴肉芽肿试验等有关检查。

四、诊断

根据病史、症状、体检、化验以及纤维结肠镜检查、活组织病理检查和X线钡剂灌肠等有关检查，一般即可做出结肠狭窄的诊断。

结肠先天性狭窄因狭窄程度不同，所引起的症状不一。如狭窄不甚严重，婴儿可以生长，只有慢性肠梗阻和营养、发育不良症状；严重梗阻则出生后因胎粪阻塞可出现肠梗阻现象。慢性炎症引起的结肠狭窄多有腹泻、粪便带脓血、黏液等长期发展史。肿瘤形成的结肠狭窄早期多无明显症状，逐渐增大引起狭窄后则多已属中、晚期病变，可出现不完全梗阻症状和体重减轻等。放射后、手术后结肠狭窄和损伤所致狭窄均有明确的放疗、手术和外伤史。性病性淋巴肉芽肿的患者有性病接触史，一般以女性为多。

五、鉴别诊断

对有明显病史的结肠狭窄如放疗、手术、外伤、炎症等所致狭窄，结合临床表现不难鉴别。但早期结肠癌、淋巴肉芽肿及慢性炎症等所致的结肠狭窄，常因无明显症状而鉴别诊断较为困难。

（一）增殖性肠结核

临床表现为慢性不完全性低位肠梗阻，发病初期常有上腹不适和腹泻症状。随着肠腔狭窄程度的加重，肠梗阻的征象逐渐明显，发作时可出现阵发性腹痛、肠鸣和右下腹隆起包块；后者为膨胀的肠袢，常随腹痛缓解而消失，随即自肛门排气或排出稀便。检查时全身情况除较消瘦外无重病容，腹部稍胀，腹痛时可见肠蠕动波和听到高亢肠蠕动音，约有65%患者右下腹相当于盲肠、升结肠部位，可扪出微有压痛、不易移动的块状或条索状肿物。钡餐检查或钡剂灌肠X线检查可见回盲部有不规则的充盈缺损和肠腔狭窄。增殖性回盲部或肠结核须注意与结肠癌相鉴别，因其临床表现常相似，甚至可以同时存在。一般而论，结肠癌患者大多在40岁以上，病程较短，病变范围较局限，肠道出血或大便隐血阳性症状较明显。

（二）肠阿米巴肉芽肿

由于慢性阿米巴肠炎病变长期不愈，产生大量纤维组织，肠壁和附近肠系膜有炎性水肿和浸润，形成一个肿块，可使结肠肠腔发生狭窄和肠壁发生运动障碍，因而引起肠梗阻。这一病因临床上仅为偶见，最多见的病变部位在盲肠，其次为乙状结肠和直肠，可能为多发性。患者有阿米巴痢疾病史，主要症状为局限性腹痛和间歇性腹泻，慢性肠梗阻的症状出现较晚，全身情况一般尚好。腹部检查常可扪到较硬疑为癌肿肿物，钡剂灌肠检查发现结肠病变更增加了癌肿诊断的可能性，常常因此而进行手术治疗切除有病变的肠段，经病理检查发现肠壁病变组织内有多数阿米巴滋养体才确定为阿米巴肉芽肿。由于本病的内科治疗效果很好，并不需要外科治疗，因而正确的诊断极为重要。对患有慢性腹泻的患者应仔细检查大便，如发现溶组织内阿米巴滋养体或包囊，X线钡剂灌肠有多发性病变累及较长一段结肠，在加压时肠腔充盈变宽，钡剂排除后又变窄，则结肠狭窄病变为炎性的可能性大，即可试用抗阿米巴药物作治疗。若有显著疗效，随之大便内阿米巴消失，诊断即可确定为阿米巴肉芽肿；否则不能除外慢性阿米巴肠炎与结肠癌同时存在，需要施行手术治疗。

（三）肠血吸虫病结肠狭窄

长时期重度血吸虫感染可以引起结肠壁高度增厚（肉芽肿），肠腔狭窄，因而产生不同程度的结肠梗阻，腹部有时可扪及肿块。最常见的梗阻部位为乙状结肠和直肠，也可以发生于盲肠和横结肠。X线钡剂灌肠所见为较长一段肠腔狭窄、肠壁僵硬、边缘不齐，并有圆形充盈缺损（息肉）。粪便检查虫卵为阳性约占80％，最后诊断需根据病变部位组织切片检查而定。如仅有轻度梗阻，经锑剂治疗后可能解除症状；如梗阻明显则以手术切除病变肠段为宜。

（四）局限性结肠炎

局限性结肠炎又称肉芽肿性结肠炎或大肠克罗恩病，是局限于一处或多处肠管的慢性非特异性肉芽肿性炎变，多见于回肠末端回盲瓣处，但盲肠、升结肠与直肠也可同时或单独受累，肠腔由于结肠壁显著增厚、僵直而变为高度狭窄，在病变晚期这种狭窄也可为瘢痕性。患者常有较长时期的病史，初期症状为腹痛和腹泻，大便为半稀状、无脓血；一部分患者表现为缓慢进行性过程，有长期症状缓解期，最后在病程晚期出现肠狭窄梗阻症状。X线钡剂检查或钡剂灌肠检查对诊断有一定帮助，在慢性肠腔狭窄期可显示出一条细而不规则的狭窄肠道。局限性结肠炎与溃疡性结肠炎的鉴别一般困难不大，溃疡性结肠炎病变主要位于左侧结肠，排便次数较多，粪便内常有脓血，结肠镜检查和钡剂灌肠检查可发现左侧结肠的黏膜溃疡和急性炎变。

（五）慢性溃疡性结肠炎

最常累及的部位是乙状结肠和直肠，严重患者因病变肠壁增厚并缩短以及瘢痕收缩可造成肠腔狭窄。除根据下腹轻度绞痛、腹泻和黏液便等临床表现外，结肠内镜和钡剂灌肠检查可以确定诊断。X线检查典型所见为结肠袋消失、黏膜皱襞紊乱、肠管边缘呈锯齿状，有息肉样变、肠腔狭窄和肠管缩短。对有明显结肠梗阻的患者需行手术治疗，彻底切除病变所累及的肠段。

（六）缺血性结肠炎

好发于老年人，45岁以下者少见，多数患者并发有心血管疾病、糖尿病或类风湿关节炎。缺血性结肠炎的临床表现与血管堵塞的范围和时间有关。临床尚有3种类型：①第一种为可恢复性的缺血性结肠炎，只暂时影响了动脉供应，不久就有侧支循环建立，故只有部分黏膜坏死，2～3日后就能再生。②第二种为狭窄性缺血性结肠炎，动脉供应大部分受到影响，黏膜出现缺血性梗死及溃疡，有继发性细菌感染，纤维化愈合后常引起结肠狭窄。③第三种为坏死型缺血性结肠炎，动脉供应完全丧失，结肠发生全程梗阻、坏死，可致穿孔造成腹膜炎甚至死亡，故又称不可恢复性缺血性结肠炎。缺血性结肠炎并不单纯是结肠炎性疾病，但须与慢性溃疡性结肠炎和局限性结肠炎（大肠克罗恩病）等肠道炎性疾病相鉴别。

（七）放射性肠炎

各人对放射治疗敏感不同，与放射剂量大小无大关系。放射性肠炎多数是由于小肠和大肠对放疗感受性增高所致，为腹腔、盆腔或腹膜后等恶性肿瘤经放射治疗所引起的并发症。据报道，在 5 周内照射量超过 5000 rad 时，约有 8％的患者发生放射性肠炎。初期肠黏膜充血、水肿、炎性细胞浸润，肠壁增厚，有黏液性渗出物；然后发生闭塞性动脉炎和静脉内膜炎引起肠壁缺血，黏膜及黏膜下层坏死，黏膜糜烂形成溃疡；末期结缔组织和平滑肌变性，最后导致纤维化或深溃疡瘢痕收缩，引起肠管狭窄，甚至造成梗阻。临床症状可出现在疗效的早期、疗程结束后不久或治疗后数月至数年。晚期肠炎常发生于放疗数月后，可有排便次数增多、便血或黏液便、腹痛及里急后重等症状；若结肠和直肠发生狭窄时即出现部分肠梗阻征象，腹痛加重，大便变形或便秘，钡剂灌肠 X 线检查可显示肠壁僵直和狭窄。少数病例由于溃疡边缘隆起，其 X 线征象酷似癌肿；主要区别点是狭窄病变肠段与上下肠段的接界是逐渐移行，无明显分界。经肠镜做活组织病理检查可与恶性肿瘤和溃疡性结肠炎相鉴别，但取活检时要注意防止穿孔。

除一般治疗、保留灌肠局部用药和中医中药治疗外，近年来国内对重症患者试用巨球蛋白治疗放射肠炎有良好疗效。对有结肠狭窄梗阻的晚期病变，常需采用外科手术治疗，但因组织受放射线损伤不易愈合，疗效往往不甚满意。对于远端结肠狭窄，可选择横结肠近肝区处做永久性结肠造口或暂时性粪便改道，其效果比单纯切除病变好。

（八）结肠癌

结肠癌绝大多数是腺癌，其中髓样癌或软癌瘤体较大，向肠腔内生长，可使肠腔变小狭窄；硬癌虽瘤体不大，但纤维组织很多，浸润肠壁发生环状狭窄易引起结肠梗阻。左半结肠癌多为环状硬癌，因此肠梗阻是主要症状，有时急性肠梗阻是首先出现的症状。有时因部分结肠梗阻，发生腹部隐痛或绞痛、腹胀、便秘与腹泻交替出现，粪便内有血及黏液。乙状结肠镜检查和 X 线钡剂灌肠检查可发现癌肿部位及肠腔狭窄等改变。有明显结肠梗阻的患者，钡剂灌肠后应立即用盐水灌肠洗去钡剂，以免积存于梗阻部位以上肠腔内而加重梗阻。通过乙状结肠镜采取活组织做病理切片检查，是确定结肠癌诊断的重要措施。在鉴别诊断中除结肠慢性炎症外，尚有结肠以外的疾患应加注意。结肠癌唯一有效的治疗方法为广泛手术切除，在不能根治切除的情况下，如结肠狭窄梗阻较重，需做姑息手术解除梗阻。

六、治疗方法

结肠狭窄的治疗应针对病因，并须根据狭窄程度不同而采用非手术疗法或手术疗法。

（一）非手术疗法

1. 病因治疗

如肠阿米巴肉芽肿引起的结肠狭窄梗阻可试用卡巴肿、依米丁等抗阿米巴药物治疗，一般效果甚好，不需要外科手术治疗。肠血吸虫病引起的轻度结肠狭窄梗阻，经锑剂治疗后即可能解除症状。

2. 服用润肠通便药物

有便秘症状可口服液状石蜡、果导或酚酞等药物通便。亦可服中药润肠汤（当归、生地黄、火麻仁、桃仁、甘草，水煎服）或五仁丸（桃仁、杏仁、松子仁、柏子仁、郁李仁、陈皮)。

(二) 手术疗法

1. 结肠部分切除术

对病变范围较局限的结肠狭窄,可完全切除有狭窄病变的结肠后行断端吻合术。

2. 左半或右半结肠结肠切除术

对病变范围较广泛的结肠炎性疾病,需做左半或右半结肠切除术。对结肠癌更应做广泛手术切除,包括系膜及局部淋巴结,切除范围按癌肿部位、血运和淋巴的分布而决定。右侧结肠癌多可做一期结肠切除吻合术,如梗阻严重,手术前可先用长管减压以减轻腹胀。左侧结肠癌是否应一期或分期手术,决定予结肠狭窄梗阻的程度和术前肠道准备的情况。

3. 姑息手术

对不能根治切除的结肠癌,如结肠狭窄梗阻较重,可做回肠与横结肠端侧吻合或横结肠造口术以解除梗阻。

第四节 直肠肛门狭窄

一、概述

直肠肛门狭窄,是指直肠、肛管、肛门的腔道变窄。直肠肛门狭窄除先天畸形外,若其致病因素尚未得到控制时,肛门部可经常有脓血性分泌物外溢。

二、病因病机

凡使直肠肛门结缔组织增生肥厚,形成瘢痕,致使肛门直肠失去弹性和管腔狭窄的因素,均可导致直肠肛门狭窄,另外,直肠肿物占据或压迫肠腔(如直肠癌、肛管癌、直肠巨大息肉)等,及邻近器官的肿物压迫直肠腔道(如前列腺肿瘤、子宫及卵巢肿瘤、骶尾部肿瘤)等,也都能引起直肠肛门狭窄。常见的病因有以下几种。

(一) 先天性畸形

在胚胎发育过程中,直肠与肛管之间的肛膜未破裂或不全破裂,出生后即可出现肛门狭窄。

(二) 炎症

直肠肛门的各种慢性炎症和溃疡,可使直肠壁及肛门形成瘢痕,进而挛缩造成直肠肛门狭窄,如肛门直肠周围脓肿、肛门直肠瘘、直肠溃疡,各种直肠炎,直肠结核等。

(三) 损伤

肛门直肠手术处理不当,如内痔或混合痔环切手术,切除黏膜和肛管皮肤过多,直肠吻合术后形成环行瘢痕,直肠阴道手术以及内痔注射不当引起直肠黏膜大片坏死以及肛门直肠外伤,腐蚀性药物损害,冷冻伤,烧伤等均可使其形成瘢痕,进而挛缩以致狭窄。

中医认为,此病多为先天不足或大肠热结,气机不畅,以及外伤误致有关。

（四）病理

直肠狭窄部分一般多在齿状线上 2.5～5 cm 处。不论是慢性炎症或是损伤，也不论这种慢性炎症或损伤是来自直肠本身或是直肠外的邻近组织，其结果都能使直肠壁各层组织充血、水肿、淋巴回流发生障碍，结缔组织增生而形成瘢痕，或肠壁变厚失去弹性，以至僵硬而造成狭窄。

肛门狭窄，除先天性畸形外，病理改变与直肠狭窄大致相同，在直肠狭窄的上部，因受粪便向下移动的压力作用，使直肠壁扩张呈球状膨大，膨大部的黏膜长期受此积蓄粪便的刺激，摩擦而出现炎症溃疡，其表面附有黏液及少量出血。狭窄段黏膜呈灰白色，肥厚，僵硬。

（五）分类

直肠狭窄，根据狭窄的形态不同，可分为 3 类。

1. 线状狭窄狭窄

部位呈线状或半环状不构成环。

2. 环状狭窄狭窄

部位病变累及肠管 1 周，呈环状，其宽度在 2 cm 以下。

3. 管状狭窄

同环状狭窄，但其宽度超过 2 cm。

三、临床表现

主要症状为大便不畅、便条变细、便秘或肛门部不适、疼痛。由于狭窄的程度不同，症状也有轻重之别。

轻度狭窄时，患者排便不畅，便条变扁，排便后仍有便意。重度狭窄者，由于排便极度困难，有时因粪便在直肠狭窄上部时间过长，而发酵产气，故有肠内胀气现象。长期便秘可使症状加重。患者不可服用剧烈泻药，否则，将会使肠蠕动加强，引起产生梗阻现象。本病晚期，狭窄上部的炎症、溃疡加重，有黏液、脓血样变，上皮脱落。患者可有骶尾部不适，食欲缺乏，体质消耗明显等症状。

肛门指诊可发现直肠、肛门有不同程度的狭窄，狭窄严重者手指不能通过。

肛管狭窄时，肛门和肛管部可能没有瘢痕。直肠狭窄时，可在狭窄部位摸到狭窄环，或变硬缩窄无弹性的肠壁。

指诊时应该注意，不要使手指强行通过狭窄区，以免造成出血或人为的撕裂伤。内镜检查时，可见狭窄部黏膜呈灰白色，并肥厚变硬。若用可以通过狭窄部的内镜检查，可查明狭窄部黏膜呈灰白色，并肥厚变硬。若用可以通过狭窄的内镜检查，可查明狭窄区的长度和狭窄部及上部的炎症、溃疡、出血等情况，对于不能通过手指和内镜的患者，用稀钡灌肠，或碘油做 X 线造影检查，可查到狭窄的形态与程度。

四、诊断

根据病史、肛门指诊及内镜检查，即可做出诊断，但病因学诊断需做粪便检查及细菌培养，对于恶性肿瘤所造成的狭窄，病程进展极快，有奇臭的脓血样便。指诊时可触及肿物表面凹凸不平，溃疡极易出血，为了慎重起见应取活组织，做病理学检查，以明确诊断。

对于肛管狭窄，应与肛裂引起的括约肌痉挛相鉴别。

五、治疗方法

（一）非手术疗法

如下所述。

1. 药物治疗

目的在于消炎、通便、排除积存的粪便及保护已形成的溃疡面。给予槐角丸，每次 1 丸，每日 2～3 次；麻仁滋脾丸，每次 1 丸，每日 2～3 次，或液状石蜡 20～30 mL，每日 1～2 次。

用蒸馏水 500 mL 或 1∶2000 高锰酸钾溶液灌肠，每日 2 次，清除肠道内积存粪便，清洁肠腔。

2. 扩肛法

扩肛法适用于轻度肛门及直肠下段环状狭窄。不需要麻醉，每日用手指或电动直肠按摩器扩肛，1 日 2 次。操作时用力要适当，避免因暴力造成撕裂伤，本法也可辅助应用泼尼松龙瘢痕内注射，以促进瘢痕软化。

（二）手术疗法

手术疗法适用于经非手术治疗无效有肠梗阻表现，直肠高位环状狭窄或管状狭窄者，对于恶性肿瘤造成的直肠肛门狭窄，应做肿瘤根治术。

1. 肛门狭窄的纵切横缝法

术前准备：术前 1 日给予流质饮食，术日早晨给予清洁灌肠。麻醉：腰俞或骶管麻醉。

操作方法：于术后正中线切开肛管皮肤及肛缘皮肤 1 cm，游离切口两侧皮肤各 0.5 cm，切断内括约肌及外括约肌皮下部，将游离的皮肤做横形缝合。如果缝合切口张力过大，可在切口外侧做弧形减张切口，无菌敷料包扎，丁字带固定。

术后处理：术后保持创面清洁干燥，酌情给予抗生素预防感染，5～7 日拆线。拆线后用活血化瘀中药坐浴，并用电子直肠按摩器扩肛 1～2 周。

2. Y-V 皮瓣移植法

术前准备及麻醉：同纵切横缝法。

操作方法：在截石位 9 点处切开肛管皮肤至肛缘，由切口外端向外做"V"字形切口，使整个切口呈"Y"字形。潜引分离切口中央皮瓣至皮瓣中心处，然后将皮瓣拉入切口使皮瓣顶端与切口内端对合，间断全层缝合，使之呈"Y"字形。如果切口缝合后张力过大。可在其外侧皮肤做弧形减张切口，无菌纱布包扎，丁字带悬吊固定。

术后处理：保持切口清洁干燥，酌情给予抗生素预防感染，5～7 日拆线。拆线后用电子直肠按摩器，按摩扩肛 2 周。

3. 肠内环行狭窄后方切开术

适应证：此术式适用于腹膜反折以下，手指能摸的环行狭窄，或较短的管状狭窄。

术前准备：给予低渣饮食。用甲硝唑、新霉素等肠道准备。术前 4 日起，每晚将粗导尿管通过狭窄肠段，用盐水做结肠灌洗，排除积存粪便，保持术前肠道清洁。

麻醉：骶管或硬膜外麻醉。

体位：截石位或左侧卧位。

操作方法：充分扩张肛管后。用组织钳向四周拉开肛门缘，显露狭窄部的下缘，在后正中线纵行切开，切口深达肠壁肌层，然后用扩张器置于狭窄部，直到狭窄部扩张为止，必要时在环状狭窄的后半环，做2～3个纵切口。压迫止血，结扎明显的出血点。肛门内放置外缠凡士林纱布的橡胶管，将其固定好，以起到持续扩张狭窄部位及压迫止血的作用，并供排气，保持肠道通畅，应当注意，勿使橡皮管脱落或缩入直肠内。

术后处理：术后之日给予少渣饮食。给予抗生素预防感染。术后48小时拔除橡胶管。以后每日扩肛1次，直至狭窄消失为止。

4. 切开缝合法

适应证：本法适用于直肠下部的环行狭窄。

操作方法：扩张肛门，暴露狭窄段，于狭窄后部做一纵行切口。以不切透直肠壁为度。如瘢痕较厚时，可做"人"字形切口。切除部分瘢痕组织，游离一部分直肠黏膜，将游离的上部直肠黏膜牵拉下来覆盖于切口上，用小圆针丝线固定黏膜数针。直肠内放置外缠凡士林纱布的橡胶管固定。

术后处理：术后给予流质饮食，给予抗生素预防感染1周。48小时后去除橡胶管，局部清洁换药每日1次，5～7日拆线。术后定期用电动直肠按摩器按摩扩肛。

5. 直肠外部切开术

适应证：本法适用于腹膜反折以下的环行狭窄或管状狭窄者。

体位：以俯卧位或左侧卧位为宜。

操作方法：在肛门后正中线上，由尾骨至肛缘2.5 cm处做一切口，有时需切除尾骨及骶骨下段，切开直肠后组织，露出直肠，剥离直肠两侧组织，将直肠拉出切口外，用金属扩张器由肛门插入直肠通过狭窄处。从外部纵行切开狭窄处，切口两端达狭窄肠段上、下两端的正常肠壁组织。取出金属扩张器，将橡胶管外缠凡士林纱布后，经肛门插入直肠至狭窄段的上方。向左右两侧牵开切口，使肠壁纵行切口变成横行切口，用圆针丝线间断缝合、黏膜层、浆肌层，最后将筋膜缝于切口之外。切口内放置橡皮引流条，间断缝合皮肤，无菌敷料包扎。

术后处理：给予低渣或流质饮食，并口服阿片酊3日，控制大便5日，给予抗生素预防感染。24小时后拔出橡皮引流条。直肠内橡胶管，手术后第5日取出。

6. 直肠经腹腔拉出切除术

适应证：本法适用于高位直肠狭窄，及无并发症的直肠下段管状狭窄（多数为畸形），或低位环行狭窄，经后方切开术无效者，均可采用保留肛管和肛提肌的直肠经腹腔拉出切除术进行治疗。

术前准备、操作方法、术后处理：基本上与直肠癌经腹腔切除术相同，但因狭窄是良性病变，以切除狭窄瘢痕为目的，故操作中对狭窄部以外的组织要尽量减少损伤。如需切断直肠侧韧带时，应尽量靠近直肠，不要损伤盆腔神经丛，以免术后引起长期尿潴留及阳痿等病症。如管状狭窄并有完全性结肠梗阻，内痔，肛管周围等并发症时，应先行横结肠造口术，待并发症消除后，再关闭造瘘。

7. 直肠肛管经腹会阴联合切除术

适应证：本法用于肛管和括约肌都已发生瘢痕挛缩或已证实有恶变者。

第五节　结肠损伤

一、概述

结肠损伤是腹部钝性损伤及穿透性损伤所致的较常见的空腔脏器损伤，也可因医源性损伤如钡剂灌肠、结肠镜检查、电切除肠息肉所引起的结肠穿孔等。其临床特点为：有外伤史、腹痛、腹胀、恶心、呕吐、腹部压痛、反跳痛及肌紧张，可有全身中毒症状。结肠损伤发病率仅次于小肠，居腹腔脏器伤的第 2 位，占全腹部损伤的 30％，其中，开放式结肠损伤发生率为 95％左右，闭合性损伤发生率为 5％左右。据统计，结肠损伤以横结肠和降结肠、乙状结肠损伤最多见。单纯结肠损伤的病死率为 4％～10％，而在并发其他脏器损伤时，其并发症和病死率均增加 4 倍。本病属中医"腹痛"的范畴。

第一次世界大战以前，结肠损伤的病死率几乎是 100％。第一次世界大战中，大多采用缝合关闭结肠损伤，病死率高达 60％～77％。在第二次世界大战及朝鲜战争中，损伤肠襻外置及近端结肠造瘘的常规应用大大降低了病死率，但仍约 37％。近年来随着外科手术技术的进步，抗生素及抗休克措施的进展，以及对结肠损伤诊治技术的提高，结肠损伤的病死率已降至 10％以下。

二、病因病机

结肠损伤的病因大致分为以下几类。

(一) 火器伤

火器伤多为枪弹和炸伤，以枪弹居多而弹片伤较少，并发身体其他部位的损伤也很多见，是结肠损伤的主要原因。

(二) 利器伤

常有锐器的直接刺、切和割伤，各种交通事故，以及摔伤、打击伤、挤压和撞击伤等。

(三) 医源性损伤

医源性损伤比较少见，常见原因有如下。

1. 腹部手术损伤结肠血液循环或直接损伤结肠，或手术中腹腔引流不当，如引流物过硬或时间过久。此外，行脾切除或其他与胃肠道无关的手术而发生肠穿孔。

2. 在乙状结肠镜、结肠镜等检查时，息肉电凝切除和灌肠时，偶可发生结肠损伤。另外，钡剂灌肠所致医源性结肠损伤也有报道。

3. 其他：如用腐蚀药物灌肠（高浓度石炭酸等）、肛门插入异物而致破裂、内脏手术或移植损伤等均有报道。

结肠损伤的伤情与致伤条件、损伤物的性质、受伤时患者的体位及确诊的时间有关。结肠内容物不具有强烈的化学刺激性，低位结肠内容物较干，因此结肠破裂后早期反应轻，腹膜刺激征不明显，尤其是腹膜后损伤，临床表现不明显，致早期诊断困难。结肠系膜或伴较大血管损伤可发生大出血，甚至休克，此时以失血性表现为主。结肠损伤常伴腹内其他脏器损伤，如肾、小肠、胰腺及肝脏等，由于消化液的刺激可影响结肠裂口的愈合。结肠破裂晚期由于粪便污染所致的严重感染，可发生严重的腹膜炎，使患者发生全身中毒表现，甚至败血症及感染性休克等，常可因此而危及生命。

三、临床表现

结肠损伤后的症状与体征与以下因素有关：①有否开放性伤口。②损伤的部位。③就诊的时间早晚。④并发伤的伤情。

（一）症状

1. 腹痛：严重程度视损伤的性质不同和并发伤的情况而定。由钝性腹部外伤所致的结肠损伤，可有25％左右在早期无明显腹痛症状；若结肠破裂，则有进行性加重的持续性腹痛。

2. 腹胀、恶心、呕吐。

3. 可有便血史。

4. 严重者有全身性感染中毒性休克。

（二）体征

穿透性损伤可见明显的伤口，非穿透性损伤虽没有明显伤口，但有腹式呼吸减弱，全腹弥散性腹痛，伴有反跳痛和腹肌紧张等体征。

有时可以出现肝浊音界缩小或消失，随腹膜刺激征的症状逐步加重，常出现明显的腹胀和肠鸣音减弱或消失及移动性浊音。肛门指诊有血迹。

四、辅助检查

（一）X线检查

结肠损伤后，腹部X线检查可发现部分患者中有膈下游离气体，火器性盲肠伤引起者还能显示腹腔内金属异物残留，对诊断有参考价值。因此，对疑有结肠损伤而又诊断不明确的患者，首先应行X线检查，以观察是否有膈下游离气体和腹腔内金属异物的存在。

（二）诊断性腹腔穿刺

当腹腔内存在200 mL以上的积液时，能经穿刺吸出腹腔液做检查，阳性率较高。但应注意，腹腔穿刺表现阴性结果时，也不可轻易排除结肠损伤的可能。

（三）直肠指诊

远端结肠损伤在进行直肠指诊中通常指套有血迹，即使未有血染也不能排除结肠损伤存在的可能性。

（四）导尿

借此可以排除泌尿性损伤，具有十分重要的鉴别诊断价值。

（五）腹腔灌洗术

对腹部钝性伤疑有结肠损伤时，采用腹腔灌洗术灵敏度可高达95％以上。

（六）腹腔镜检查

不仅可了解损伤部位，还可观察损伤程度。

（七）剖腹探查术

对伤情较复杂严重而诊断难以确定的患者，若经细致观察分析后仍不能确诊结肠损伤的患者，应及早进行剖腹探查术以免误诊或漏诊。同时，对腹部伤在剖腹探查时不要忽略结肠的系统探查，方能提高结肠损伤的早期诊断处理率。

五、鉴别诊断

（一）小肠损伤

症状、体征与结肠损伤均相似。腹腔诊断性穿刺和灌洗液中可抽到食物纤维、胆汁；CT 照片显示小肠壁缺损、肠周围积液和小肠壁血肿可作为诊断小肠损伤的金标准。

（二）十二指肠损伤

早期疼痛较轻，全身情况相当稳定，体格检查阳性体征少。钡餐检查造影剂从肠腔外溢出征象和见到十二指肠黏膜呈"弹簧样"，X 线征象可诊断为十二指肠损伤。

（三）直肠损伤

有损伤的病因，同时出现下腹剧痛，并可弥散至上腹部，而且有腹肌紧张、压痛、反跳痛，叩诊有肝浊音区缩小或消失，并在较晚出现低血压、高热、寒战、腹胀。行腹腔穿刺，可有肠内容物、血液被抽出。

六、手术疗法

凡疑有结肠损伤，均应及时给予手术探查和治疗。手术时间愈早，愈年轻，全身情况愈好，腹腔污染及腹膜炎愈轻者效果愈好，否则则差。损伤后 2～4 小时施行手术，效果最佳，手术每延迟 4 小时，病死率将提高 15%。现手术方法有如下几种。

（一）一期修复术

1. 适应证

手术前患者血压大于 80/60 mmHg（10.7/8.0 kPa）；肠穿孔较小，外溢肠内容物很少，腹腔粪便污染局限于结肠破裂周围；创伤至手术时间小于 8 小时；失血量小于 1000 mL；结肠损伤肠壁血运良好，不需要切除，肠壁能一期关闭腹部创伤。

2. 禁忌证

结肠中度、重度损伤。

3. 操作要点

连续硬膜外阻滞或全身麻醉。术时取平卧位，用碘酒、乙醇消毒皮肤，铺无菌手术单，在上腹至耻骨的正中做切口，游离损伤段结肠，分离结肠系膜，吻合结肠断端，充分冲洗腹腔，并吸尽腹腔内冲洗液，关腹。注意引流置于吻合或修补处之附近，不可与吻合口直接接触。术后胃肠持续减压至肛门自动排气。

（二）损伤肠段外置术

1. 适应证

游离段肠襻局部清创后做无张力缝合并提出腹腔外；缝合后疑有不安全应外置造瘘的某些病例，如血浆蛋白过低、老年人或感染严重；短距离两处以上损伤；损伤部结肠之远端不存在第 2 处损伤；术后无法进行优良的治疗和无法留治观察者。

2. 禁忌证

轻度结肠损伤。

3. 操作要点

连续硬膜外阻滞或全身麻醉。术时取仰卧位。按一期修复术的方法将损伤肠段修复。通过戳创伤口将修复的损伤肠段引到腹壁外，腹壁创口不可太小，以防止狭窄，一般 5～7 cm 为妥。在系膜上无血管区戳 1～2 个小孔，两个小孔间距离为 4～5 cm，置一根或两根两端套有橡皮管之玻璃棒以支撑结肠不使回缩。注意外置肠襻应保持湿润，以防止发生浆膜炎而导致裂漏。观察 7～10 日，如修补缝合部已愈合，则还纳腹腔，否则可在床边直接改为外置造瘘术。

（三）肠管外置术

1. 适应证

患者全身情况太差，如严重休克；腹腔污染严重；损伤肠管挫灭伤严重，对其生机力判断有困难。

2. 禁忌证

轻度结肠损伤。

3. 操作要点

连续硬膜外阻滞或全身麻醉。术时取仰卧位。将损伤肠管拖出置于腹壁外，待患者情况好转后，再次手术处理及放回损伤的肠管。

（四）结肠造口闭合术

1. 适应证

结肠造口后 2～3 周，钡剂灌肠或结肠镜证实远段结肠梗阻已解除者。

2. 禁忌证

患者全身状况不好，局部有炎症或结肠远端未通畅者。

3. 操作要点

连续硬膜外阻滞，术时取仰卧位。用碘吡酮纱布堵塞造瘘口，在黏膜与皮肤交界线外 3～4 cm，沿结肠造口周围一圈切开皮肤。提起造口边缘，沿切口向深部分离，显露结肠浆膜层，在结肠浆膜与周围皮下脂肪分离，直达前鞘筋膜。显露前鞘筋膜缘，剪除其周围 1～2 cm 的皮下脂肪，然后分离结肠壁与前鞘筋膜缘，直至腹腔。进入腹腔，即可用示指深入，轻轻分开横结肠附近粘连，然后在示指保护下结肠与前腹壁完全分离。游离出造口肠襻 5～6 cm，切除造口皮肤缘，一般需修剪 3～4 cm 造口缘的正常结肠壁，仔细检查肠壁有无损伤。若缝合的肠壁有明显张力，需扩大切口，充分游离横结肠，甚至需游离结肠肝曲，然后切除造口肠襻，分两层做端端吻合。回纳已缝闭或吻合的肠襻，用抗生素溶液冲洗伤口，再逐层缝合腹膜及后鞘、腹直肌前鞘。由于一期缝合皮肤易于发生伤口污染，故可视伤口污染情况，皮下置引流条缝合皮肤，或用纱布松散地填塞皮下，待肉芽生长后做二期缝合。术后持续胃肠减压 1～2 日，术后 3～4 日开始流质饮食，术后 1 周禁止灌肠。

七、其他疗法

用于术前、术中及术后针对革兰阳性菌和厌氧菌引起的各种与感染相关的并发症的治疗。WHO 推荐应用"金三联"，即甲硝唑、庆大霉素、氨苄西林三者交替静脉给药。但并不反对使用其他新型抗生素，应做到合理使用，鼓励做药物敏感试验。此外可在加强局部处理的情况下，适当应用全身较少使用的抗生素做局部应用。

八、预防调护

常生活中注意自身安全，行肠镜或手术时，谨慎操作，避免医源性损伤。

第六节　直肠肛管损伤

一、概述

直肠肛管损伤多由外伤引起，有时只是腹膜外损伤，重者可损及腹腔内，常有其他内脏损伤或骨折，并发症多，可造成肛门、肛管和直肠狭窄及肛门失禁。其临床特点为：①直肠内容物为成形粪便，细菌含量较多，一旦直肠、肛管损伤，极易感染，对患者危害大。②直肠下端周围组织间隙多，内充有较多的疏松脂肪组织，血运差，易感染，且极易向周围组织扩散，常伴有其他组织器官的损伤。③因发病率低，临床医师诊治此类伤的经验不足，易于误诊或漏诊。直肠、肛管损伤较结肠损伤少见，在平时其发生率占腹部外伤的 0.5％～5.5％，战时为 10％左右。如果诊断和治疗不及时，病死率达 5.7％～16.7％。本病并发感染可参照中医"肛痈"。

二、病因病机

直肠肛管损伤的病因大致分为以下几类。

（一）火器伤

弹头、弹片及各种飞行器，多见于战时，经直肠周围组织穿入肠腔，常并发其他损伤。

（二）穿刺伤

各种尖锐金属利器，战时多见于刀刺伤，平时多见于斗殴、凶杀、抢劫等治安事故。意外事故如高处跌落、坐于尖锐硬物，直接刺入膀胱直肠。还可见于骨盆骨折，可刺伤直肠并容易损伤尿道、膀胱和阴道。农村还可见牛角顶伤。

（三）钝性暴力伤

当腹部突然受到挤压，肠道内的气体可能挤入直肠而引起肠壁破损。举重、排粪以及分娩时用力过猛，有时造成直肠破裂。

矿井或隧道塌方、建筑物倒塌、车祸等钝性暴力打击，可广泛撕裂肛门皮肤、肛管、肛门括约肌和直肠。

（四）异物损伤

吞下的尖锐异物，如鸡鱼骨、义齿、铁钉、别针、牙签等，或由肛门插入的异物，如啤酒瓶、木棒、手电筒、大玻璃杯等，可直接损伤肠管；由肛门灌入腐蚀性物质也可损伤肛管直肠。

（五）医源性损伤

内镜插镜或息肉电切时引起，或钡剂灌肠时因患者肠壁套叠受压过久，再加上压力过大，可致穿孔。手术误伤可见于盆腔内手术如膀胱全切除术，会阴部手术如后尿道修补术，阴道内和骶尾部手术操作不当均可引起误伤直肠或肛管。内痔或直肠脱垂注射，由于注射部位不当，注射药量过大或误用药物，可造成化学性损伤。测肛门温度时，体温表断裂割伤肛门。

（六）放射性损伤或烧伤

直肠盆腔的恶性肿瘤，长期行放射线治疗，可有肠黏膜及周围组织的损伤、坏死，引起放射性直肠炎。肛管及肛周烧伤后造成肛管及肛门口部狭窄，而产生排便障碍。

直肠、肛管损伤的病理改变，视病损的部位、程度、范围、时间及有无并发伤等而定。仅伤及浆膜层或黏膜而无全层破裂者，一般无严重后果；若伴有大血管、骶前静脉丛损伤时，可致大出血，以致发生失血性休克，甚至死亡。腹膜内直肠破裂可致弥散性腹膜炎；腹膜外直肠破裂可致严重的盆腔蜂窝织炎；直肠后壁和侧壁损伤可引起直肠后间隙感染。这些损伤所致的感染，可造成严重的毒血症、败血症，甚至发生中毒性休克致死。肛管损伤可因括约肌本身的损伤、感染、瘢痕挛缩及括约肌功能障碍等而发生肛门失禁或肛门狭窄，还可形成损伤瘘或窦道。

三、临床表现

（一）症状

1. 腹痛：为直肠肛管损伤最常见的症状。凡腹膜内损伤，有下腹疼痛，以后有腹膜炎症状和体征；腹膜外损伤，疼痛不如腹膜内损伤严重，一般无腹膜炎症状。如有骨盆骨折、膀胱和尿道破裂时，耻骨部可有疼痛。

2. 肛门流血：直肠或肛管损伤常引起肛门流出血性液体，此乃诊断直肠或肛管损伤的一个重要标志。有时伴有肛门坠胀。

3. 严重感染的征象：腹膜内直肠破裂可致弥散性腹膜炎；腹膜外直肠破裂可致严重的盆腔蜂窝织炎；直肠后壁和侧壁损伤可引起直肠后间隙感染。这些损伤所致的感染，可造成严重的毒血症、败血症，甚至发生中毒性休克致死。

（二）体征

1. 腹膜刺激征：腹膜内直肠损伤可见腹部有明显的压痛、反跳痛、腹肌紧张，肝浊音界缩小或消失，肠鸣音减低。

2. 直肠指诊时疼痛，指套上常染有血迹，或于直肠下段可触及裂口。肛管或直肠下段损伤时，直肠指诊可发现损伤部位、伤口大小及数量。当损伤部位置较高时，指诊不能达到而指套染血是一明确的指征，直肠指诊尚可判明肛门括约肌的损伤情况，为治疗提供参考。

3. 腹腔穿刺到血性液体或粪臭味混浊渗出液。

四、辅助检查

（一）X线检查

有时可见膈下游离气体或腹膜后气肿。骨盆X线摄片、骨盆骨折的错位情况，有助于判断直肠损伤的诊断。如为盲管伤，可经X线检查确定金属异物的位置，也可粗略估计伤道的走向。当疑有直肠、肛管损伤时，禁止做灌肠检查，以免加速感染扩散。

（二）超声、CT 扫描或腹膜腔冲洗

有助于内脏损伤的诊断。但要注意的是只有在腹腔内有足够的血和（或）液体时，才能发现损伤，且有赖于操作者的经验。对于血流动力学稳定的患者首选影像学检查，腹腔内游离液体是肠道损伤时 CT 检查最常见的影像学改变，直肠内灌注造影剂对于明确肠道断裂（不连续）、造影剂外溢等提示直肠损伤是必要的。

（三）肛门直肠镜检查

因不需要特殊的准备，检查方便，对于怀疑的患者可首先进行检查。如直肠指诊为阴性，又疑有直肠损伤时，可行直肠镜检查，但应在病情允许时进行，不能作为常规应用。直肠镜检可见直肠伤口或证明腔内积血，可据伤情决定在检查室或手术室进行。

（四）结肠镜检查

如高度怀疑肛管直肠损伤，特别是直肠损伤存在，但未发现明确证据的，可考虑行结肠镜检查。但是注意不要灌肠，以防加重腹腔感染，进镜时尽量少注气，动作需轻柔，以防扩大直肠裂口。一旦明确，立即退镜，不可试图插镜至回盲部。

（五）直肠腔内超声检查

直肠腔内超声可以发现直肠后的血肿和脓肿，还可发现直肠肛管损伤时肛门括约肌损伤的长度、部位，利于术中探查。

五、诊断

肛门和肛管损伤容易诊断。腹膜内损伤症状明显，亦容易诊断。第二类损伤即腹膜反折以下，肛提肌以上的损伤，由于症状不明显，且合并伤多，对病情程度的估计比较困难。

六、鉴别诊断

直肠损伤，若为腹内部分，易与结肠损伤相混淆；盆腔部分易与患者原有的周围炎相混淆，同时应注意有无并发膀胱及尿道损伤。根据既往史、损伤史及手术探查一般可以鉴别。

七、治疗方法

除腹膜内直肠针尖状的小穿透伤可行保守治疗外，直肠肛管损伤原则上应尽早采取手术治疗。手术愈早，腹腔内及直肠周围组织感染程度则愈轻，预后也好。当伴有创伤失血性休克时，应先行抗休克治疗以挽救患者生命，然后尽早手术。按部位的不同，可分为以下三种情况。

（一）腹膜内直肠损伤

有肠道准备的内镜检查、肠内息肉电切时损伤和术中误伤直肠等可立即缝合伤口并盆腔引流，而战伤、直肠广泛伤及位置低、时间长和感染严重的直肠损伤，都应在损伤的近侧（乙状结肠）做去功能性结肠造瘘，远侧肠道大量盐水冲洗并彻底清除粪便后关闭远端。直肠破裂处在剪去坏死组织后缝合，并置盆腔引流。待患者伤口愈合后，再择期手术，端端吻合关闭肠瘘。

（二）腹膜外直肠损伤

即腹膜反折以下直肠损伤。仍应近侧乙状结肠做去功能性结肠造瘘，远侧冲洗后关闭残端。若破口在腹膜反折线附近，可游离直肠周围，显露直肠破口进行缝合或定位缝合，然后将盆腔腹膜缝于破口近侧直肠，使裂口位于腹膜外，并在腹膜外裂口附近放置负压引流。破孔小而位置低，污染不重者可不修补。低位直肠损伤经腹腔不易修补者，在经上述腹腔处理后关闭腹腔；然后改为侧卧位，骶尾部消毒铺巾后，在尾骨上做纵切口，游离切除尾骨，切开直肠周围的筋膜，止血后进入骶骨前凹和直肠周围间隙，清除血肿中的血块、异物和骨折片，反复清洗后将直肠裂口缝合或定位缝合，骶骨前放置香烟卷式引流，由切口引出并缝合部分伤口。待裂口及伤口均愈合后再二期关闭结肠造瘘。

（三）肛门和肛管的损伤

若仅有较表浅的肛门和肛管损伤，可不做造瘘，但应彻底清创，尽可能地保存健康组织，对内外括约肌更应妥善保存和修补；黏膜和周围组织应予缝合，而皮肤可不缝合或部分缝合，以利引流。若损伤严重伤口过大，甚至有少量组织缺损时，则应做乙状结肠去功能造瘘，远侧彻底冲洗后关闭残端，随后关腹腔。然后转到会阴，修复直肠肛管的黏膜、括约肌、皮下和皮肤并做引流。若组织缺损较多，应尽可能将周围组织转移到缺损区以补充缺损组织，尽可能地达到保持直肠肛管的完整，残余括约肌应尽可能修复或做定位缝合，以利将来功能的恢复。只有广泛性的组织缺损和坏死的毁伤性损伤，才可考虑做会阴切除和永久性的腹壁人工肛门。

八、其他疗法

（一）抗感染与全身支持治疗

由于大肠内粪便中存在有大量细菌，可造成伤口的严重感染，故术前、术中及术后及时大剂量联合应用抗生素十分必要。选用抗生素时须兼顾抗需氧菌及抗厌氧菌，同时术中和术后可进行分泌物培养和药敏试验，以便及时调整使用抗生素。由于严重的创伤、出血，术后进食和消耗，以及术后创口的大量液体渗出等，均可致患者的内环境失衡及营养和能量的不足，故应及时注意纠正水、电解质失衡，少量多次输血、血浆或白蛋白等，有条件者还应进行全静脉内营养支持。

（二）术后经肠营养（TEN）

可经小肠造瘘或经口给予，据患者不同情况，选用不同的要素合剂，如复方要素合剂、加营素、活力康、复方营养要素等。其中含有多种氨基酸、糖、脂肪、维生素、微量元素，比例搭配合理，各种成分均为元素状态，容易吸收、利用，含渣滓量少，用后排便很少，特别适合于肠道疾病患者，使用简便，并发症少，容易监测。

（三）引流处理

放入腹内的引流以采用硅胶管为宜，如引流通畅、患者无发热，可于术后3～5日拔掉；如有感染可每日用0.1%甲硝唑溶液冲洗，直至感染控制再拔掉引流。会阴部的引流，术后可安置负压袋，3～5日后即可拔除。

九、预防调护

1. 在行肠镜或手术时，谨慎操作，避免医源性损伤的发生。

2. 手术后加强护理，正确换药，加强营养支持，促使伤口愈合，防止并发症。

第七节 肛门直肠周围脓肿

一、概述

肛门直肠周围脓肿，简称肛周脓肿，是肛门直肠周围软组织急性化脓性感染的结果。绝大部分肛周脓肿源于肛腺的感染，也有极小部分由其他因素导致。中医学中，本病被称为"肛痈"，既往还曾被称为"锐疽""脏毒"等，如最早描述该病的《灵枢·痈疽篇》曰："痈疽发于尻，名曰锐疽，其状赤坚大"；又如《外科正宗》曰："夫脏毒者……蕴毒流注肛门结成肿块"。

肛周脓肿在任何年龄均可发病，但多见于 20～50 岁中青年，男性多于女性，婴幼儿也可发病。肛周脓肿发病多较突然、进展快，可引起患者肛周局部剧烈疼痛，重者还可出现发热等全身症状，脓肿破溃脓出后可形成肛瘘。临床多将其作为一种急症处理，因及时积极的治疗不但能减轻患者痛苦，还可避免病情其加重和复杂化。

二、病因病机

（一）现代医学对病因的认识

现代医学认为肛周脓肿的形成主要与以下因素有关。

1. 肛腺感染

肛窦位于肛瓣之后，呈漏斗状，开口向上，干硬粪块擦伤肛瓣或肛窦内存积粪屑杂质等污物，均可引起感染并致发肛窦炎。肛窦底端经肛腺导管与肛腺相连，肛窦感染后，可经肛腺导管蔓延至肛腺并形成肛腺炎，如未得到控制，感染可继续通过肛腺经淋巴和血管向肛管直肠周围各间隙和疏松组织扩散并化脓，最终形成相应间隙的脓肿。肛腺感染是肛周脓肿的主要致病因素，据统计 99％以上的肛周脓肿来源于肛腺感染。

2. 血行感染

某些全身性疾病，如糖尿病、白血病、再生障碍性贫血等，可使身体抗感染能力下降。此时如病原菌随血液运行至肛周，则易导致脓肿。与肛腺感染不同的是，血行感染引起的脓肿没有内口，手术时只需切开引流即可。

3. 邻近组织感染

肛周间隙邻近组织的感染，如直肠肛管损伤后感染、肛周皮肤的毛囊汗腺感染及骶尾骨的化脓性感染等，未及时得到控制，可蔓延至肛周间隙，导致发生肛周脓肿。

4. 医源性感染

医源性感染引起的肛周脓肿可见于如下。

（1）传统直肠脱垂手术时向骨盆直肠窝注射硬化剂。

（2）痔、裂等其他直肠肛管手术时局部麻醉操作不当。

（3）会阴部手术术后护理不慎。

5. 性激素水平

肛腺的发育和功能主要受人体性激素调节。随着年龄的变化，性激素水平亦有相应的变化，可直接影响肛腺的增生与萎缩。因肛周脓肿多与肛腺感染有关，故其发病率也随之升高和降低。新生儿或婴幼儿体内，有一段时期雄激素的水平较高，其来源除由母体获得外，与新生儿副肾性雄激素分泌旺盛亦有关系。由于雄激素的作用，新生儿的脂腺特别发达，如有感染因素，易患肛周脓肿。随着新生儿的发育成长，一过性的雄激素高水平可发生生理性下降，一过性发达的肛腺与其他脂腺也随之萎缩。因此，由儿童至青春期以前，肛周脓肿的发病率极低。到了青春期，体内的性激素又开始活跃，一部分脂腺特别是肛腺又开始发育、增生，分泌又趋旺盛。此时如肛腺液排泄不畅，则易造成肛腺感染而发生肛腺炎，所以成年后，肛周脓肿的发病率又有所上升。进入老年期，雄激素水平开始下降，肛腺也随之萎缩，所以肛腺不易感染，肛周脓肿也不多见。

6.免疫因素

任何感染性疾病的发生与否和发生后的轻重程度，都与其自身免疫功能的强弱有关。较强的免疫功能可避免肛周脓肿的发生或使病灶局限，免疫功能低下时则相反，如白血病患者免疫功能减弱，其患肛周脓肿的概率明显高于正常人，且病灶范围均较广。

（二）病理

肛周脓肿的病理改变过程一般可分为4期：

1.感染形成期

在多种因素或单一因素的影响下，肛窦感染并导致局部炎症。引起肛周脓肿的原发病灶形成。

2.炎症浸润期

感染和炎症自肛窦经肛腺导管蔓延至肛腺后，又自肛腺经淋巴和血管向肛管直肠周围各间隙和疏松组织扩散。扩散过程中，炎症刺激下的毛细血管通透性增高，血浆成分大量渗出并在组织间隙中潴留，形成炎性水肿，水肿压迫末梢感觉神经引起疼痛。炎症还刺激小动脉充血，使局部血流量加快、增多，导致皮肤变红和皮温升高，加之局部代谢增强，产热增多，故有热感。此时肛周炎形成。

3.化脓期

在炎症浸润扩散期，大量白细胞向感染病灶移动和集中，同时感染灶发生变性和坏死，坏死组织被白细胞或自身产生的蛋白水解酶液化形成脓液并形成脓腔。脓液一般为黄色或黄绿色混浊液体，是由脓细胞即变性坏死的中性粒细胞、液化的坏死组织、少量浆液、纤维素和病原菌所组成。脓液形成后可继续向周围正常组织浸润，使脓腔范围逐步扩大。

4.脓肿吸收期或破溃期

小的脓肿可自行吸收而消散，脓肿较大时不易被吸收，可自行破溃或需切开排脓。脓出后，脓腔逐渐由肉芽组织填充并不断缩小，最终可形成瘘管。

（三）现代医学分类法

现代医学对于肛周脓肿的分类方法较多，例如按发病过程可分为急性肛周脓肿和慢性肛周脓肿；按感染病菌种类不同，可分为特异性肛周脓肿和非特异性肛周脓肿；按脓肿的发展结局可分为瘘管性肛周脓肿和非瘘管性肛周脓肿。目前临床上被广泛应用的是按发病部位分类，包括肛提肌以下脓肿（低位）和肛提肌以上脓肿（高位）。

1. 肛提肌以下脓肿（低位）

包括坐骨直肠间隙（窝）脓肿、肛门前、后间隙脓肿、低位肌间脓肿和肛门周围皮下脓肿，直肠黏膜下脓肿虽多位于肛提肌以上，但位置表浅，编者认为亦应归属为低位脓肿。

2. 肛提肌以上脓肿（高位）

包括骨盆直肠间隙（窝）脓肿、直肠后间隙（窝）脓肿和高位肌间脓肿。

三、临床表现

不同位置的肛周脓肿，有不同的临床表现。

（一）低位肛周脓肿

1. 坐骨肛门窝脓肿

坐骨肛门窝脓肿是最常见的一类肛周脓肿。初期肛周有持续性疼痛感，不甚剧烈，局部红肿不明显，指诊可扪及肿块。随着病情发展，脓肿形成，局部肿胀跳痛、灼热感逐渐加重，可影响排尿和正常行走，并可伴发热、身倦乏力等全身症状，肛周可见明显的红肿，皮温升高，压痛明显，有波动感，病变范围可在一侧或双侧。

2. 肛门前、后间隙脓肿

肛腺感染扩散到肛门前、后深间隙引起，发病时全身症状不显，局部以肿痛、灼热感为主，指诊皮温升高、有波动感和压痛。肛门后深间隙脓肿如未及时治疗，可蔓延到与其相通的一侧或两侧坐骨直肠间隙，形成低位的后半马蹄或全马蹄形肛周脓肿，如同时向上蔓延穿透肛提肌侵及直肠后间隙，则形成高位马蹄形脓肿。虽然肛门前深间隙也与两侧坐骨直肠间隙相通，但感染极少向该处蔓延，而是易向 colles 筋膜（会阴浅筋膜）延伸，形成会阴部脓肿。

3. 低位肌间脓肿

低位肌间脓肿位于齿线以下内、外括约肌之间，单纯的低位肌间脓肿范围局限，有明显疼痛，肛缘红肿不明显，指诊时肛管内有肿块隆起，压痛明显，如不及时治疗，可向坐骨肛门窝、骨盆直肠窝等间隙扩散。

4. 肛门周围皮下脓肿

肛门周围皮下脓肿位于肛周皮下，是较常见的一种脓肿。局部红肿疼痛明显，指诊有波动感，易破溃和治愈。

5. 黏膜下脓肿

黏膜下脓肿位于直肠黏膜下间隙内，因位置表浅，有学者认为应归属于低位脓肿。主要因肛腺感染引起，小部分由内痔注射不当感染所致。易在肛窦处破溃，部分可扩散至肛周皮下，形成皮下脓肿。发病时肛内有坠胀、疼痛感，肛周局部无明显病理改变，全身症状不显。肛内指诊可触及直肠壁隆起，温度升高，有触痛和波动感，部分可仅表现为直肠壁有压痛的硬结。

（二）位肛周脓肿

1. 骨盆直肠间隙（窝）脓肿

临床上少见，多因坐骨直肠间隙脓肿向上蔓延穿透肛提肌所致，少部分由肛腺感染直接扩散引起。因病灶位置高，起病初期症状不明显，多有不同程度的肛门周围和骶尾部沉重酸胀和便意感，有时影响排尿。病情进一步发展，会出现高热、寒战，精神萎靡、周身不适等全身症状，严重者出现脓毒血症甚至感染性休克。检查时指诊在肛提肌以上可触到肿块，温度升高，有压痛和波动感，肛门镜下偶可见到直肠黏膜肿胀。

2. 直肠后间隙脓肿

直肠后间隙脓肿位于直肠后、骶骨前，多因肛门后深间隙脓肿向上扩散穿过肛提肌而形成，也有部分由肛腺感染扩散直接形成。临床症状与骨盆直肠窝脓肿相似，常有肛内重坠感，伴骶尾部钝痛，并向臀部放射，发热、周身不适等全身症状明显。指诊时尾骨与肛门之间有深部的压痛，肛内指诊可触及直肠后壁肿块，有压痛和波动感。

3. 高位肌间脓肿

临床上极少见，位于齿线以上末端直肠的直肠环肌和纵肌之间，常由直肠炎症或直肠损伤并发感染形成。主要临床症状为肛内坠胀疼痛，排便时可加重，肛周肛管一般无明显不适。指诊在齿线以上可触到肿块、有压痛和波动感，肛门镜下见直肠壁圆形隆起，温度升高，表面可有糜烂。

四、辅助检查

（一）视诊

观察局部脓液及皮肤状态。脓液稠厚色黄量多，多是金黄色葡萄球菌等所致的急性炎症；混有绿色脓液，应考虑铜绿假单胞菌感染；脓液色黄而臭，多属大肠埃希菌感染；脓液呈清稀米泔样，多属结核分枝杆菌感染；脓血相混，夹有胶冻样物，应考虑癌变。皮肤红、肿、热、痛是急性炎症的表现，皮肤不变色或色暗，无明显热痛，多是慢性炎症，如结核等。

（二）指诊

指诊对检查脓肿的形态、性质、深浅、范围、走行，有无并发瘘管以及所累及肌肉等都有重要意义。

（三）内镜检查

内镜检查是诊查黏膜下脓肿、高位肌间脓肿及脓肿在肛内原发感染病灶的重要手段。诊查黏膜下和高位肌间脓肿时，可在镜下观察到直肠腔中有局限性异常隆起，后者可有表面糜烂或脓性物附着。检查肛窦处原发感染病灶时，肛门镜下可见感染的肛窦充血、水肿，有时因肛门镜压迫肿胀脓腔，可见脓液自肛隐窝溢出。

（四）实验室检查

可根据白细胞的计数与分类确定感染程度。一般情况下的脓肿，白细胞总数在 $20 \times 10^9/L$ 以下，如达到或超过 $20 \times 10^9/L$，则有败血症的可能。

（五）脓液菌群培养和药物敏感试验

细菌培养可帮助了解致病菌的种类和性质，药敏结果可作为针对性用药的依据。

（六）超声检查

超声检查，尤其是直肠腔内超声检查能够准确诊断肛周脓肿并判断其位置和范围。超声显像脓肿多表现为肛管直肠周围软组织内低回声或液性暗区，为圆形或椭圆形，亦有不规则形，边界模糊不清，后壁回声稍强。其中超声显示不均匀低回声型，为脓肿早期，软组织充血水肿改变，尚未形成脓液；超声显示不均匀液性暗区，为脓肿形成中期，软组织为蜂窝织炎伴部分液化；超声显示均匀性液性暗区，为脓肿后期，软组织坏死明显，大量脓液形成；超声显示强回声与低回声混合型，临床多因脓肿迁延时间较长，部分软组织机化，纤维组织增生，多是瘘管形成所致。

五、诊断

根据以上不同位置肛周脓肿的症状和体征，一般不难做出初步诊断。但为指导治疗，还应进一步明确脓肿的性质和部位，临床常用的诊断方法包括视诊、指诊、肛门镜检查、实验室检查等。

六、鉴别诊断

肛门直肠周围脓肿应与下列疾病相鉴别。

（一）放线菌性脓肿

放线菌性脓肿多发生在黏膜下与皮下，全身中毒症状重。局部脓肿、溃疡、瘘管常并存。脓肿浅在，脓液稀薄，其中有黄色颗粒（菌块）。

（二）结核性脓肿

结核性脓肿多发生在肛提肌以下的间隙中，常与全身其他部位原发结核并存，身体虚弱，发病缓慢，疼痛轻微。局部症状轻，脓液稀薄，常混有干酪样坏死组织。

（三）汗腺炎性脓肿

浅在分布于肛门周围皮下，脓肿间相互连通，与慢性窦道并存，脓液黏稠呈灰白色，味臭。化脓性汗腺炎范围广泛，常可累及肛周、臀部及会阴，病变部位皮肤色素沉着、增厚、变硬，患者多消瘦、虚弱。

（四）肛旁疖肿和毛囊炎

肛旁疖肿和毛囊炎为化脓性细菌感染所致，病变在肛门周围皮下，位置表浅，皮肤红肿，易溃易敛，治疗后不会形成肛瘘。毛囊炎的红肿中心位置与毛囊开口一致，其中有脓栓及毛发和毛囊。

（五）坏死性筋膜炎

由包括需氧菌和厌氧菌在内的多种细菌混合感染引起，主要累及皮下组织和筋膜。该病起病急，进展迅速，局部疼痛剧烈，高热、寒战、乏力等全身症状明显。局部皮肤先红肿后破溃变黑，广泛坏死后出现感觉麻木，有时产生皮下气体，检查可发现捻发音。病程末期，病变组织液化坏死，味奇臭。

（六）骶前畸胎瘤

骶前畸胎瘤发生部位在直肠后，骶骨前。触之呈囊性、光滑有分叶，无明显压痛。如发生急性感染化脓，其症状与直肠后脓肿相似。X线检查，骶骨与直肠之间可见肿块，内有不均匀的钙化影、骨质、牙齿和尾骨移位。

（七）梅毒性脓肿

梅毒性脓肿多发生在皮下或坐骨直肠间隙，局部症状轻，脓液稀薄而污秽有臭味，全身梅毒体征，有性病史。血液检查，梅毒抗体阳性，此种脓肿极少见，但亦不可忽视。

（八）肛旁皮脂腺囊肿

病程长，一般无皮肤改变，肿物呈圆形或椭圆形，表面光滑，柔软无压痛，有完整囊壁，内容物呈白色粉粥状，与肛管直肠无关联。急性感染后出现肿胀疼痛等症状。

七、治疗方法

（一）非手术疗法

1. 抗感染治疗

根据局部炎症特点或脓液的性状等，初步判断其致病菌的种类，选用有效的抗菌药物。研究表明，大部分广谱抗菌药物对各种肛周脓肿的致病菌均有较好的敏感性，但临床仍需做细菌培养和药敏试验，以提高用药针对性。常用药物有甲硝唑、青霉素、头孢呋辛等，重度深部感染者需联合用药，伴有糖尿病等内科疾病患者需同时使用相应药物配合治疗。

2. 对症治疗

包括对症止痛、降温、补液等。

（二）手术治疗

1. 肛门直肠周围脓肿的手术治疗原则

（1）脓肿一旦形成，宜早期切升排脓，勿待其自行破溃。因皮肤较坚韧，脓液易向深部或左右扩散，如果切开不及时，脓肿必然增大加深。

（2）排脓要彻底，排脓后引流要通畅，不留盲腔。因盲腔内的脓液作为感染灶可继续向周围或深处扩散。

（3）术中尽量找到内口：找到明确内口后，可行一次性根治手术，以防形成肛瘘后再次手术。

（4）行根治术时，要正确处理肛管直肠环，防止发生肛门失禁的发生。

（5）如未找到可靠的内口，或肛提肌以上高位脓肿伴有全身症状较重者，宜先切开排脓，待形成肛瘘再行二次手术。

（6）若术中未顺利找到明确内口，不必强行探查，防止形成新病灶和假灶。

2. 寻找内口方法

寻找肛周脓肿内口最基本的方法是肛内指诊。绝大多数肛周脓肿起源于肛窦感染，指诊时可在齿线原发感染灶扪及硬结，并有压痛，此处一般即为内口。少数肛周脓肿单纯依靠指诊内口位置尚不能明确，须借助其他方法，但需明确脓肿扩散与括约肌的关系。

（1）在肛门镜下，如见肛窦有充血水肿或脓液流出，常为内口部位。不甚明确时，还可用钩形探针探查，帮助确定具体位置，注意探查时操作要轻柔，因黏膜经炎症刺激，质地变脆，容易造成假内口。

（2）术中排脓后，脓腔完全敞开前，可向脓肿内注入生理盐水，查看有无从肛窦流出，流出部位即为内口。

（3）切开排脓后，可在肛内以手指作引导，用探针经脓腔向可疑内口处探查，如可顺利探出，即可明确为内口。如不能探出，不可强行用力探查。

（4）脓出后，可沿坏死组织，逐步将脓腔敞开分离，直至齿线处内口。

3．切开术

切开术是目前临床治疗低位肛周脓肿最常用的手术方法。

适应证：肛周皮下脓肿、直肠前后间隙脓肿、坐骨直肠间隙脓肿和黏膜下脓肿等低位肛周脓肿。

黏膜下脓肿手术方法：取侧卧位或截石位，常规消毒铺巾，局部麻醉。

（1）确定内口位置和脓肿范围。

（2）在脓肿内口对应点位齿线下做放射状梭形切口。

（3）肛门镜下暴露脓肿部位，与肠腔平行纵向切开，排出脓液后，将齿线上下切口贯通以保证引流通畅。

（4）清除内口周围及脓腔内坏死组织。

（5）结扎出血点、凡士林纱条或乳胶管引流，包扎固定，术毕。

其他低位肛周脓肿手术方法：取侧卧位或截石位，常规消毒铺巾，局部麻醉松弛肛门。①确定内口位置和脓肿范围。②在脓肿部位皮肤上做一以肛门为中心的放射状梭形切口（内口在截石位6点时，切口位置选取5点或7点位，下同），切口长度宜超过脓肿范围0.5～1cm。切除游离皮肤，切开皮下组织，用止血钳或手术刀敞开部分病灶排出脓液。③将探针探入脓腔，自内口探出后沿探针切开，使脓腔全部敞开。如内口位置和脓腔走行明显，亦可沿坏死组织直接切开。④修剪两侧创缘，清除内口周围及脓腔内坏死组织，以保证引流通畅。⑤止血、凡士林纱条引流、包扎固定，术毕。

术后处理：便后冲洗、坐浴并常规换药。

4．低位切开高位挂线术

低位切开高位挂线术是在传统"挂线术"基础上演变而来的治疗高位肛周脓肿的手术方法。该方法较单纯挂线法的优势在于皮筋脱落时间变短、疼痛减轻及复发率下降，但因被勒割的肛管直肠环由于炎症浸润而韧性下降质地较脆，仍有一定概率造成肛门失禁。

适应证：高位肛周脓肿。

操作方法：取侧卧位，常规消毒铺巾，宜行骶麻。

（1）明确内口位置和脓肿范围。

（2）按一般低位脓肿手术方法，完全敞开低位脓腔，充分排脓，如无低位脓腔，亦需在肛缘做切口并延至齿线内口处。

（3）钝性分离肛提肌排出高位脓腔内脓液。

（4）以后端结扎橡皮筋的球头软探针自切口探入高位脓腔，沿脓腔底部轻柔而仔细地探查，同时以另手示指深入肛门，指针结合，寻找最薄弱处穿出，使橡皮筋贯穿脓腔和肠腔，将橡皮筋条两端收紧，结扎。

（5）止血、包扎固定，术毕。

术后处理：便后冲洗、坐浴并换药。一般在10～15日后皮筋可脱落。

5．低位切开、高位乳胶管引流术

低位切开、高位乳胶管引流术是安氏疗法治疗高位肛周脓肿和高位肛瘘的一种经典方法。该法避免了传统挂线术持续勒割造成的长时间疼痛，不切开或部分切开肛管直肠环，与挂线术相比损伤更小，又没有肛门失禁的风险。并且只要内口和脓腔全部敞开、引流彻底，术后一般恢复较快，且瘢痕轻，不会复发。

适应证：脓腔位置超过肛提肌的高位脓肿，包括骨盆直肠间隙脓肿和直肠后间隙脓肿。

操作方法：取侧卧位，常规消毒铺巾，行局部麻醉或骶麻。

（1）确定内口位置和脓肿范围。

（2）在肛缘与内口相同点位的皮肤上做一以肛门为中心的放射状梭形切口，切除游离皮肤，切开皮下组织，敞开部分病灶排出脓液。如无低位脓腔存在，切开时可直接切到内口位置。

（3）将探针探入脓腔，自内口探出后沿探针切开，使低位脓腔全部敞开，内口位置和脓腔走行明显时，亦可沿坏死组织直接切开。

（4）自内口处沿坏死组织向上钝性分离，排出高位脓腔脓液。

（5）示指探入脓腔内，适当扩创，以顶端带有侧孔的乳胶管，置入脓腔深部顶端，缝扎固定。

（6）修剪创缘，清除内口周围及低位脓腔内坏死组织。

（7）止血、凡士林纱条引流、包扎固定，术毕。

术后处理：便后冲洗、坐浴。换药时，自乳胶管下端灌入生理盐水，彻底冲洗脓腔，使脱落坏死组织排出。经反复多日冲洗，流出的冲洗液清亮无杂质时，说明脓腔内坏死物已完全脱落，可拔管以油纱条引流。

手术要点和注意事项：

1）术前和术中要对脓腔、内口位置做出正确判断，必要时可借助 B 超等辅助检查。

2）为保证引流通畅，术中可部分切断肛管直肠环，不超过全部 1/3 时不会造成肛门失禁。

3）无论低位脓腔是否存在，齿线以下都必须全部敞开，并做梭形切口，以防齿线以上的高位脓肿引流不畅。

6. 主灶切开、对口引流术

该手术方法是安氏疗法创始人安阿钥教授 1983 年首先创用（《肛肠杂志》1983 年第 3 卷第 22 期），是对肛肠疾病治疗的又一重要贡献。主灶切开对口引流术适用于各种范围较大的肛周脓肿，术后创伤小、痛苦少、恢复快。克服了将病灶全部敞开而导致的创面范围大、疼痛明显、恢复慢、瘢痕重，肛门变形等缺点。以引流通畅为原则，本术式化繁为简，在尽量少损伤肛周皮肤及皮下组织的同时，可达到最佳的引流效果，术后疗效肯定。

适应证：马蹄形脓肿和其他范围较大的肛周脓肿。

操作方法：取侧卧位，常规消毒铺巾，行局部麻醉或骶麻。

（1）确定内口位置和脓肿范围。

（2）在与内口相同点位的脓肿皮肤上做一以肛门为中心的放射状梭形切口，切除游离皮肤，切开皮下组织，敞开部分病灶排出脓液。

（3）用探针或弯头止血钳探入脓腔，向肛窦方向轻轻探查内口，自内口探出后，沿探针或止血钳切开内口至脓腔间的组织。

（4）示指或止血钳探查脓腔侧缘，探查同时将脓腔内的纤维间隔钝性分离，以保证引流通畅。

（5）在侧缘做放射状梭形切口，暴露脓腔，使之与主灶切口贯通。

（6）修剪创缘，清除内口周围及脓腔内坏死组织。止血、凡士林纱条引流、包扎固定，术毕。

术后处理：便后冲洗、坐浴并常规换药。如皮桥较窄，术后换药时可直接冲洗，用凡士林纱条贯穿切口引流，如皮桥较宽，则需术中置入带侧孔的乳胶管，每日换药时冲洗，待冲洗液清亮无絮状坏死物后，撤管换凡士林纱条引流。

手术要点和注意事项：

1）术前和术中要对脓腔的范围、走行及与内口关系做出正确判断。

2）内口定位要准确，半马蹄或全马蹄形脓肿内口在截石位 6 点方向，其他脓肿内口多与红肿最明显处相同点位。

3）主灶切口如恰在脓腔侧缘处，则只需在另一侧缘做一切口，但如皮桥过宽，则需在两切口间再做一切口，以免引流不畅。

7．切开引流术

切开引流术，可一次根治无内口的肛周脓肿；对于不宜行一次根治术者，可达到排出脓液、减轻痛苦、防止疾病蔓延和复杂化的目的。

适应证：暂不适宜行根治术及无内口和未找到可靠内口的肛周脓肿。

操作方法：取侧卧位或截石位，常规消毒铺巾，行局部麻醉。

（1）明确脓肿范围。

（2）在红肿最明显处做一放射状梭形切口，排出脓液。

（3）脓腔较大时，以示指或止血钳探查脓腔，并将脓腔内的纤维间隔钝性分离，以避免脓液残留和引流不畅。

（4）修剪创缘、止血、凡士林纱条或乳胶管引流、包扎固定，术毕。

术后处理：便后冲洗、坐浴，换药时冲洗脓腔。

手术要点和注意事项：术前要明确脓腔范围，切开时选择皮肤最薄弱、红肿最明显处。脓腔要引流通畅，范围较大或较深时，可放置乳胶管引流，必要时还可做两个或两个以上切口，形成对口引流。

第四章　骨外科疾病

第一节　肱骨近端骨折

一、概述

肱骨近端骨折是一种常见的骨折类型，国外大多文献认为其发生率在 4%～5%，其中 80%～85% 肱骨近端骨折为无移位或轻微移位骨折，15%～20% 为移位骨折。肱骨近端骨折可以发生于任何年龄组，在青少年组中，由于活动能力增加，骺板相对薄弱，其发生率有所增加，多为 Salter-Harris Ⅱ 型骺损伤。

对于老年患者，轻微暴力即可造成骨折，说明肱骨近端骨折与骨质疏松有关。其他流行病学调查也证明这一点。对于年轻患者，一般多为高能量损伤造成。

二、损伤机制

肱骨近端骨折与骨质疏松有一定关系，对于老年患者，轻或中度暴力即可造成骨折，常见于在站立位摔伤，即患肢外展时身体向患侧摔倒，患肢着地，暴力向上传导，导致肱骨近端骨折。对于年轻患者，其受伤暴力较大，常伴多发损伤。当肩关节受到直接暴力时，也可以发生肱骨近端骨折。另一种少见的原因是电击伤，可致骨折或骨折脱位，尤其后脱位应给予足够重视，避免漏诊。

三、分型及功能评分

肱骨近端骨折较为复杂，其中大部分为无移位或轻微移位骨折，与移位骨折的治疗及预后有明显不同，因此准确分型非常重要，它不仅能反映骨折部位和移位方向，还可以指导治疗和预后，同时可便于治疗的比较和总结。以往肱骨近端骨折多按骨折线的部位（如解剖颈骨折、外科颈骨折、大结节和小结节骨折）或按受伤机制及成角方向来分类（如外科颈骨折分为内收型、外展型等）。这些分型方法不能完全概括肱骨近端骨折，对复杂的骨折不能清楚地记述，文献中常常发生混乱。基于以上问题，Neer 在 1970 年提出新的分类方法，目前已广泛使用。

（一）分型

1. Neer 分型

Neer 在 Codman 分类基础上，根据肱骨近端四个解剖部位，即肱骨头、大结节、小结节和肱骨干，及相互之间移位程度来进行分类的。认识其解剖部位及骨折后移位方向极为重要。当大结节骨折后，其在冈上肌、冈下肌和小圆肌牵拉下向后上方移位；小结节骨折在肩胛下肌牵拉下向内侧移位；外科颈骨折后，胸大肌将远折端向内侧牵拉。正确投照的 X 线片对判断骨折移位尤其重要，一般要求投照肩胛骨正位片、肩胛骨侧位片及腋位片，必要时结合 CT 检查进行诊断。

Neer 分类系统中，应当正确理解其分类概念，而不能仅把它作为一个数量分级。当肱骨近端 4 个解剖部位中，任何一个部位骨折后，其分离移位＞1 cm 或成角＞45°，即认为其发生移位，而不是强调骨折线的多少。虽然一个肱骨近端骨折有多条骨折线，但其四个解剖部位之间相互移位＜1 cm 或成角＜45°，即视为无移位或轻微移位骨折，或称一部分骨折。当其中仅一个部位骨折并且移位时，称之为两部分骨折，它有 4 种形式，即解剖颈骨折、大结节骨折、小结节骨折或外科颈骨折。当肱骨近端 4 个解剖部位中，有 2 个部位骨折并且移位时，称为三部分骨折，它有 2 种形式，常见的是大结节、外科颈骨折，另一种为小结节、外科颈骨折。

当肱骨近端 4 个解剖部位均发生骨折移位时，称为四部分骨折，此时肱骨头向外侧脱位，血液供应破坏严重，极易发生缺血坏死。Neer 分型中也强调了骨折脱位，根据脱位方向分为前脱位、后脱位，根据骨折部分分为两部分骨折脱位、三部分骨折脱位及四部分骨折脱位。对于肱骨头压缩骨折，根据其压缩程度进行分级，即＜20％、20％～45％或＞45％。肱骨头劈裂骨折是指肱骨头关节面劈裂成几个部分，而不是指附着于大结节或小结节骨折上的小部分肱骨头（＜10％或 15％），肱骨头劈裂骨折多为严重的暴力创伤所致，常与其他肱骨近端骨折同时存在。

肱骨近端骨折的 Neer 分型较为复杂，有学者对其可靠性及可重复性进行了调查，Sidor 及其同事调查发现其组内可重复性高于组间可靠性，医生的经验和专业水平是非常重要的因素。Neer 和 Rockwood 也认为，即使最有经验的专业医生在诊断方面也会有疑问，需要手术证实。有学者认为 CT 检查可能对诊断有一定帮助。

2. AO 分型

AO 分型是以损伤的严重程度和肱骨头坏死概率为基础，更强调肱骨头血供的破坏。它认为当任何一个结节与肱骨头相连时，肱骨头仍可以有适当的血供。它共分为 A、B、C 三型，每一型又根据骨折的移位程度、方向、折端是否嵌插及是否合并脱位分成不同亚型。

（1）A 型骨折：指关节外骨折，仅包含一个结节，伴或不伴干骺端骨折；A_1 型为关节外单一结节骨折；A_2 型为关节外单一结节骨折，伴稳定的干骺端骨折；A_3 型为关节外单一结节骨折，伴不稳定的干骺端骨折。A 型骨折发生肱骨头坏死的可能性极低。

（2）B 型骨折：指关节外骨折，其中大小结节均骨折，同时伴干骺端骨折或盂肱关节脱位。B_1 型为关节外骨折，大小结节均骨折，伴稳定的干骺端骨折；B_2 型为关节外骨折，大小结节均骨折，伴不稳定的干骺端骨折；B_3 型为关节外骨折，大小结节均骨折，伴盂肱关节脱。B 型骨折发生肱骨头坏死的可能性相对较低。

（3）C 型骨折：指关节外骨折，且肱骨头血供受到明显破坏。C_1 型为轻微关节段骨折（解剖颈骨折）；C_2 型骨折伴明显移位；C_3 型骨折伴肩关节脱位。C 型骨折发生肱骨头坏死的可能性较高。

AO 分型较为复杂，其应用不如 Neer 更为广泛。有学者对两种方法进行了比较，AO 分型中的组间准确性并不强于 Neer 分型，且两种方法之间的可靠性很低。

（二）评分系统

一个科学、有效的评分系统对手术结果的评估十分重要。针对肩关节目前存在很多评分系统，如 HSS 评分、UCLA 评分、Neer 评分、Constant-Murley 评分以及 ASES 评分（美国肩肘医师评分，American Shoulder and Elbow Surgeon Score）等。这些评分的设计都是将疼痛、功能（进行日常活动及特定活动的能力）、活动度以及肌力等方面进行综合评价。但由于各个评分系统对不同方面权重的不同，导致应用不同评分所得到的结果不尽相同，因而不能在不同病例系列之间进行有效的比较。

近些年来人工肩关节置换在临床中的应用越来越广泛，因此迫切需要制订一个全世界公认的标准评分系统，使世界各地的骨科医师更加方便地交流，并且可以对不同系列的病例进行有效的对比。下面将对一些常用的评分系统作简单介绍。

Neer 评分是应用最为广泛的评分系统，尤其是北美地区，其满分为 100 分，其中疼痛 35 分，功能 30 分，活动度 25 分，解剖结构的重建（通过术后 X 线片）10 分。其特点是评分中包括了对解剖结构重建情况的考虑。

Constant-Murley 评分是在欧洲应用最为广泛的评分系统，其满分也为 100 分，包括患者的主观评估如疼痛（15 分）、功能（20 分），以及客观评估如活动度（40 分）、三角肌肌力（25 分）。因此其特点为对主观评估结果和客观评估结果存在不同的权重（主观 35 分，客观 65 分）。

UCLA 评分同样包括了疼痛（10 分）、功能（10 分）及活动度（10 分）3 项内容的评估，并附加了患者的满意度 5 分。其特点是给予 3 项评估内容相同的权重，因此某一项评估的优良结果不能掩盖其他项评估的较差的结果。

ASES 评分是近年来为统一标准化评分系统而制订的一套评分，包括患者自我主观评估和医师客观评估 2 个部分。自我主观评估包括疼痛、稳定度和功能 3 个部分，疼痛和稳定度按 1～10 分级进行自我评定，功能评分通过 10 个日常生活活动的完成情况进行评定。医师客观评估包括活动度、肌力、稳定性以及是否存在各种体征（如局部压痛、撞击等）。最后的评分仅由自我主观评估部分的得分计算得出（疼痛 50%，功能 50%）。

值得注意的是 ASES 评分的应用日趋广泛，希望其能够成为一个公认的肩关节功能评分系统。

四、临床表现与诊断

肱骨近端骨折后最明显的表现是疼痛、肿胀、活动受限，因肩部软组织较厚，畸形表现不明显。在检查过程中应仔细询问受伤过程，常见的原因是间接暴力伤。在青少年，受伤时身体向后摔倒，患肢外展，肘关节伸直腕关节背伸位着地，暴力向上传导，造成肱骨近端骨折。对老年患者，轻微暴力即可造成骨折，患肢常为外展位。青壮年多为直接暴力伤，多来自外侧或前外侧，注意是否有其他合并伤，如颅脑损伤、胸部创伤等。询问病史时要注意是否有癫痫发作、电击或电治疗病史，此时常致肩关节后脱位或骨折脱位。

体检时患肩明显压痛，可触及骨擦感。伤后 24～48 小时可见淤血斑，受伤严重者伤后数天可向上臂胸部蔓延。在骨折脱位时，肩关节空虚，前脱位时肩关节前方饱满，肩峰突出，肩关节后方扁平，明显方肩畸形；后脱位时肩关节后方饱满，喙突明显突出，肩关节前方扁平，合并外科颈骨折时，外旋受限可能不明显。诊断需靠良好的 X 线片或 CT 照片。

发生肱骨近端骨折时必须检查患肢的血管神经。肱骨外科颈骨折时远折端向内侧移位，可能伤及腋动脉。腋神经损伤最常见，注意检查肩外侧的皮肤感觉，但无特异性，感觉正常不能除外腋神经损伤。

早期因疼痛无法检查三角肌收缩。因三角肌失张力，可导致肩关节半脱位，但 4 周后仍持续，则应注意区别是否腋神经麻痹。同时注意检查胸部损伤，有肩关节骨折脱位后肱骨头脱向胸腔的报道。对于严重暴力损伤，注意是否合并血气胸。

清晰准确的 X 线片对肩部创伤诊断有重要意义，可以帮助判断骨折的部位、移位程度及骨折脱位的方向。在肩部创伤诊断中必须投照 3 个相互垂直平面的平片，即创伤系列片，包括肩胛骨正位 X 线片、肩胛骨侧位 X 线片（肩胛骨切线位片）和腋位 X 线片。

由于肩胛骨平面与冠状面成 30°～40°，盂肱关节前倾，普通的肩关节前后位片实际为肩关节斜位片。在投照真正的肩胛骨正位片时，患肩紧靠片盒，健侧向前倾斜约 40°，此时投照肱骨头与肩胛盂无重叠，清楚显示关节间隙，肩盂前后缘完全重叠，肩关节发生脱位时，则正常肩关节间隙消失，肱骨头与肩胛盂重叠。

当外科颈骨折时，肩关节正位片不能充分反映骨折移位的方向，造成错误印象，导致治疗选择不正确。对于骨折畸形愈合或其他陈旧病变，需在 AP 位测量颈干角（解剖颈的垂直线与肱骨干中心线的夹角），投照时肩关节应处于旋转中立位，外旋时颈干角减小，内旋时颈干角增大。

在投照真正的肩胛骨侧位 X 线片时，患肩外侧紧靠片盒，健侧向前倾斜约 40°，X 线束在肩胛冈下切线为通过。肩胛骨投影为"Y"字形结构，前方分叉为喙突，后方为肩峰，垂直一竖为肩胛体投影，肩盂位于"Y"字形结构的中心。在真正的肩胛骨侧位片上，可清晰显示外科颈骨折向前成角，大小结节骨折及肩关节前后脱位。对于肱骨近端骨折，只有在真正的肩胛骨正侧位片才可清楚判断其移位成角的方向和大小，普通的肩关节前后位和穿胸位片均为肩关节斜位片，不能真正反映移位、成角及脱位情况。对于肱骨近端骨折患者，在颈腕吊带制动下可轻松投照。

腋位 X 线片可清晰显示盂肱关系，在肱骨近端骨折时应设法拍照。投照时，尽量取仰卧，患肩外展 70°～90°（避免加重骨折移位），片盒置于肩上，X 线束稍低于身体，由腋下向上投照。在新鲜损伤患者，因疼痛肩关节外展明显受限，可按 Bloom 和 Dbata 提出的改良腋位法投照，即 Velpeau 位。投照时患者站立位，上半身向后倾斜约 30°，片盒放于腋下，X 线束从上向下垂直投照，但其影像重叠较多，临床应尽量仰卧位投照。

在清晰的腋位片上，可以准确诊断肩关节后脱位、大小结节骨折移位方向和程度、盂缘骨折及肱骨头骨折。

对于复杂的肱骨近端骨折，创伤系列的 X 线片加上 CT 影像，可以提供更准确的信息。虽然有文献认为 CT 对肱骨近端骨折的分型并无明显的意义，但笔者认为 CT 在判断大小结节移位、肱骨头劈裂骨折、压缩骨折、盂缘骨折及骨折脱位方面有很大帮助，在临床上应结合使用。

MRI 对于软组织损伤的诊断有明确意义，尤其是肩袖、肱二头肌腱、盂缘的损伤，但其费用较高，临床一般不作为常规检查。当大结节处有小片撕脱骨折时，因对冈上肌腱、冈上下腱及小圆肌腱损伤不能完全了解，可考虑做 MRI 检查。肱骨近端骨折及骨折脱位可造成腋动脉、旋肱前动脉、旋肱后动脉损伤，其发生率较低，临床检查过程中，一旦怀疑血管损伤，可通过血管造影来明确诊断。

五、治疗方法

（一）无移位或轻微移位骨折

肱骨近端骨折中，80%～85%为无移位或轻微移位骨折，在 Neer 分型中又称一部分骨折。一般保守治疗可取得满意结果，即颈腕吊带制动，早期功能锻炼。但笔者认为治疗中要明确骨折的稳定性，以免造成骨折进一步移位。

稳定性骨折采用简单的颈腕吊带制动即可。当伤后 1 周，疼痛肿胀等症状明显好转，即可开始功能锻炼。颈腕吊带制动 4～6 周，主要增加肩关节的活动范围。当 X 线上出现愈合迹象后，可进行主动的功能锻炼，同时开始三角肌、肩袖肌肉的等长收缩锻炼。随着肩关节主动活动范围的增加，可进行三角肌、肩袖肌肉的等张收缩锻炼。12 周左右可进一步增加肩关节力量、活动范围的锻炼。

不稳定性骨折常见为外科颈粉碎骨折。对此类骨折，需采用标准的颈腕吊带制动。因骨折端不稳定，制动时间相应延长，直到折端稳定，但一般不超过 2～3 周，即可开始功能锻炼，但需在医生的帮助下进行。其锻炼基本同上述。肩关节的功能锻炼过程中，要注意活动应发生在真正的盂肱关节，而不是发生在骨折端。当 6 周左右 X 线上出现愈合迹象后，被动活动范围才可增加。对此类骨折，过度的被动活动或过早的主动活动可导致骨折移位。

（二）两部分骨折

两部分骨折共有 4 种类型，即解剖颈骨折、大结节骨折、小结节骨折和外科颈骨折，其中外科颈骨折最常见。

1. 解剖颈骨折

此类骨折罕见，平片很难诊断，必要时需结合 CT。解剖颈骨折位于大小结节上方，无软组织附着，肱骨头骨内、骨外交通支均遭到破坏，极易发生坏死。骨折后，肱骨头部分很小，且主要位于关节内，闭合复位很难成功，保守治疗结果很差。对于年轻患者，一般建议采用切开复位内固定。对于年龄较大的患者，可采用人工关节置换术。

2. 外科颈骨折

对于无移位或轻微移位的外科颈骨折，经保守治疗即可取得满意结果。

对移位的外科颈骨折，经闭合复位后，可采用颈腕吊带固定、经皮穿针固定或外固定架固定。两部分外科颈骨折不同于肱骨干骨折，不能使用悬垂石膏，以免造成折端分离，增加不愈合的机会。

闭合复位后，采用 O 形石膏固定，也很难控制骨折端，同时可导致患者诸多不适。对于肱骨外科颈粉碎骨折，骨折端明显不稳定，但移位不大，"披肩"石膏固定可起到一定作用。外科颈骨折后，因胸大肌、背阔肌均可牵拉远折端向内移位，应避免上肢外展，因此不建议使用外展架。对于前屈内收位支架固定，逐步纠正向前成角也值得怀疑，同时造成患者很不舒服。闭合复位不成功，则切开复位内固定。

两部分外科颈骨折合并肩脱位较为少见，一旦发生，几乎均为前脱位。虽然原始两部分外科颈骨折脱位并不常见，但医源性损伤并不少见，多为肩关节脱位时粗暴整复所造成。两部分外科颈骨折脱位也可以在麻醉下复位成功，但复位很困难，应避免反复暴力复位。复位不成功，可采用切开复位内固定。两部分外科颈骨折脱位的手术指征包括：①合并血管损伤。②开放骨折。③闭合复位失败。④肩脱位伴无移位的外科颈骨折。手术方法包括如下。

（1）闭合复位经皮穿针固定：通过我们的经验笔者认为经皮穿针固定的适应证包括：①两部分外科颈骨折。②存在外科颈嵌插骨折的两部分大结节骨折。③外展嵌插四部分骨折。

一定程度的骨质疏松并不是经皮穿针固定的绝对禁忌证。但生物力学实验结果表明穿针固定的生物力学强度低于诸如钢板螺钉固定或髓内固定等其他固定方式，因此对于存在极为严重骨质疏松或外科颈骨折粉碎极为严重，尤其是内侧骨皮质粉碎严重的患者不适于进行穿针固定，其他诸如钢板螺钉内固定、张力带固定或缝合固定等方式同样不适于存在骨质疏松情况的骨折，而应采用髓内固定的方式进行治疗。对于单一骨折的两部分大结节骨折、两部分小结节骨折和（或）合并脱位的情况亦不适于经皮穿针固定，为达到满意有效的复位和固定应进行切开复位缝合内固定。

（2）切开复位内固定：若闭合复位不能获得成功、不稳定骨折、严重粉碎骨折或经皮穿针固定不满意者，可采用切开复位内固定。治疗时可采用的固定方式包括使用不吸收线的缝合进行固定或改良 Ender 针加张力带固定，以及"T"字形钢板固定。近年来面世的锁定钢板固定系统可以很好地避免上述缺点，具有良好的应用前景。

3. 两部分大结节骨折

根据 Neer 分类标准，当移位大于 1 cm 时即应手术，但目前认为，大结节骨折不同于其他部位骨折，移位时容易引起症状，当移位大于 0.5 cm 时即应手术。对于骨质良好的者，可采用螺丝钉固定；对于骨质疏松者，可采用折块间缝合加"8"字形张力带固定。术后可早期进行肩关节被动功能锻炼，6 周后愈合迹象明显时开始行主动功能锻炼。

两部分大结节骨折合并肩脱位较常见，其占肩关节前脱位的 33%。治疗时首选闭合复位。肩关节脱位复位后，大结节基本恢复到正常的解剖位置。复位后颈腕吊带制动，症状消失后即可被动功能锻炼，制动持续 3～4 周。大结节骨折脱位经保守治疗可获得满意的结果。但当肩关节复位后大结节移位仍很明显，当移位超过 5 mm 时就应手术治疗。

4. 两部分小结节骨折

对于移位明显的骨块，若不复位，可影响肩关节内旋。手术可采用三角肌－胸大肌间隙入路。对于骨质良好者可用螺丝钉固定。疏松者可用上述折块间缝合加"8"字形张力带固定方法。两部分小结节骨折合并肩脱位常为后脱位，小结节撕脱骨折。新鲜损伤治疗首选闭合复位，最好在麻醉下进行。术后拍片证实复位及小结节移位情况。若肩关节复位且小结节无明显移位，用支具或肩人字石膏将患肢固定于外展 10°～15°、后伸 10°～15°及外旋 10°～15°位，3 周后开始功能锻炼。若小结节明显移位，可切开复位内固定。

（三）三部分骨折

对于三部分骨折，保守治疗结果较差。目前趋势认为，对于并不极其复杂的三部分骨折，切开复位内固定有较高的满意率。手术操作要轻柔，避免过多的软组织损伤。对于骨质严重疏松或骨折严重粉碎者，采用切开复位内固定很难达到满意的复位和固定，术后容易发生不愈合、畸形愈合和肱骨头坏死等并发症，且术后不能进行早期功能锻炼，预后较差，可一期行人工肩关节置换。

对于三部分骨折脱位，肱骨头血供破坏严重，仅一个结节与肱骨头相连，可提供部分血供。共有前脱位及后脱位两种形式。对于年轻骨质良好的患者，可采用切开复位内固定，而对于严重粉碎及骨质疏松患者，人工关节置换可作为首选。

（四）四部分骨折

1. 外展嵌插型四部分骨折

目前的治疗趋势认为，对于年轻骨质良好的此类骨折，采用经皮撬拨复位、内固定的手术方法，可取得较高的满意率和较低的坏死率，同时可获得较好的满意率。但对于老年骨质疏松者，也可首选人工关节置换，这样可避免软组织瘢痕粘连、挛缩，大小结节畸形愈合等并发症，减小手术难度，以利术后恢复。

2. "经典"四部分骨折及脱位

"经典"四部分骨折是指肱骨近端四个解剖部分完全分离，肱骨头移向外或后方，此时肱骨头血供破坏较重，容易发生缺血坏死，保守治疗一般不满意。这类骨折是人工肩关节置换最常见的适应证。

另外需要特别强调，对较年轻的复杂肱骨近端骨折的患者，选择人工肩关节置换作为治疗手段应十分谨慎。有学者认为，从长期随访结果来看应用人工肩关节置换手术治疗复杂肱骨近端骨折可显著改善患者的疼痛症状，并在一定程度上改善活动度，但当使用一种评分系统进行评估时，接近一半的年轻患者的结果不满意，因此对 50 岁以下的年轻患者应用人工肩关节置换时应十分谨慎，在条件允许的情况下尽可能使用切开或闭合复位、内固定的方法治疗。

（五）肱骨头劈裂和塌陷骨折

肱骨头塌陷骨折常合并于肩关节脱位中，尤其后脱位常见。根据塌陷程度分为＜20％、20％～45％及＞45％，不同的塌陷程度可采取不同的治疗方法。当塌陷＜20％时可保守治疗，肩关节脱位复位后，塌陷处不做特殊处理。当塌陷在 20％～45％同时合并肩关节后脱位时，可采用改良的 McLaughlin 手术，小结节截骨，移至塌陷处，用螺丝钉固定。当塌陷＞45％时，建议人工关节置换。肱骨头劈裂骨折常合并外科颈骨折或大小结节骨折，仅对年轻骨质良好的患者可行切开复位内固定，但手术较困难，且预后较差。一般建议人工关节置换。

六、并发症

肱骨近端骨折并发症常见，临床治疗很困难。常见的并发症有神经血管损伤、畸形愈合、不愈合、肩峰下撞击、肱骨头缺血坏死、感染等。这些并发症不仅由损伤本身造成，也常由不适当的诊断和治疗所造成。对于肱骨近端骨折，错误的诊断常常导致错误的治疗，是造成畸形愈合、不愈合常见的原因。

1. 神经损伤

在肩关节创伤中，最容易导致神经症状的损伤类型为肩关节前脱位、大结节骨折合并肩关节前脱位及外科颈水平的骨折。最长受累的神经有腋神经、肩胛上神经、桡神经和肌皮神经，其中腋神经最常见，这与其解剖位置及走行有关。

肱骨近端骨折中，与神经损伤的因素有很多，如创伤类型、暴力大小、外科颈骨折位置及移位程度、是否合并肩脱位、年龄、血肿形成及手术损伤。有文献报道，在三、四部分骨折切开复位内固定中，神经损伤达 17.4%。

肱骨近端骨折及骨折脱位合并神经损伤临床上并不少见，在急性损伤中，由于患者一般情况较差或局部疼痛、肿胀、活动受限，很难进行准确的神经检查。对于腋神经损伤，仅检查肩及上臂外侧皮肤感觉是不够的，皮肤感觉正常不能除外其运动支的损伤，这在 EMG 检查的研究中已证实。神经检查可在骨折端已稳定或骨折已初步愈合情况下进行，通过临床物理检查或 EMG 证实是否有神经损伤。检查的肌肉应包括三角肌、肩袖肌肉、斜方肌、前锯肌、菱形肌、肱二头肌和肱三头肌。

肱骨近端骨折合并神经损伤者，大多数经保守治疗可恢复。在观察 2～3 个月后神经无恢复迹象的，可手术探查。

2. 血管损伤

肱骨近端骨折合并血管损伤很少见，临床上不易发现，可导致严重后果。其中常见腋动脉损伤，损伤位于旋肱前动脉起点以上。由于肩关节周围有丰富的侧副循环，腋动脉损伤后，肢体远端的血供可由侧副循环代偿，常常容易漏诊。血管损伤与患者年龄、受伤机制、骨折部位及移位程度有关。

交通伤或高能量损伤是造成肱骨近端骨折合并血管损伤的主要原因。对于老年患者，由于动脉硬化，血管弹性减小，很容易受到牵拉损伤，即使轻微创伤或轻微移位骨折也可造成血管损伤。在肱骨近端骨折中，最容易造成血管损伤的骨折类型为外科颈骨折。

根据损伤病理不同，血管损伤可分为完全断裂、由于分支牵拉造成主干撕裂或血管内膜损伤导致血管栓塞。

当确诊血管损伤后，应早期手术探查修复。有学者认为，由于侧支循环供应，虽不致造成整个肢体坏死，但因血循环供应不足，约 2/3 患者留有上肢功能障碍。手术中，首先将肱骨近端骨折复位固定。血管损伤可行端－端吻合或血管移植。

3. 不愈合

肱骨近端骨折不愈合并不多见，常与骨折粉碎程度、移位大小及治疗方法的选择有关。但文献也有关于无移位骨折发生不愈合的报道。最常发生不愈合的部位在外科颈。肱骨近端骨折不愈合常与治疗不当有关，如使用悬垂石膏治疗。肱骨近端骨折与肱骨干骨折不同，临床治疗中应加以区别，对于肱骨近端骨折选用悬垂石膏治疗时，由于重力作用常常使骨折端发生分离，导致不愈合，因此应加以避免。

肱骨近端骨折不愈合常常发生在保守治疗后。当骨折移位严重、折端明显粉碎或不稳定、折端内软组织嵌入时，采用保守治疗可导致不愈合发生。手术失败也可导致不愈合的发生，如骨质疏松时强行采用切开复位内固定、内固定选择不当及感染等。

对于肱骨近端骨折的治疗，应根据不同情况具体分析，例如外科颈骨折，虽然移位不明显，但骨折端粉碎不稳定，保守治疗发生再移位或不愈合可能性较大，此时也应手术治疗，采用闭合穿针或切开内固定。

肱骨近端骨折不愈合可通过平片即可诊断，必要时可结合 CT。一旦确诊不愈合，即应手术治疗。但此时肱骨头明显疏松，骨折周围软组织粘连，折端假关节形成，手术难度较大。在两部分部分外科颈骨折不愈合中，对于骨折良好或年轻患者，手术可采用切开复位内固定，术中松质骨植骨。

切开复位内固定可明显缓解疼痛，但活动范围恢复并不显著。对于骨质明显疏松的老年患者，可采用人工关节置换术。对于三部分或四部分骨折不愈合，切开复位内固定很困难，同时肱骨头容易发生坏死，可直接考虑人工关节置换。对于不愈合时间较长，关节盂明显退行性变或软骨剥脱，可行人工全肩置换术。肱骨近端骨折不愈合或畸形愈合患者，一般不考虑肱骨头切除或肩关节融合术，只有在臂丛神经完全损伤不能恢复或肩外展无法恢复时，为缓解疼痛，才可以行此类手术。

4. 畸形愈合

畸形愈合常继发于不当的保守治疗及失败的手术治疗，明显的畸形愈合可导致患肩疼痛、功能障碍。由于大小结节在肩袖肌肉肌腱牵拉下的回缩，骨干在胸大肌牵拉下的内侧移位以及周围软组织粘连，临床治疗相当困难。

肱骨近端骨折畸形愈合最常见的原因是原始诊断不明确，各部位移位方向及程度判断不准确，导致错误的治疗。如外科颈骨折时未投照肩胛骨侧位片，无法判断并纠正其向前成角的大小，导致向前成角畸形愈合，影响肩关节前屈上举。大结节骨折后向上方移位，畸形愈合后导致肩峰下撞击，影响外展。因此，肱骨近端骨折发生后，投照正确的 X 线片及准确判断各部位移位方向及程度至关重要。

虽然有些骨折原始移位并不大，但其存在一定的不稳定因素，保守治疗过程中继发移位，导致畸形愈合或不愈合。因此，应仔细分析骨折的性质，选择正确的治疗方法，避免发生此类情况。肱骨近端骨折畸形愈合也可继发于手术治疗后。手术复位不足，内固定选择不当，固定不牢固常常导致畸形愈合的发生。

对于肱骨近端骨折畸形愈合患者，应根据患者的年龄、功能要求程度、是否耐受手术、术后能否配合功能锻炼及是否合并不能恢复的神经损伤来选择治疗方案。对于年轻功能要求较高患者可积极手术治疗。

（1）两部分外科颈骨折畸形愈合：外科颈骨折畸形愈合常发生在多个平面，包括向前成角、内收内旋畸形。向前成角可使前屈上举受限。明显的内收畸形使大结节相对上移，外展时发生肩峰下撞击。外科颈骨折畸形愈合时，三角肌止点相对上移，肌力减弱。外科颈骨折畸形愈合时肩关节活动范围可通过肩胛胸壁关节代偿，但过多的代偿会引起疼痛不适，产生创伤后翼状肩胛。

外科颈骨折畸形愈合可通过截骨重新固定来治疗。

（2）两部分大结节、小结节畸形愈合：大结节、小结节骨折移位，相当于肩袖撕裂损伤，导致肩袖功能障碍，影响肩关节活动。大结节骨折畸形愈合更常见，更容易引起肩关节功能障碍。常有两种畸形愈合类型，一种是在冈上肌牵拉下向上方移位，平片很容易诊断。大结节移位后不仅影响冈上肌功能，同时也像楔子一样嵌入肩峰下间隙，影响肩关节外展。另一种是在冈下肌、小圆肌牵拉下向后方移位，因其与肱骨头重叠，平片有时容易漏诊，需要良好的腋位相或结合 CT 诊断。向后移位的大结节不仅阻挡肩关节外旋，同时也影响冈下肌、小圆肌功能，使外旋肌力减弱，影响肩关节外展外旋。

小结节骨折移位后畸形愈合很少见，一般在肩胛下肌的牵拉下向内侧移位，不仅导致肩关节内旋受限，同时也影响肩胛下肌功能，它是肩关节前方动力稳定的重要因素。当明确移位大于 0.5 cm 时即可手术治疗。手术彻底松解回缩的结节骨块，必要时松解关节囊、肩峰下间隙，或行肩峰成形术。将结节骨块连同所附着的肩袖肌腱复位到正常的解剖部位，可采用张力带或螺丝钉固定。

（3）复杂的畸形愈合：对于三部分、四部分骨折畸形愈合，由于多种畸形同时存在，使其治疗更为复杂。手术广泛剥离，多部位截骨，手术风险大，肱骨头更容易发生坏死，术后结果难以预测。只有对年轻骨质良好患者，才可考虑重新切开复位内固定。对于明显疼痛、功能受限且骨质疏松患者，人工关节置换是一良好选择。

5. **肱骨头缺血坏死**

肱骨头缺血坏死在临床上并不少见，尤其在三部分或四部分骨折中，旋肱前动脉分支在结节间沟外上方进入肱骨头处受到破坏，同时肩袖止点处骨折，进一步破坏肱骨头血供，导致肱骨头缺血坏死。

创伤后肱骨头缺血坏死的主要临床表现是肩关节疼痛、活动障碍，当伴有大小结节畸形愈合及盂肱关节骨性关节炎时，症状更为突出，一般需人工关节置换来缓解疼痛、改善功能。也有文献认为，即使肱骨头缺血坏死，盂肱关节保持完整，大小结节在正常的解剖位置愈合，肩关节也可以有良好的功能。

6. **创伤后肩关节僵硬**

造成肩关节僵硬的主要原因是骨折后或手术后缺少适当的肩关节功能锻炼，导致肩关节活动范围严重受限。一般可先在麻醉下推拿，但注意避免造成再骨折，尤其是骨质疏松患者，应特别小心。

麻醉下推拿不满意的患者，可手术松解，切除瘢痕，必要时松解关节囊，术后正确指导功能锻炼。

7. **创伤后关节炎**

肩关节创伤后关节炎是指创伤后盂肱关节的退行性改变，主要表现为肩关节疼痛、僵硬及活动障碍。对于盂肱关节，轻度的关节面不对称是可以接受的。关节盂骨折后，关节面移位在 5 mm 仅为相对手术指征，移位大于 1 cm 为绝对手术指征。

肱骨近端骨折后肱骨头坏死、畸形愈合、不愈合、陈旧骨折脱位、合并血管神经损伤是造成肩关节创伤后关节炎的常见原因，瘢痕挛缩、肩袖及三角肌损伤也常常造成肩关节创伤后关节炎。

对于轻度创伤后关节炎，可采取药物治疗及理疗。使用非甾体消炎药缓解疼痛。物理治疗主要增加肩关节活动范围，增强肩袖肌肉及三角肌力量。对于保守治疗不满意者，全肩人工关节置换是一良好选择。一般不采用肩关节融合，只有当臂丛神经、肩袖、三角肌损伤不能恢复时，才可考虑。

七、预后与康复

功能锻炼是肱骨近端骨折术后取得良好效果的重要环节，即使手术复位再好，没有术后正确的功能锻炼，也很难取得满意结果。具体方法应根据骨折的类型、稳定性、手术方法、固定是否牢固及患者理解程度来决定。术前术后对患者的交代及指导至关重要。早期锻炼时应尽量减轻疼痛，消除疑虑。目前常用的功能锻炼分 3 个阶段，即被动功能锻炼、主动功能锻炼及加强活动范围和力量锻炼。

（一）第一阶段

此阶段为被动功能锻炼，以增加活动范围为主，尽量减少关节囊、韧带等软组织粘连。对无移位或轻微移位骨折和经闭合复位后的稳定骨折，在一周后即可开始被动功能锻炼。早期进行钟摆样锻炼（可在颈腕吊带下）。随着症状好转，进行外旋锻炼。3 周后骨折进一步稳定，在医生的帮助下进行前屈锻炼。

对手术固定较牢固的患者，术后 1～2 日即可开始。主要进行钟摆样锻炼及在医生的帮助下进行前屈锻炼、外旋锻炼，4 周后可进行肌肉等长收缩锻炼。

（二）第二阶段

此阶段为主动功能锻炼，一般在 X 线下出现愈合迹象后开始，逐步增加三角肌及肩袖肌力。主要在仰卧位下主动前屈。注意保持屈肘位减少上肢重力，利于前屈锻炼。后逐步在坐位或站立位下进行。可用橡皮带增加内外旋锻炼。可鼓励患者双手抱头，进行上肢外展外旋锻炼。

（三）第三阶段

主要加强活动范围和力量锻炼。上肢可倚于墙上，用力加强前屈，以伸展肩关节。3 个月后可逐步开始力量锻炼。

第二节　肩胛骨骨折

一、概述

肩胛骨为一扁宽形不规则骨，位于胸廓上方两侧偏后，在肩关节活动中起重要作用。肩胛骨平面与冠状面成 30°～40°，内缘与脊柱夹角约 3°，通过其周围的丰厚肌肉固定于胸壁，经肩锁关节、锁骨和胸锁关节与躯干相连，经盂肱关节与上肢相连。肩胛骨与胸壁之间虽然没有真正的关节结构，但具有像关节一样的较大范围和较复杂的活动，常称之为肩胛胸壁间关节。肩胛骨不仅为上肢活动提供肌肉止点，同时通过肩胛胸壁关节的活动协助上肢完成肩关节的外展上举、前屈上举等运动。

肩胛骨骨折的发生率比较低，文献报道认为其发生率占肩胛带骨折的 3%～5%，占全身骨折的 0.4%～1%。肩胛骨骨折的低发生率可用以下原因解释。

1. 肩胛骨边缘骨质明显增厚。

2. 肩胛骨在胸壁上有很大活动，可使受到的外力得到缓冲。

3. 肩胛骨前后丰厚的肌肉组织的保护。间接暴力和直接暴力均可导致肩胛骨骨折。当患肢外展位摔倒时，暴力经过盂肱关节传导至肩胛骨，导致骨折发生。直接暴力多为交通伤或高处坠落伤，暴力直接作用于肩胛骨导致骨折，并常常伴有其他合并伤。

二、损伤机制

(一) 骨性结构

肩胛骨为三角形扁骨，位于胸廓后外侧上部，介于第 2 到第 7 肋骨（或肋间隙）之间，其外上角、下角及外侧缘增厚，为肌肉提供强有力的止点。

肩峰为肩胛骨外侧突起，是肩关节最高点，其为三角肌提供止点，向内侧与锁骨形成肩锁关节。肩峰与肱骨头之间为肩峰下间隙，其下方有肩袖肌腱通过，肩峰底部的形状与肩袖退变有明显关系，Bigliani 将肩峰底部形状分成 3 种类型：平坦形、弯曲型及钩形，其中钩形与肩袖撕裂退变关系明显。肩峰由 4 个骨化中心形成，未正常闭合的骨骺称之为肩峰骨，常与肩峰骨折相混淆。

喙突与锁骨通过喙锁韧带相连，人群中大约有 1% 的喙突与锁骨骨性相连或形成关节。喙突基底内侧为肩胛骨上切迹，上方有上肩胛横韧带相连，其中韧带下有肩胛上神经通过，韧带上方有肩胛上动静脉通过。喙突基底骨折及肩胛骨骨折有可能损伤到此神经。

肩胛盂呈梨形，表面覆盖关节软骨，其关节面相当于肱骨头关节面的 $1/4 \sim 1/3$。在肩胛骨平面上，关节盂几乎与肩胛骨垂直，其与矢状面成角 $3° \sim 5°$。在正常人中肩胛盂后倾约占 75%，平均后倾 $7.4°$。

(二) 肩胛骨周围肌肉及韧带组织

1. 肩胛骨周围肌肉

主要有背阔肌、斜方肌、大、小菱形肌、肩胛提肌、前锯肌、胸小肌、锁骨下肌，主要维持肩胛骨动力稳定，完成肩胛骨在不同方向的活动，为上肢活动提供稳定的平台。

2. 肩胛骨周围的关节韧带

上肢带骨是通过锁骨与躯干相连。肩峰与锁骨通过肩锁关节相连。喙突与锁骨之间有坚强的喙锁韧带相连，加强肩锁关节的稳定。喙突与肩峰之间有喙肩韧带相连，构成肩关节顶部，防止肱骨头向上脱位。肩胛骨关节盂与肱骨头之间有盂肱韧带相连。肩胛骨的稳定除靠韧带组织外，更主要的是依靠其周围的肌肉组织之间的协同或拮抗作用来完成的。

3. 肩胛—胸壁连接

肩胛骨与胸壁间连接虽不具关节结构，但其之间有复杂的运动，协助肩关节完成活动，应视为肩关节的一部分。肩胛胸壁间隙位于肩胛骨前面的肩胛下筋膜与胸壁间的狭窄间隙，又称肩胛前间隙，肩胛骨即沿此间隙活动。

(三) 肩胛骨的稳定

肩胛骨是通过肌肉和筋膜稳定于胸廓后壁。肩胛骨静态稳定结构包括项背部筋膜及垂直走行的肌肉，如斜方肌上部纤维、肩胛提肌及前锯肌上部纤维。这些肌肉不仅维持肩胛骨静态稳定，同时也是动力稳定的主要结构。在静止站立位，这些肌肉无肌电活动，当行走上肢摆动时可记录到斜方肌上部纤维的肌电活动，说明其可以维持肩胛骨的动力稳定。上肢主动上举可引发肩胛骨周围肌肉主动收缩以维持肩胛骨稳定。斜方肌中和下部纤维、前锯肌及菱形肌的主动收缩为上肢活动提供了稳定并有一定活动的平台。当这些肌肉功能丧失后，上肢活动明显受限，并呈现翼状肩胛。

三、骨折分型

肩胛骨各部分均可发生，其中以肩胛体、肩胛颈骨折最为常见。肩胛骨骨折是以解剖部位为基础来进行分类的。Ada JR 和 Miller ME 将肩胛骨骨折分成 4 类，即：ⅠA－肩峰骨折；ⅠB－肩峰基底、肩胛冈骨折；ⅠC－喙突骨折；ⅡA－肩峰基底外侧的肩胛颈骨折；ⅡB－肩胛颈骨折，骨折线通过肩峰基底内侧或肩胛冈；Ⅲ－关节盂骨折；Ⅳ－肩胛体骨折。Ideberg 又将关节盂骨折（关节内骨折）分成 5 型。

Ideberg 通过 300 例肩胛盂骨折的分析，将其分位 5 种类型，得到其他学者的赞同，即：Ⅰ型－关节盂缘骨折；ⅠA 型－前方关节盂缘骨折；ⅠB 型－后方关节盂缘骨折；Ⅱ型－关节盂横断骨折，分横形、斜形骨折线，关节盂骨块常为三角形游离骨块，向下方移位；Ⅲ型－关节盂上方骨折，骨折线向内上达到喙突基底，常伴有肩峰骨折，锁骨骨折或肩锁关节脱位；Ⅳ型－关节盂横形骨折，骨折线达到肩胛骨内缘；Ⅴ型－在第Ⅳ型基础上伴第Ⅱ型、Ⅲ型或同时伴第Ⅱ和Ⅲ型。Goss 曾对其做了补充，即第Ⅵ型，关节盂粉碎骨折。

Goss 提出肩关节上方悬吊复合体（SSSC）的概念。它是由锁骨远端、肩锁关节及韧带、肩峰、关节盂、肩胛颈喙突及喙锁韧带组成的环行结构，上方支柱为锁骨中段，下方支柱为肩胛冈和肩胛骨外侧缘。因环行结构的稳定（像骨盆环一样），当 SSSC 中一处骨折或韧带损伤，其不发生明显的移位或脱位；当 2 处骨折或韧带损伤时，悬吊复合体的环行结构遭到破坏，发生移位，此时常为手术指征。如肩胛颈骨折伴锁骨骨折或肩锁关节脱位时，环行 SSSC 中 2 处损伤，常伴有不稳定或明显移位，或称"浮肩"。明确环行结构特点可以帮助判断肩部损伤情况及选择治疗方案。

四、临床表现与诊断

（一）临床表现

肩胛骨骨折后肩关节因疼痛活动受限，上肢不能外展。肩峰或肩胛盂移位致使肩部外观扁平。骨折局部压痛明显，可触及骨擦感。喙突或肩胛体骨折后，因胸小肌或前锯肌牵拉，疼痛可随呼吸加重。由于肩袖肌肉受血肿刺激，肌肉痉挛，导致肩关节主动外展明显受限，称为假性肩袖损伤体征。与真正肩袖损伤不同，当血肿吸收、痉挛缓解后，肩关节可主动外展。临床查体过程中仔细检查上肢血管神经及其他严重的伴随损伤。

（二）合并损伤

肩胛骨骨折常由高能量损伤所致，文献报道其合并损伤的发生率高达 35％～98％。当肩胛骨受到严重暴力创伤并造成肩胛骨骨折时，同侧躯干上部也常常受到损伤，甚至危及生命。有时临床只注意到合并损伤的抢救治疗，导致肩胛骨骨折被遗漏。也常合并锁骨骨折、臂丛神经损伤。

（三）X 线检查

由于肺部影像的重叠，使肩胛骨骨折的 X 线检查有一定困难，但多平面的 X 线片可使临床医师准确判断肩胛骨骨折及其移位。肩胛骨正位、侧位、腋位可清楚显示肩胛骨骨折。腋位更有利于判断盂缘骨折及肩峰骨折。头侧倾斜位及 Stryker 切迹位的 X 线片可清晰显示喙突骨折。CT 有利于判断关节盂骨折位置及移位大小。

五、治疗方法

(一) 肩胛颈骨折

1. 治疗原则

肩胛颈骨折是肩胛骨骨折中较为常见的骨折，仅次于肩胛体骨折。骨折线多起自肩胛上切迹，斜向外下至肩胛骨外缘，为关节外骨折，关节盂可保持完整。肩胛颈骨折后，如果肩关节 SSSC 保持完整，可限制骨折的移位；当 SSSC 破裂移位后，如合并锁骨骨折移位，则肩胛颈骨折不稳定，在重力作用下，关节盂倾斜角度改变或骨折远端向下移位。肩胛颈骨折线位于喙突基底内侧时，为不稳定骨折。

对于无移位的稳定的肩胛颈骨折，肩关节 SSSC 保持完整，治疗可采用颈腕吊带制动，早期功能锻炼，一般可恢复正常功能。

对于不稳定的肩胛颈骨折或合并锁骨骨折，常需要手术治疗。当肩胛颈骨折移位后，肩袖肌肉的正常杠杆力臂发生改变；当关节盂倾斜角度改变后，肩袖肌肉对盂肱关节的正常压应力转为剪式应力，这些均导致功能肩袖障碍。表现为外展力弱，肩峰下疼痛。

2. 手术入路

对于肩胛颈骨折切开复位可采用 Rockwood 报道的肩关节后方入路。手术切口起自肩峰后缘 2.5 cm 处，向下到腋窝后襞，约 8 cm。纵劈三角肌后缘，于肩胛下肌与小圆肌间隙进入，显露肩胛颈骨折。固定可选用 AO 3.5 mm 系列的钢板固定。

Judet 入路：切口起自肩峰，沿肩胛冈下缘向内到肩胛骨内侧缘，沿肩胛骨内缘向下。沿止点切断三角肌后部纤维，于内缘切断冈下肌纤维，沿肩胛骨后方推开冈下肌，显露骨折。根据情况可向外延长，显露关节盂后缘及肩胛颈。固定可选用 AO 3.5 mm 系列的钢板或单纯螺钉固定。

(二) 肩胛盂骨折

肩胛盂骨折比较少见，只占肩胛骨骨折的 1%，其诊断及治疗均有一定困难。肩胛盂骨折为关节内骨折，对于关节面移位较大的骨折，手术切开复位内固定可减少创伤后关节炎的发生。肩胛盂骨折通过肩胛骨正位、腋位及 CT 可清楚诊断。

根据不同的骨折类型，手术可选择前方的三角肌胸肌入路，或上述后方入路。

在 Ideberge 分型的基础上，Goss 将涉及整个关节盂窝的粉碎骨折归为第 Ⅵ 型。此型骨折粉碎严重，试图切开复位内固定可进一步损伤软组织合叶的支撑作用。此型骨折可采用保守治疗，早期肩关节功能锻炼。尽管经过适当治疗，此型骨折很有可能出现严重的创伤后骨关节炎及肩关节不稳定。

(三) 肩胛体骨折

肩胛体骨折在肩胛骨骨折中最常见，多为直接暴力伤所致。肩胛体骨折也最常合并其他损伤。肩胛体骨折经保守治疗可取得满意结果。颈腕吊带制动及胸壁固定即可。骨折基本稳定，症状消失后即行功能锻炼。即使肩胛骨畸形愈合，一般不致引起明显功能障碍。当肩胛骨畸形愈合后，骨突顶压胸壁或活动时刺激周围肌肉软组织引起症状时，可考虑行骨突切除术。

（四）肩峰骨折

肩峰位于肩关节外上方，为肩部最突出部分，骨性结构坚固。当肩部受到来自外上方暴力时，常容易造成锁骨骨折或肩锁关节脱位，肩峰骨折比较少见。

对于无移位的肩峰骨折，保守治疗即可。颈腕吊带制动，症状消失后早期功能锻炼。对于移位的肩峰骨折、骨折不愈合及移位的疲劳骨折，可采用切开复位内固定，使用张力带或钢板螺丝钉固定，尤其是肩峰基底部靠近肩胛骨的骨折，不愈合的可能较大，早期切开复位内固定是良好的选择。

（五）喙突骨折

喙突的主要作用是为肌肉韧带提供止点。肩部直接暴力伤可造成喙突骨折；肩锁关节脱位时，喙锁韧带保持完整，造成喙突撕脱骨折；喙肱肌和肱二头肌短头强烈收缩可导致喙突撕脱骨折；肩关节前脱位，肱骨头撞击也可导致喙突骨折。一般保守治疗，颈腕吊带制动即可。

（六）肩胛胸壁间脱位

肩胛胸壁间脱位是一种严重损伤，较大暴力创伤所致，常合并胸腹部损伤、锁骨骨折、肩锁关节脱位、臂丛血管神经及肩胛骨周围肌肉损伤。因合并损伤严重，有较高的截肢率和病死率，临床诊断也很困难。治疗以抢救生命、治疗并发症为主。

第三节　肱骨干骨折

一、概述

肱骨干骨折是较为常见的骨折，约占所有骨折的3%。近年来不论手术治疗还是非手术治疗的方法都有所发展。大多数肱骨干骨折通过非手术治疗可以获得好或较好的结果。正确的非手术及手术治疗需要对肱骨的解剖、骨折类型和患者伤前的活动水平和期望获得的结果等有所了解。

肱骨干是指从近端胸大肌的止点处到远端髁上。近端肱骨干横断面呈圆形，远端在前后径上呈扁状。肱骨前方界线近端为大结节前方，远端为冠状突窝。内侧界线从近端的小结节到远端内上髁。外侧界限近端大结节后方到外上髁。三角肌止于肱骨干近端前外侧的三角肌结节。桡神经切迹内走行着桡神经和肱深动脉。肱骨干后方是三头肌的起点，有螺旋状骨凹。内外侧肌间隔将上臂分成前间隔和后间隔。前间隔包括肱二头肌、喙肱肌、和肱肌。肱动、静脉及正中神经、肌皮神经及尺神经沿肱二头肌内侧走行。后间隔包含肱三头肌和桡神经。

肱骨干部的血供由肱动脉分支提供。肱骨干的滋养动脉从内侧中段远端进入肱骨。有些患者还有第2条滋养动脉，它从桡神经切迹进入。桡神经和肱深动脉穿过外侧肌间隔，内侧肌间隔被尺神经、上尺侧副动脉及下尺侧副动脉的后分支穿过。当骨折线在胸大肌止点近端时，由于肩袖的作用，近端骨块呈外展和内旋畸形，远骨折端由于胸大肌作用向内侧移位。

当骨折线位于胸大肌以远三角肌止点以近时,远骨折端由于三角肌的作用向外侧移位,近骨折端则由于胸大肌、背阔肌及大圆肌的作用向内侧移位。当骨折线位于三角肌止点以远时,近端骨折块外展屈曲,而远折端向近端移位。

二、损伤机制

肱骨干骨折可由直接或间接暴力造成。最常见的损伤机制包括高处坠落时手外伸、摩托车祸伤以及上臂直接受力。极度肌肉收缩也可造成肱骨干骨折。老年人摔倒造成的肱骨干骨折往往不形成粉碎状。高能量损伤常造成粉碎骨折和软组织严重伤。Klenerman 等对肱骨干施加外力造成的实验性骨折显示,单纯的压缩力造成肱骨近端或远端骨折,折弯力造成典型的横断骨折。扭转力会造成螺旋形骨折。弯曲和扭转力结合可导致斜形骨折,并常伴有蝶形骨块。肱骨干骨折后的移位方向,根据骨折部位不同受不同肌肉牵拉的影响,会出现不同方向的移位。

三、骨折分型

没有一种肱骨干骨折的分类被广泛接受。

AO/ASIF 国际内固定研究学会(Association for the Study of Internal Fixation)对肱骨干骨折的分类是基于骨折的粉碎程度:A 型简单骨折;B 型有蝶块;C 型呈粉碎状。进一步将每一类型再依骨折形态分成不同的亚型。

四、临床表现与诊断

肱骨干骨折患者常主诉上臂疼痛、肿胀及畸形,有反常活动和骨擦感。对无移位的骨折患者的临床症状也许很轻。由于肱骨干骨折常由高能量暴力造成,所以医生应该特别注意并发症的检查。

首先应处理危及生命的损伤,然后再对肢体做系统检查。若有指征则应使用多普勒探测脉搏来判断血管情况,用测压仪来监测筋膜间隔的压力。对肿胀严重或有较重组织损伤以及多发伤的患者更应注意仔细检查。

肱骨干的标准 X 线片应包括正侧位。X 线片中应包含肩、肘关节,这样可以识别合并的关节脱位或关节内骨折。照 X 线片时应转动患者,而不是转动肱骨干来获取正位和侧位,对粉碎性骨折或骨折移位大的患者,牵引下拍片可能有所帮助。有时对侧肱骨全长 X 线片对术前计划的制订也有所帮助。CT 扫描不常应用;对病理骨折,一些特殊的检查能帮助确定病变的范围,这些包括锝骨扫描、CT、MRI 检查。

五、治疗方法

肱骨干骨折的治疗目的是取得骨性愈合,获得良好的对线复位及恢复患者伤前的功能。有很多治疗肱骨干骨折的方法,非手术治疗或手术治疗的方法都能获得很好的结果。选择治疗方法时应考虑多种因素,包括患者年龄、并发症、软组织情况及骨折类型。

(一)非手术治疗

大多数肱骨干骨折可以通过非手术来治疗,并能取得 90% 以上的愈合率。这些方法包括悬垂石膏固定、"U"字形石膏固定、绑带捆绑固定,外展位肩"人"字形石膏固定、骨牵引固定、功能支具。

1. 悬垂石膏

悬垂石膏 1933 年 Caldwell 描述了悬垂石膏，它是利用重力的持续牵引作用来达到复位效果。因此患者需始终立位或半立位。上臂悬垂石膏可以应用直到骨折愈合，也可中间更换成功能支具。使用悬垂石膏的顾虑是骨折端产生分离移位，这将造成骨折的延迟愈合。使用悬垂石膏的适应证包括有移位的肱骨中段骨折，特别是有短缩以及斜形或螺旋形的骨折。横断骨折不适于使用悬垂石膏，因为它易形成分离移位而影响愈合。

使用悬垂石膏治疗肱骨干骨折需要精心处理，石膏不应过重，肘关节应屈曲 90°，前臂置于中立位，石膏近端应在骨折处以近 2 cm。在前臂远端处应有 3 个环，位于背侧、中立位侧和掌侧，颈腕吊带绕过颈部穿过其中一个环。向前成角可以通过缩短吊带纠正，向后成角通过延长吊带纠正，向内成角可以将吊带穿过掌侧环纠正，向外侧成角可以通过吊带穿过背侧环纠正。躯干不能妨碍石膏的悬垂牵引作用。患者需上身直立位或半立位睡眠，以防肘部被支托而失去作用。每周复查 X 线片，并指导患者行肩和手的活动，肩部画弧运动对防"冻肩"形成十分有益，肌肉的等长收缩也十分重要。

注意适应证的选择以及对石膏的认真呵护能提高治疗成功率并减少并发症发生。正确使用悬垂石膏能取得高达 96％的愈合率，对于有移位螺旋或斜形肱骨干骨折它是最好的治疗方法之一。

2."U"字形石膏夹板

"U"字形石膏固定可用于短缩畸形小的肱骨干骨折。塑形良好的石膏夹板位于肱骨干内外侧并绕过肘关节置于三角肌和肩峰上。躯干不应妨碍石膏的悬吊。患者应进行肩、肘及腕关节和手部活动。"U"字形石膏的缺点是缠绕可能造成肘关节伸直受限，腋神经损伤及患者因石膏肥大而感不适。石膏滑脱也常见，需要不断调整和更换。

3. 胸上臂制动

"U"字形石膏固定可用于短缩畸形小的肱骨干骨折。塑形良好的石膏夹板位于肱骨干内外侧并绕过肘关节置于三角肌和肩峰上。躯干不应妨碍石膏的悬吊。患者应进行肩、肘及腕关节和手部活动。"U"字形石膏的缺点是缠绕可能造成肘关节伸直受限，腋神经损伤及患者因石膏肥大而感不适。石膏滑脱也常见，需要不断调整和更换。

3. 胸上臂制动

对于移位小的肱骨干骨折可将上臂及肩关节缠绕在一起起制动作用。这种方法适用于老人或儿童，主要考虑患者的舒适性。腋下垫以软垫使远端外展。患者应多行肩关节钟摆样运动。此法简单经济。

4. 肩"人"字形石膏

肩"人"字形石膏主要适于闭合复位需要充分外展、外旋维持固定时，然而这往往形成不舒适的姿势，常需要手术治疗。此法的缺点是应用复杂，石膏臃肿沉重，对皮肤有刺激，患者感不舒服。对于有胸部损伤的患者应避免使用。

5. 骨牵引

对肱骨干闭合或开放的骨折较少应用骨牵引。传统观点上的骨牵引适应证，例如合并其他骨损伤需要长期休息时，开放骨折，现在已成为手术治疗的适应证。骨牵引可通过横穿尺骨鹰嘴的克氏针或斯氏针进行，应从内侧向外侧穿针以避免伤及尺神经。

6. 功能支具

1977 年 Sarmiento 首先描述了功能支具，它是通过软组织挤压而达到复位目的，此方法能使肩、肘关节获得最大活动度。支具由前后 2 片组成并可用条带将 2 片系紧，随肢体肿胀情况而调整松紧。支具近端可达肩峰外侧，环绕上臂至腋下，往远支具塑形避开肱骨内外髁，使肘关节能自由活动。支具较少超越肩关节。支具适于肱骨近端粉碎骨折，但此时肩部活动受限。支具使用的禁忌证有广泛软组织损伤和骨缺损，患者治疗欠配合，骨折对线不好，维持困难。

支具可应用于使用悬重石膏或"U"字形石膏后 1～2 周。若急诊使用支具，则患者常需不断复查以观察肢体肿胀情况，检查神经血管情况。患者应避免躯干对上臂的干扰，应注意吊带可以引起内翻畸形。应鼓励患者进行肩摇摆活动，同时肘、腕及手的功能活动可进行。支具应至少佩戴 8 周。

（二）手术治疗

肱骨干骨折的手术适应证包括：开放骨折、合并血管损伤、漂浮肘、多段骨折、病理骨折、双侧肱骨干骨折及多发骨折等。开放骨折需要急诊清创，骨折固定能减少感染的发生。合并血管损伤的骨折应使用内固定或外固定稳定骨折，非手术治疗此时不能稳定骨折，反常活动将破坏修复的血管。

"漂浮肘"损伤（同侧肱骨干和前臂骨折），需手术治疗。这样可以尽早进行肩、肘关节活动，非手术治疗难以使肱骨干多段骨折获得愈合。手术稳定病理骨折使患者感到更多舒适，并获得更多功能。

手术治疗双侧肱骨干骨折可使患者尽早地自理生活。多发创伤的患者常需半卧位，非手术治疗难以维持骨折位置，手术固定能尽早恢复患者功能。骨折合并桡神经损伤常需手术探查和骨折固定。

非手术治疗难以使骨折复位和保持复位时则需手术来稳定骨折。对于肱骨干骨折，3 cm 短缩、20°前后成角以及 30°内、外翻成角都可以接受。肥胖患者常易形成内翻畸形。由于肩关节代偿，旋转畸形常可接受。涉及肩、肘关节面的骨折需要手术固定。

1. 手术入路

手术治疗肱骨干骨折的入路包括前外、前方或后方入路。

2. 钢板螺钉内固定

用钢板螺钉可以在不干扰肩袖的情况下将肱骨干骨折牢固固定。术前应仔细观察骨折特性、蝶形块的位置，选择何种钢板固定，做到心中有数。术中减少软组织剥离，特别应保护与蝶形块连接的软组织以防其成为死骨。

对高大强壮患者应选用 4.5 mm 宽动力加压钢板。对一般患者可选用 4.5 mm 窄动力加压钢板。肱骨近端或远端骨折常需使用其他钢板，如重建板、T 形板。若骨折类型允许，则应尽量使用加压固定技术，尽量在骨折端使用拉力螺钉。每骨折端至少应固定 6～8 层皮质，台上应检查固定后的稳定度。根据骨折粉碎程度和软组织剥离范围来决定是否行植骨术。对钢板螺钉内固定来说，应放宽松质骨植骨的适应证。

3. 外固定架

固定外固定架适用于广泛软组织损伤的开放骨折，合并烧伤以及感染性不愈合的患者。可使用单边或环形外固定架固定骨折外固定架应用的并发症有针道感染、干扰神经血管和肌肉肌腱，骨折不愈合。外科医生可以通过认真操作，细心护理来避免并发症的出现。

4. 髓内固定

髓内针固定对大多数长管状骨干部骨折都能取得满意疗效。从力学方面讲，髓内针固定比钢板螺钉内固定和外固定架固定有更多优势。

由于髓腔的方向更接近骨的力学轴，髓内针属中央型内固定，钢板固定在骨表面，是偏心固定，所以髓内针比钢板承受更小的弯曲应力，不易发生疲劳折断。髓内针与骨皮质接触，是一种应力分享式固定，如果在针的远近端不加锁定，髓内针将作为滑动夹板使骨折端获得动力加压。

在骨干中段骨折，随着髓内针进入髓腔，骨折自动取得对线复位。髓内针取出后发生再骨折率低，这是因为骨质疏松程度低，同时也没有产生应力集中升高区。

髓内针也有很多生物学方面的优势，尽管穿针有一些技术要求，但它不必像钢板固定那样广泛的暴露。借助于影像增强器，手术可以闭合进行，因此术后感染率低，骨愈合率高，很少的软组织瘢痕。肱骨干使用的髓内针有 2 种，即弹性髓内针和带锁髓内针。

5. 带锁髓内针

带锁髓内针在不稳定股骨或胫骨骨折治疗中的成功应用使医生试图将其应用于治疗肱骨骨折。髓内针通过远近端锁定稳定骨折，能防止短缩和旋转畸形。带锁髓内针适应于从外科颈以远 2 cm 到尺骨鹰嘴窝近侧 5 cm 处的骨折，髓内针可顺行或逆行穿入，可使用扩髓或非扩髓技术。扩髓可以增加针与髓腔皮质接触长度，稳定性会增加，同时扩髓也可防止针卡在髓腔内，也可选择较大直径的针，扩髓还有内植骨的作用。但扩髓或非扩髓都将影响髓腔血供。Rhinelander 所做的实验表明，非扩髓技术髓腔血供很快能重建。即使扩髓，由于间隙的存在，重建血供也能实现。因此髓内针固定骨折必定影响髓内血供，所以保护骨膜血供显得更加重要。

使用顺行穿针时应注意将针尾埋于肩袖以下防干扰肩峰下间隙。近端锁钉帽位置不应对肩峰有妨碍，从而引起撞击综合征。远近端锁定时都应使用软组织保护套以避免伤及腋神经及其他神经、血管和软组织。

六、术后处理与康复

肱骨干骨折后功能锻炼对治疗结果有重要作用。伤后手、腕关节的活动即刻就应开始。

肩肘关节活动随着患者疼痛减轻也应尽早开始。无论何种治疗方法，肩关节活动应特别注意，防止肩关节僵直。肘关节功能锻炼应仅限于主动活动。被动强力的活动会引起骨化性肌炎。

非手术治疗肱骨干骨折能取得很好的效果，支具目前在我国使用还不够普及。

七、并发症

(一) 桡神经损伤

约有 18% 的肱骨干骨折合并有桡神经损伤，最常见的是中段骨折或远 1/3 斜形骨折。

大多数神经损伤是完全性，有 90％的患者 3～4 个月后恢复正常。肌电图和神经传导实验有助于确定神经损伤程度以及监测神经再生的速度。早期进行桡神经探查的指征是开放骨折或贯通伤合并桡神经损伤和骨折复位后出现桡神经损伤时。

对肱骨干骨折合并桡神经损伤治疗尚存有争议。笔者的建议是：决定是否进行早期或是晚期桡神经探查应考虑下列因素。

1. 骨折的位置。

2. 骨折移位程度。

3. 软组织损伤的特点（开放骨折）。

4. 神经损伤的程度。

多数情况下，闭合的肱骨干骨折合并桡神经损伤可不进行一期手术探查，肱骨干骨折在进行闭合复位手术固定后，多数桡神经损伤可自然恢复。必要时可结合肌电图检查，确定桡神经手术探查时机。

其他学者主张伤后 3～4 个月神经损伤没有恢复的迹象时行手术探查。晚期探查的好处是：①能有足够时间使功能性神经麻痹得以恢复。②能较为精确地确定神经损伤的性质。③合并的骨折已愈合。④晚期探查的最终结果与早期探查相同。神经探查和修复重建包括腓肠神经移植、神经松解、肌腱移位。

对于开放骨折合并桡神经损伤，应在急诊治疗骨折同时行桡神经探查修补。

（二）血管损伤

血管损伤虽然不多见，但肱骨干骨折也可造成肱动脉的损伤。血管损伤的机制有：枪伤、刀刺伤、骨折端嵌压、血肿或筋膜间隙内压力大造成血管阻塞。肱动脉在肱骨近或远 1/3 处骨折有被损伤的危险。是否进行血管造影检查尚存争议。因为大约 50％患者依据临床检查可以明确诊断。造影诊断需要延误一些治疗时间，而肢体血液循环重建应尽量在 6 小时内完成。

合并血管损伤的肱骨干骨折是骨科急症。首先应进行压迫止血等待手术。术中进行血管探查和修补，骨折进行固定。如果肢体存活没有危险则可先行骨折固定；如果远端肢体缺血时间已较长，则可先临时做血管分流再做骨折固定。骨折必须固定以保护修复的血管和防止软组织进一步损伤。血管损伤可以通过直接修补、端—端吻合以及静脉移植来获得治疗。

（三）骨折不愈合

文献报告肱骨干骨折应在 4 个月内愈合。其不愈合率在 0％～15％。肱骨近段和远段骨折易形成不愈合，其他与不愈合有关节的因素包括横形骨折、骨折分离移位、软组织嵌压以及不牢靠的制动。肩关节活动受限增加了传到骨折端的应力，容易形成不愈合。影响愈合的医学因素包括老年人、营养不良、肥胖、糖尿病、使用皮质类固醇、服用抗凝药物、放疗后及烧伤。值得注意的是，有报告指出手术组的不愈合率高于非手术组的不愈合率。

对不愈合的患者应仔细了解病史，认真做物理检查。了解原始损伤和最初治疗很重要。体检应包括肩、肘关节活动受限情况，骨折端反常活动情况。核素扫描检查有助于了解不愈合的生物学特性以及是否有感染。

治疗肱骨干骨折不愈合的目的就是建立骨性连接，维持骨折对线稳定，恢复肢体的功能。治疗方法有多种选择，包括功能支具、电刺激、植骨、内固定或外固定。功能支具在治疗延迟愈合方面有一定作用，但不能治疗不愈合。电刺激与支具共同使用有益。电刺激不能在下面情况使用：骨折间隙＞1 cm、滑膜性假关节形成、感染。使用加压钢板固定骨折并行植骨和扩髓带锁髓内针固定是目前最有效的方法。无论使用什么方法，下列原则必须遵守。

1. 必须获得骨性稳定。

2. 消除骨折间隙。

3. 保持或恢复骨的血液供应。

4. 消除感染。

笔者认为选择内固定的方法应考虑不愈合的位置，一般中段的不愈合选带锁髓内针，远近端可选用钢板螺钉。同时应考虑前次手术内固定的方法，是否有骨质疏松存在，对因手术已有骨质破坏或骨质疏松的患者应选择髓内针治疗。手术时应重新打通髓腔，萎缩型不愈合或有骨缺损的患者需要植骨。感染存在时应彻底多次扩创，切除感染和坏死组织，同时用抗生素液灌洗，可以使用外固定架固定骨折直到愈合，也可Ⅱ期更换成钢板螺钉内固定。

第四节　股骨颈骨折

一、概述

股骨颈骨折多发生于老年人，随着社会人口年龄的增长，股骨颈骨折的发生率不断上升。年轻人中股骨颈骨折的发生主要由于高能量创伤所致，常合并有其他骨折。股骨颈骨折存在以下 2 个主要问题。

（1）骨折不愈合。

（2）晚期股骨头缺血坏死。因此一直是创伤骨科领域中重点研究的对象之一。

二、损伤机制

大多数股骨颈骨折创伤较轻微，年轻人股骨颈骨折则多为严重创伤所致。Kocher 认为创伤机制可分为以下 2 种。

（1）跌倒时大转子受到直接撞击。

（2）肢体外旋。在第 2 种机制中，股骨头由于前关节囊及髂股韧带牵拉而相对固定，股骨头向后旋转，后侧皮质撞击髋臼而造成颈部骨折。此种情况下常发生后外侧骨皮质粉碎。年轻人中造成股骨颈的暴力较大，暴力沿股骨干直接向上传导，常伴有软组织损伤，骨折也常发生粉碎。

三、骨折分型

股骨颈骨折的分型有很多种，概括起来可分为 3 类：①根据骨折的解剖部位进行分类。②根据骨折线的方向进行分类。③根据骨折的移位程度进行分类。

Garden 根据骨折移位程度将股骨颈骨折分为 4 型。

Ⅰ型：不全骨折，股骨颈下方骨小梁部分完整，该型包括所谓"外展嵌插型"骨折。

Ⅱ型：完全骨折，但无移位。

Ⅲ型：完全骨折，部分移位，该型骨折 X 线片上可以发现骨折远端上移、外旋，股骨头常表现为后倾，骨折端尚有部分接触。

Ⅳ型：完全骨折，完全移位，该型骨折 X 线片上表现为骨折端完全失去接触，而股骨头与髋臼相对关系正常。

Garden 分型中自Ⅰ型至Ⅳ型，股骨颈骨折严重程度递增，而不愈合率与股骨头缺血坏死率也随之增加。Garden 分型在国际上已被广泛应用。

四、临床表现与诊断

（一）症状

老年人跌倒后诉髋部疼痛，不能站立和走路，应想到股骨颈骨折的可能。

（二）体征

1. 畸形：患肢多有轻度屈髋屈膝及外旋畸形。

2. 疼痛：髋部除有自发疼痛外，移动患肢时疼痛更为明显。在患肢足跟部或大粗隆部叩打时，髋部也感疼痛，在腹股沟韧带中点下方常有压痛。

3. 肿胀：股骨颈骨折多系囊内骨折，骨折后出血不多，又有关节外丰厚肌群的包围，因此，外观上局部不易看到肿胀。

4. 功能障碍：移位骨折病人在伤后不能坐起或站立，但也有一些无移位的线状骨折或嵌插骨折病例，在伤后仍能走路或骑自行车。对这些病人要特别注意，不要因遗漏诊断使无移位稳定骨折变成移位的不稳定骨折。在移位骨折，远端受肌群牵引而向上移位，因而患肢变短。

（5）患侧大粗隆升高：表现在：①大粗隆在髂—坐骨结节联线之上。②大粗隆与髂前上棘间的水平距离缩短，短于健侧。

（三）X 线检查

X 线检查作为骨折的分类和治疗上的参考。有些无移位的骨折在伤后立即拍摄的 X 线片上可以看不见骨折线，可行 CT、MRI 检查，或者等 2～3 周后，因骨折处部分骨质发生吸收现象，骨折线才清楚地显示出来。因此，凡在临床上怀疑股骨颈骨折的，虽 X 线片上暂时未见骨折线，仍应按嵌插骨折处理，2～3 周后再拍片复查。另一种易漏诊的情况是多发损伤，常发生于青年人，由于股骨干骨折等一些明显损伤掩盖了股骨颈骨折，因此对于这种病人一定要注意髋部检查。

最后确诊需要髋关节正侧位 X 线检查，尤其对线状骨折或嵌插骨折更为重要。

五、治疗方法

大多数股骨颈骨折需要手术治疗。只有少数无移位骨折和外展嵌插的稳定型骨折可进行卧床 8～12 周的保守治疗。

（一）股骨颈骨折的内固定治疗

无移位及嵌插型股骨颈骨折（GardenⅠ、Ⅱ型）占所有股骨颈骨折的 15％～20％。无移位的股骨颈骨折虽然对位关系正常，但稳定性较差。嵌插型股骨颈骨折骨折端相互嵌插，常有轻度内翻。由于骨折端嵌入松质骨中，其内在的稳定性也不可靠。Lowell 认为嵌插型股骨颈骨折只要存在内翻畸形或股骨头后倾超过 30°便失去了稳定性。由于嵌插型股骨颈骨折的患者症状轻微，肢体外旋、内收、短缩等畸形不明显，骨折端具有一定的稳定性，因此，对此是采取保守治疗还是采取手术治疗仍存在争议。目前认为，对于无移位或嵌插型股骨颈骨折，除非患者有明显的手术禁忌证，均应考虑手术治疗，以防止骨折发生再移位，并减少患者的卧床时间，减少发生骨折并发症。

移位型股骨颈骨折（Garde Ⅲ、Ⅳ 型）的治疗原则是：①解剖复位。②骨折端获得加压。③坚强内固定。

移位型股骨颈骨折如患者无手术禁忌证均应采取手术治疗。由于股骨颈骨折的患者多为老年人，尽快手术可以大大减少骨折并发症发生及原有心肺疾病的恶化。Bredhal 发现 12 小时之内进行手术治疗的患者病死率明显低于迟延手术对照组。

另外，急诊手术尽快恢复骨折端的正常关系，对于缓解对股骨头颈血供的进一步损害有一定的益处。Marsie 统计的一组患者中，12 小时之内手术者，股骨头缺血坏死率 25%，13~24 小时之内手术者，股骨头缺血坏死率 30%，24~48 小时之内手术者，股骨头缺血坏死率 40%。目前多数学者主张应在 6~12 小时之内急诊手术。

1. 骨折复位

骨折的解剖复位是股骨颈骨折治疗的关键因素。直接影响骨折愈合及股骨头缺血坏死的发生。Moore 指出，X 线显示复位不满意者，实际上股骨颈骨折端接触面积只有 1/2。由于骨折端接触面积减少，自股骨颈基底向近端生升的骨内血管减少或生长受阻，从而降低了股骨头颈血液灌注量。

复位的方法有 2 种，即闭合复位和切开复位。应尽可能采取闭合复位，只有在闭合复位失败，无法达到解剖复位时才考虑切开复位。

（1）闭合复位：临床上常用的股骨颈骨折闭合复位方法有 2 种。McElvenny 法：将患者置于牵引床上，对双下肢一同施行牵引；患肢外旋并加大牵引；助手将足把持住后与术者把持住膝部一同内旋；肢体内旋后将髋关节内收。Leadbetter 法：Leadbetter 采用髋关节屈曲位复位方法，首先，屈髋 90°后行轴向牵引，髋关节内旋并内收。然后轻轻将肢体置于床上，髋关节逐渐伸直。放松牵引，如肢体无外旋畸形即达到复位。

股骨颈骨折复位后通常应用 X 线片来评价复位的结果。闭合复位后，应用高质量的 X 线影像对复位的满意程度进行认定。Simon 和 Wyman 曾在股骨颈骨折闭合复位之后进行不同角度 X 线拍片，发现仅正、侧位 X 线片显示解剖复位并未真正达到解剖复位。Lowell 提出：股骨头的凸面与股骨颈的凹面在正常解剖情况下可以连成一条 S 形曲线，一旦在 X 线正、侧位任何位置上 S 形曲线不平滑甚至相切，都提示未达到解剖复位。

Garden 提出利用"对位指数"（后被称为 Garden 指数）对股骨颈骨折复位进行评价。Garden 指数有 2 个角度数值：在正位 X 线片上，股骨颈内侧骨小梁束与股骨干内侧骨皮质延长线的夹角正常为 160°，在侧位 X 线片上股骨头中心线与股骨颈中心为一条直线，其夹角为 180°。Garden 认为，如果复位后 Garden 指数在 155°~180°范围内即可认为复位满意。

（2）切开复位：一旦闭合复位失败，应该考虑切开复位，即直视下解剖复位。以往认为切开复位会进一步损害股骨头颈血供。

近年来，许多学者都证实切开复位对血供影响不大。Banks 的结论甚至认为切开复位后不愈合率及股骨头缺血坏死率均有下降。其理由是，首先切开复位时关节囊切口很小，而解剖复位对血供恢复起到了良好的作用。切开复位可采用前侧切口或前外侧切口（Watson-Jones 切口）。

有人提出，如存在股骨颈后外侧粉碎，则应选择后方切口以便同时植骨。但大多数学者认为后方切口有可能损害股骨颈后外侧残留的血供，故应尽量避免。

（3）复位后的稳定性：股骨颈骨折复位后稳定与否很大程度上取决于股骨颈后外侧是否存在粉碎。如果出现后外侧粉碎，则丧失了后外侧的有效骨性支撑，随后常发生复位失败以至骨折不愈合。Banks 发现在股骨颈骨折术后骨折不愈合的患者中，有 60% 原始骨折有后外侧粉碎。Scheck 等认为即使内固定物置放位置正确，也无法抵消股骨颈后外侧骨缺损所造成的不稳定。因此，有人主张，对于伴有后外侧粉碎的股骨颈骨折，可考虑一期进行植骨。

2. 内固定方式

应用于股骨颈骨折治疗的内固定物种类很多。合格的内固定原则是坚强固定和骨折端获得加压。应再次强调，解剖复位在治疗中至关重要，因为不论何种内固定材料都无法补偿不良复位所产生的问题。各种内固定材料均有自身的特点和不足。医生应该对其技术问题及适应证非常熟悉以便选择应用。

三翼钉作为治疗股骨颈骨折的代表性内固定物曾被应用多年，由于其本身存在许多问题而无法满足内固定原则的要求，在国际上早已失用。目前经常应用的内固定材料可分为多针、螺钉、钩钉、滑动螺钉加侧方接骨板等。

（1）多针：多针固定股骨颈骨折为许多学者所提倡。多针的种类很多：主要有 Knowles、Moore 和 Neufeld 等。多针固定的优点主要是可在局麻下经皮操作，从而减少出血、手术死亡及感染的危险。其缺点如下。

1）固定强度不足。

2）在老年骨质疏松的患者中，有在股骨转子下进针入点处造成骨折的报道。

3）存在固定针穿出股骨头的可能。多针固定时如进针过深，此针道应该废弃，否则如再次经此针道穿针，容易穿出股骨头。

多针固定时，每根针应相互平行，许多学者的试验结果证明，多针平行打入股骨颈（不论何种形式排布：三角形、四边形等）可有效地防止骨折端旋转，并且增加骨折端的稳定性。Moore 发现多针固定采取集中排布方式，则股骨颈骨折的不愈合率增加。

多针固定总的牢固强度较弱，因此主要适用于年轻患者中无移位的股骨颈骨折（Garden Ⅰ、Ⅱ型）。

（2）钩钉：Stromgqvist 及 Hansen 等设计了一种钩钉治疗股骨颈骨折，该钉插入预先钻孔的孔道后在其顶端伸出一个小钩，可以有效地防止钉杆穿出股骨头及向外退出，手术操作简便，损伤小，Stromqvist 认为可降低股骨头缺血坏死率。

（3）加压螺钉：多根加压螺钉固定股骨颈骨折是目前主要提倡的方法，其中常用的有 AO 中空加压螺钉、Asnis 钉等。中空加压螺钉的优点有：骨折端可获得良好的加压力；

3 枚螺钉固定具有很高的强度及抗扭转能力；手术操作简便，手术创伤小等。由于骨折端获得加压及坚强固定，提高了骨折愈合率。

（4）滑动螺钉加侧方接骨板：滑动螺钉加侧方接骨板主要有 AO 的 DHS 及 Richards 钉，其特点是对于股骨颈后外侧粉碎、骨折端缺乏复位后骨性支撑者提供可靠的支持。其头钉可沿套管滑动，对于骨折端产生加压作用，许多学者指出，单独应用时抗扭转能力较差，因此建议在头钉的上方再拧入 1 颗加压螺钉以防止旋转。

（5）内固定物在股骨头中的位置：对于内固定物在股骨头中的合理位置存在较大的争议。C1eceland、Bailey、McElvenny 等均主张在正、侧位 X 线片上，内固定物都应位于股骨头中心。任何偏心位置的固定在打入时有可能造成股骨头旋转。另外股骨头中心的关节下致密的骨质较多，有利于稳定固定。Fielding、Pugh 和 Hunfer 等则主张内固定物在正位 X 线片上偏下、侧位上略偏后置放，主要是为了避免髋关节内收、外旋时内固定物切割出股骨头。Lindequist 等认为远端内固定物应尽量靠近股骨颈内侧，以利用致密的股骨距来增加其稳定性。

尽管存在争议，目前一致的看法是由于血供的原因，内固定物不应置于股骨头上方。关于内固定物进入股骨头的深度，目前一致认为应距离股骨头关节面至少 5 mm 为宜。

（二）人工关节置换术在股骨颈骨折中的应用

1940 年，Moore 与 Bohlman 首先应用金属人工假体置换术治疗股骨近端骨肿瘤。随后人工关节技术不断发展。在对于新鲜股骨颈骨折治疗方面，人工关节置换术曾被广泛应用于老年人移位型骨折。

应用人工关节置换术治疗老年人股骨颈骨折主要基于以下两点考虑：①术后患者可以尽快肢体活动及部分负重，以利于迅速恢复功能，防止骨折并发症，特别是全身并发症的发生，使老年人股骨颈骨折的病死率降低。这一点曾被认为是应用人工关节置换术的主要理由。近年来，内固定材料及技术不断发展提高。当代的内固定材料完全可以满足上述要求。因此，人工关节置换术的这一优点便不再突出。②人工关节置换术对于股骨颈骨折后骨折不愈合及晚期股骨头缺血坏死是一次性治疗。关于这一点有许多不同意见。首先，目前无论采用何种技术方法，对于新鲜骨折不愈合及晚期股骨头缺血坏死都无法预测。其次应用当代内固定材料后，多数学者报道股骨颈骨折不愈合率低于 5％。

另外晚期股骨头缺血坏死的患者中只有不到 50％因症状而需进一步治疗。总体而论，股骨颈骨折的患者内固定治疗之后，如骨折愈合而未发生股骨头缺血坏死者，其关节功能评分大大高于人工关节置换者。

同时，人工关节置换有其本身的缺点：①手术创伤大，出血量大，软组织破坏广泛；②存在假体松动等危险而补救措施十分复杂。因此，目前的趋势是对于新鲜股骨颈骨折，首先应争取内固定。对于人工关节置换术的应用，不是简单根据年龄及移位程度来决定，而是制订了明确的适应证标准。Thomas A.Russell 在第 9 版《凯氏手术学》中对于人工关节置换应用于新鲜股骨颈骨折的治疗提出了相对适应证和绝对适应证，国际上对此也予以承认，简介如下。

1. 相对适应证

（1）患者生理年龄在 65 岁以上，由于其他病患，预期寿命不超过 15 年。

（2）髋关节骨折脱位，主要是指髋关节脱位合并股骨头骨折。特别是股骨头严重粉碎骨折者。

（3）股骨近端严重骨质疏松，难以对骨折端进行牢固固定，这一点十分相对。因为严重疏松的骨质不但难以支撑内固定物，同样也难以支撑人工假体。如应用人工假体，常需同时应用骨水泥。

（4）预期无法离床行走的患者，其目的主要是缓解疼痛并有助于护理。

2. 绝对适应证

（1）无法满意复位及牢固固定的骨折。

（2）股骨颈骨折内固定术后数周内固定物失用。

（3）髋关节原有疾患已适应人工关节置换。如原来已有股骨头无菌坏死、类风湿关节炎、先天性髋脱位、髋关节骨性关节炎等，并曾被建议行人工关节置换。

（4）恶性肿瘤。

（5）陈旧性股骨颈骨折，特别是已明确发生股骨头坏死塌陷者。

（6）失控性发作的疾病患者。如癫痫、帕金森病等。

（7）股骨颈骨折合并髋关节完全脱位。

（8）估计无法耐受再次手术的患者。

（9）患有精神疾患无法配合的患者。

总之，对于绝大多数新鲜股骨颈骨折，首先考虑解剖复位，坚强内固定。人工关节置换术则应根据患者的具体情况，按照其适应证慎重选用。

（三）陈旧股骨颈骨折及股骨颈骨折不愈合的治疗

对于陈旧股骨颈骨折在诊断时间上分歧很大。King 认为股骨颈骨折由于任何原因而未经治疗超过 3 周即可诊断为"陈旧骨折"或"骨折不愈合"。Reich 认为诊断陈旧股骨颈骨折的时间标准应为伤后 6 周。Delee 将诊断时间定为 3 个月。究竟股骨颈骨折未经诊治多长时间后仍可行内固定抑或人工关节置换术尚无定论。一般认为，可将陈旧性股骨颈骨折分为 2 类：①根据适应证可行人工关节置换术者。②不需或无法行人工关节置换术者。

对于后者，根据不同情况，可考虑闭合或切开复位、坚强内固定。由于陈旧股骨颈骨折不愈合率较高，常需在切开复位的同时行植骨术。常用的有肌骨瓣植骨、游离腓骨植骨等。

目前认为，植骨术对于骨折愈合有肯定的作用，但对于股骨头缺血坏死及晚期塌陷则无影响。截骨术曾被用来治疗股骨颈骨折不愈合，但由于截骨术后肢体短缩，股骨头与髋臼正常生理关系改变，晚期并发症较多，目前很少提倡应用。

股骨颈骨折不愈合在无移位型骨折中很少发生。在移位型股骨颈骨折中的发生率曾普遍被认为 20%～30%（Catto）。近几十年来，由于内固定材料的改进及手术技术的改进，骨折愈合率大为提高。

目前多数文献报道股骨颈骨折术后愈合率为 85%～95%。关于不愈合的诊断标准，多数学者认为 6～12 个月仍不愈合者即可确定诊断。

影响骨折愈合的因素有：骨折复位质量，固定牢固程度，骨折粉碎情况等。Cleveland 的研究证明骨折复位，固定与骨折愈合有明确的相关关系。Banks 的一组病例中股骨颈后外侧皮质粉碎者不愈合率为 60%。

另外患者年龄，骨质疏松等因素也对愈合有一定影响。有学者认为尽管存在不愈合，但股骨头形态及关节间隙会在很长时间内保持完好。一旦经过治疗骨折愈合，关节功能可以恢复。

在治疗方面应注意以下 3 点：股骨头血供、股骨颈长度、骨质疏松情况。在治疗方面也可分为人工关节置换和保留股骨头两类。如股骨头完整，股骨颈长度缺损不大，颈干角基本正常可行单纯植骨。

股骨头外形正常，股骨颈有一定短缩合并髋内翻者可酌情考虑截骨术、植骨术或两者结合应用。对于股骨头血供丧失、股骨头严重变形、股骨颈明显缺损或严重骨质疏松难以进行内固定的患者则应选择人工关节置换术。

（四）年轻人股骨颈骨折的治疗

年轻人中股骨颈骨折发生率较低。由于年轻人（20～40 岁）骨骼最为致密，造成骨折的暴力必然很大，因此损伤更为严重。有人认为，年轻人股骨颈骨折与老年人股骨颈骨折应区分开来，而作为一个专门的问题来研究。

年轻人股骨颈骨折有以下特点。

（1）骨密度正常。

（2）创伤机制多为高能量暴力。

（3）骨折不愈合率及股骨头缺血坏死率均高于老年人股骨颈骨折。

（4）股骨头缺血坏死改变后多伴有明显症状。

（5）人工关节置换术效果不佳。

有学者指出，对于所有股骨颈骨折均应解剖复位，在年轻人股骨颈骨折中解剖复位尤为重要，一旦闭合复位难以奏效，应积极采取切开复位。

由于较高的股骨头缺血坏死发生率，许多人认为应尽早（6～12 小时之内）实施手术。常规在术中切开前关节囊进行关节内减压。

目前多数学者认为 Bray 及 Templeman 所提出的原则是成功治疗年轻人股骨颈骨折的关键：①急诊手术（伤后 12 小时之内）。②一定要解剖复位，必要时切开复位。③多枚螺钉坚强固定。有人补充提出前关节囊切开减压的必要。

（五）股骨头缺血坏死

股骨颈骨折后股骨头缺血坏死的发生率不同学者报道差异很大，其发生差异的原因可能在于各组病例骨折移位程度不同。

移位型股骨颈骨折发生后，股骨头便可以被认为已部分或全部失去血供。国外学者认为，血供的重建主要靠残留血供的爬行替代。血供重建主要有以下 3 个来源。

（1）圆韧带动脉供血区域与其他部分的吻合。

（2）骨折端骨内血管的生长，这一过程较为缓慢。骨折端的移位及纤维组织生成都将阻碍骨内血管的生长。因此，良好的骨折复位，牢固的固定极为重要。

（3）股骨头未被关节软骨覆盖部分血管的长入。

关节囊内股骨颈骨折发生后，关节囊内的出血及凝血块将增加关节囊内的压力，产生所谓"填塞效应"。许多学者认为填塞效应对于股骨头的血供有一定影响，甚至是股骨头晚期塌陷的原因之一。

实验表明，当关节囊内压力大于舒张压时，股骨头内血流明显减慢，甚至可造成骨细胞坏死。因此，很多学者主张在内固定手术时应行关节内穿刺或关节囊部分切开，以减小关节囊内压力，对降低股骨头坏死的发生率有一定作用。

骨折端的复位情况对于股骨头血供有很大影响，骨折端复位不良、股骨头旋转及内外翻都将使圆韧带动脉及其他残留的动脉扭曲，从而影响股骨头血供。有学者指出，任何不良复位都会使股骨头缺血坏死及晚期股骨头塌陷的发生率增加。

内固定物也是股骨头血供的影响因素之一。Linton、Stromqvist 等均指出，内固定物的体积增大对股骨头的血供是有害的。另外内固定物的位置也对股骨头的血供产生影响。许多学者认为，内固定物置于股骨头外上方时将会损伤外侧骺动脉（股骨头主要血供动脉）。因此，应避免将内固定物置于股骨头上方。内固定物（如三翼钉）会使骨折端产生一定分离，同时反复的捶击振动，会造成不同程度的骨损伤。目前认为，应选择置入时对股骨头颈损伤较小的内固定物。

股骨颈骨折后股骨头的缺血改变或股骨头缺血坏死与晚期股骨头塌陷是不同的两种病理变化。股骨头缺血坏死是指在股骨颈骨折的早期，继发于骨折、复位及固定之后股骨头发生的缺血改变。

实际上，骨折一旦发生，股骨头血供即部分或全部受到破坏。而晚期股骨头塌陷是在股骨颈骨折愈合之后，股骨头血供重建过程中，关节软骨下骨在尚未修复的坏死区域发生骨折，从而造成股骨头的变形。股骨颈骨折后股骨头均不可避免发生缺血改变，而由于不同的损伤程度，不同的治疗方法等因素使得血供重建的时间与范围不同。部分患者股骨头血供未获得重建，而股骨头受到应力作用而发生软骨下骨骨折，即造成股骨头晚期塌陷。股骨头晚期塌陷的发生率低于股骨头缺血坏死率。

综上所述，股骨颈骨折后股骨头是否成活取决于 2 个因素：①残留的血供系统是否足够营养股骨头。②能否在股骨头晚期塌陷之前重建股骨头血供。对于新鲜股骨颈骨折的治疗原则是解剖复位、骨折端获得加压并坚强固定，以保护残留血供，为血供重建提供条件。

第五节　髌骨骨折

一、概述

髌骨是人体内最大的籽骨，位于股四头肌腱内。髌骨的功能是增加了股四头肌腱的力学优势，有助于股骨远端前方关节面的营养供给，保护股骨髁免受外伤，并将四头肌的拉伸应力传导至髌腱。还通过增加伸膝装置至膝关节旋转轴线的距离，改善了股四头肌效能，加长了股四头肌的力臂。

髌骨骨折是膝部常见的骨折，约占所有骨骼损伤的 3%，并可见于所有的年龄组，主要发生于 20～50 岁之间的年龄组。男性大约是女性的 2 倍。并没有发现在左、右侧上有什么区别，但双侧髌骨骨折罕见。

二、损伤机制

髌骨骨折可为直接或间接暴力所致。直接暴力的主要原因是：直接跪倒在地；交通事故伤直接暴力作用于髌骨。髌骨位于皮下，增加了直接受伤的机会，受伤区域也常存在皮肤挫伤或有开放伤口。

当附着于髌骨的肌肉肌腱和韧带所产生的拉力超过了髌骨内在的强度之后，可产生间接暴力所致的骨折。主要典型表现是跌伤或绊倒伤。发生髌骨骨折以后，股四头肌继续作用。将内侧或外侧的股四头肌扩张部撕裂。支持带损伤的程度比直接损伤者要重。典型表现是横断骨折，某些髌骨下极呈粉碎状，支持带中度撕裂。多数患者不能主动伸膝。直接和间接暴力混合损伤的特征是皮肤有直接创伤所致的证据，骨折块有相当大的分离。

三、骨折分型

髌骨骨折按骨折形态一般分为 6 种类型：横断骨折、星状骨折、粉碎骨折、纵形或边缘骨折、近端或下极骨折和骨软骨骨折。

横断骨折最多见，占所有髌骨骨折的 50%～80%，大约 80% 的横断骨折位于髌骨中部或下 1/3。星状和粉碎骨折占 30%～35%。纵形或边缘骨折占 12%～17%。边缘骨折常为直接暴力所致，累及了髌骨的侧方关节面；极少是间接暴力所致，其损伤机制是：在股四头肌紧张的情况下，快速屈膝，髌骨的侧方运动遭到了股骨外髁的撞击所致。骨软骨骨折第一次由 Kroner 提出，常见于年龄在 15～20 岁患者，多见于发生髌骨半脱位或脱位后，髌骨的内侧关节面或股骨外髁出现骨软骨损伤，在原始的 X 线片上常不能确诊，需行诊断性的关节造影，CT 扫描或关节镜检查，以便对隐匿性软骨或骨软骨骨折做出准确诊断。下极骨折可见于年轻运动员损伤，常与急性髌骨脱位同时出现，故应对这些患者同时评估髌骨骨折和髌骨不稳定的情况。

四、临床表现与诊断

通过病史、体检及 X 线检查，一般可做出诊断。直接损伤的病史，譬如膝部直撞击在汽车挡泥板上，后出现疼痛、肿胀及力弱，常提示发生了骨折。另一种损伤的表现是间接损伤，膝部出现凹陷，伴有疼痛和肿胀。直接损伤者常合并同侧肢体的其他部位损伤。

髌骨位于皮下，易于进行直接触诊检查。通过触诊可发现压痛范围，骨折块分离或缺损的情况。无移位骨折仅出现中度肿胀，解剖关系正常，但骨折端压痛是最重要的临床表现。

多数髌骨骨折有关节内积血，而且关节积血可进入邻近的皮下组织层，使组织张力增加。关节内积血时浮髌试验阳性。膝关节内张力性渗出可使疼痛加剧，必要时进行抽吸或紧急外科减压。

应常规拍摄斜位、侧位及轴位 X 线相。CT 扫描或 MRI 检查有助于诊断边缘骨折或游离的骨软骨骨折。因正位上髌骨与股骨远端髁部相重叠，很难进行分析，因此多采用斜位，以便于显示髌骨。侧位 X 线相很有帮助，它能够提供髌骨的全貌以及骨折块移位和关节面出现"台阶"的程度。行轴位 X 线检查有利于除外边缘纵形骨折，因为它常常被漏诊，而且多无移位。

五、治疗方法

治疗髌骨骨折的目的是保证恢复伸膝装置的连续性，保护髌骨的功能，减少与关节骨折有关的并发症。治疗原则是尽可能保留髌骨，充分恢复后关节面的平整，修复股四头肌扩张部的横形撕裂，早期练习膝关节活动和股四头肌肌力。即使存在很大的分离或移位，也不要选择部分或全髌骨切除术。患者的一般情况、年龄、骨骼质量以及手术危险性决定了是否手术以及内固定方式。

（一）非手术治疗

对于无移位的髌骨骨折，患者可以抗重力伸膝，说明伸膝装置完整性良好，可以采取保守治疗。早期可用弹性绷带及冰袋加压包扎，以减少肿胀；亦可对关节内积血进行抽吸，以减轻肿胀和疼痛以及关节内压力，但应注意无菌操作，以防造成关节内感染。前后长腿石膏托是一种可靠的治疗方法，其长度应自腹股沟至踝关节，膝关节可固定于伸直位或轻度屈曲位，但不能有过伸。应早期行直腿抬高训练，并且贯穿于石膏制动的全过程，并可带石膏部分负重。根据骨折的范围和严重程度，一般用石膏制动 3～6 周，然后改用弹性绷带加压包扎。内侧或外侧面的纵形或无移位的边缘骨折，一般可不必石膏制动，但仍应采取加压包扎治疗，3～6 周内减少体力活动，可进行主动和被动的功能锻炼。

（二）手术治疗

髌骨骨折是关节内骨折，且近端有强大的股四头肌牵拉，一旦骨折后应积极进行手术内固定治疗。髌骨骨折的传统手术治疗是采用经过髌骨中部的横切口，此切口暴露充分，能够对内侧或外侧扩张部进行修补。髌骨正中直切口或髌骨侧方直切口在近年应用增多，可以获得更充分的外科暴露和解剖恢复，若有必要的话，也允许对膝关节进行进一步探查和修复。

对于年轻患者，特别是横断形骨折者，松质骨比较坚硬，常能够获得稳定的内固定。对于严重粉碎骨折，若同时存在骨质疏松，则很难获得稳定的内固定，需要进行其他的附加固定或延长制动时间，以期获得良好的骨愈合。

手术主要包括以下 3 种方式。

（1）解剖复位，稳定的内固定。

（2）髌骨部分切除，即切除粉碎折块，同时修补韧带。

（3）全髌骨切除，准确地修复伸膝装置。

髌骨重建的技术常常是采用钢丝环绕结合克氏针或拉力螺丝钉固定。最常应用的钢丝环扎技术由 AO/ASIF 所推荐，它结合了改良的前方张力带技术，适用于横断骨折和粉碎骨折。生物力学研究表明，当钢丝放置于髌骨的张力侧（前方皮质表面）时，与其简单地行周围钢丝环扎相比，极大地增加了固定强度。

这种改良的张力带技术与钢丝环扎技术，即钢丝通过股四头肌腱的入点和髌腱，然后在髌骨前面打结拧紧相比有所不同。用 2 枚克氏针或 2 枚 4.0 mm 的松质骨螺丝钉以控制骨折块的旋转和移位，有利于钢丝环的打结固定，也增加了骨折固定的稳定性。克氏针为张力带钢丝提供了安全"锚地",并且中和了骨折块承受的旋转应力。拉力螺丝钉除此之外,还能对骨折端产生加压作用,但对于年轻患者,将来取出内固定物时可能发生困难。

治疗开放髌骨骨折时,可在进行彻底清创和灌洗之后,进行内固定。但必须对伤口的严重程度、污染情况及患者全身状况进行全面的评估。去除所有无血供组织。若伤口污染较重,在进行最后的骨折修复之前,可能需要多次清创和冲洗,但不能将关节敞开时间太长,以防软骨的破坏和关节功能的恶化。对开放伤口可放入较粗的引流管,并结合重复清创和关节镜下灌洗,全身静脉应用抗生素,在这种情况下可考虑闭合伤口。应注意任何内固定物均必须达到牢固稳定的目的,并且对软组织血供影响较小。若同时合并股骨或胫骨骨折,亦应按照原则进行积极的治疗。

随着现在内固定技术发展,对粉碎的髌骨骨折大多数都能够进行一期手术固定,应尽量避免进行髌骨部分切除和髌骨切除手术。

六、并发症

髌骨骨折术后骨折块分离和再移位少见,常因内固定不牢固或某些病例术后指导功能锻炼不足所致。若不考虑治疗方式,延长制动时间将影响了最终疗效,石膏制动时间不超过4周,83%初期疗效优良;而超过8周者,仅有15%疗效优良。

髌骨骨折的晚期并发症常表现为髌股关节疼痛或骨性关节炎症状。

术后伤口感染的处理包括采取清创术和评估固定的稳定性。若固定牢靠,骨块血供良好,可采取清创、灌洗,放置引流,闭合伤口,静脉使用抗生素。

髌骨骨折后的不愈合率是2.4%,不一定需再行手术内固定以获得骨愈合。有时患者对不愈合所致的功能下降或受限能够很好地耐受。对体力活动多的年轻患者,可能需要再次行骨连接术。对疼痛性不愈合并发无菌性髌骨坏死者,可考虑行髌骨部分切除。

保留内固定物所致的疼痛比较常见,与肌腱或关节囊受到内固定物金属尖端的刺激有关。将内固定物取出,常常能减缓这些症状。但4.0 mm或3.5 mm松质骨螺钉若保留在年轻人坚硬骨质内几年以上,常常很难取出。

七、术后处理与康复

若用张力带对髌骨骨折进行了稳定的固定,术后可进行早期膝关节功能训练。采用改良的AO/ASIF张力带固定,在主动屈膝时可对骨折端产生动力加压,并允许患者尽早恢复膝关节活动。

内固定稳定者,使用CPM也可以改善活动范围。采用多枚拉力螺钉或张力带钢丝或应用间接复位技术治疗的严重粉碎骨折,需要石膏制动3~6周,在术后早期活动时,若多个小骨折块缺乏稳定性,将增加内固定失效的危险。故在用内固定治疗粉碎骨折后,术后应保护一段时间,以便在进行功能锻炼之前,骨折和伸膝装置获得早期愈合。但股四头肌可进行等长训练,以防止粘连和保持股四头肌弹性。患者常需在超过6周后再行大强度的功能锻炼,待X线相上出现骨折愈合的征象后才完全负重。

髌骨部分切除并行肌腱修补,肌腱与骨的愈合需要制动至少3~4周。全髌骨切除术后,至少应保护4周,此后再进行功能康复,并且在锻炼间隔期间,仍用外固定保护。一般需要几个月的时间,以便最大限度地恢复运动范围和肌力。

总的看来，髌骨骨折经手术内固定后预后良好。关节骨折可导致关节软骨破坏和软骨软化，出现创伤后骨关节炎，伴骨刺和硬化骨形成。严重的髌骨骨折更易发生退行性关节炎。

第六节　胫骨平台骨折

一、概述

按照 Hohl 的统计，胫骨平台骨折占所有骨折的 4%，老年人骨折的 8%，可导致不同程度的关节面压缩和移位。

已发表的资料表明，外侧平台受累最为多见（55%～70%），单纯内侧平台损伤占 10%～23%，而双髁受累的有 10%～30%。因损伤程度不同，故单用一种方法治疗不可能获得满意疗效。对低能量损伤所致的胫骨平台骨折，特别是在老年人中，采用保守和手术治疗均取得了满意疗效，但对中等以上能量损伤所致的年轻人骨折，一般不宜采用保守治疗。

二、损伤机制

胫骨平台骨折是强大外翻应力合并轴向载荷的结果。有文献统计表明，55%～70%的胫骨平台骨折是胫骨外髁骨折。此时，股骨髁对下面的胫骨平台施加了剪切和压缩应力，可导致劈裂骨折，塌陷骨折，或两者并存。

而内翻应力是否造成胫骨内髁骨折文献中有不同的意见，一种意见认为仍然是外翻应力时股骨外髁对胫骨内髁产生剪切应力而发生胫骨内髁骨折，另一种意见则认为存在内翻应力所导致胫骨内髁骨折。

目前，随着 MRI 检查应用的增多，发现胫骨平台骨折患者合并的韧带损伤发生率比以前认为的要高，并常合并半月板及软组织损伤。胫骨平台骨折中半月板合并损伤约占 67%。受伤原因中以交通事故汽车撞击、高处坠落或运动损伤为多见，老年人骨质疏松，外力虽轻微也可发生胫骨平台骨折。

三、骨折分型

AO/ASIF 对胫骨平台骨折的早期分类是将其分为楔形变、塌陷、楔变和塌陷、Y 形骨折、T 形骨折以及粉碎骨折。1990 年，AO 又提出了一种新的胫骨近端骨折的分类，将其分为 A、B、C 3 种，每一种骨折又分 3 个亚型，代表了不同程度的损伤。

现在，临床上应用也最广泛的一种分类是 Schatzker 分类，它归纳总结了以前的分类方法，将其分为 6 种骨折类型。

Ⅰ型：外侧平台劈裂骨折，无关节面塌陷。总是发生在松质骨致密，可以抵抗塌陷的年轻人。若骨折有移位，外侧半月板常发生撕裂或边缘游离，并移位至骨折断端。

Ⅱ型：外侧平台的劈裂塌陷，是外侧屈曲应力合并轴向载荷所致。常发生在 40 岁左右或年龄更大的年龄组。在这些人群中，软骨下骨骨质薄弱，使软骨面塌陷和外髁劈裂。

Ⅲ型：单纯的外侧平台塌陷。关节面的任何部分均可发生，但常常是中心区域的塌陷。根据塌陷发生的部位、大小及程度，外侧半月板覆盖的范围，可分为稳定型和不稳定型。后外侧塌陷所致的不稳定比中心性塌陷为重。临床中并不常见。

Ⅳ型：内侧平台骨折，因内翻和轴向载荷所致，比外侧平台骨折少见得多。常由中等或高能量创伤所致，常合并交叉韧带、外侧副韧带、腓神经或血管损伤，类似于 Moore 分类的骨折脱位型。因易合并动脉损伤，应仔细检查患者，包括必要时采用动脉造影术。

Ⅴ型：双髁骨折，伴不同程度的关节面塌陷和移位。常见类型是内髁骨折合并外髁劈裂或劈裂塌陷。在高能量损伤患者，一定要仔细评估血管神经状况。

Ⅵ型：双髁骨折合并干骺端骨折。常见于高能量损伤或高处坠落伤。X 线相检查常呈"爆裂"样骨折以及关节面破坏、粉碎、塌陷和移位，常合并软组织的严重损伤，包括出现筋膜间室综合征和血管神经损伤。

遗憾的是，根据骨折的解剖进行分类并不能完全说明损伤程度，还有其他因素在呈动态变化，决定了骨折的"个性"，这些因素包括如下。

（1）骨折移位情况。

（2）粉碎程度。

（3）软组织损伤范围。

（4）神经血管损伤情况。

（5）关节受损的程度。

（6）骨质疏松的程度。

（7）是否属多发损伤。

（8）是否属同侧复杂损伤等。

四、临床表现与诊断

患者膝部疼痛、肿胀，不能负重。有些患者可准确叙述受伤机制。仔细询问病史可使医师了解是属高能量损伤还是低能量损伤，这一点非常重要，因为几乎所有高能量损伤都存在合并损伤，如局部水疱、筋膜间室综合征、韧带损伤、血管神经损伤等。应特别注意内髁和双髁骨折出现的合并损伤，因为它们在早期的表现并不特别明显。

体检可发现主动活动受限，被动活动时膝部疼痛，胫骨近端和膝部有压痛。应注意检查软组织情况、筋膜室张力、末梢脉搏和下肢神经功能状态。若有开放伤口，应查清其与骨折端和膝关节的关系。必要时测定筋膜室压力。特别要强调的是不能忽视血管神经的检查。

除了一些轻微的关节损伤之外，膝关节正位和侧位 X 线相常可以清楚地显示平台骨折。当无法确定关节面粉碎程度或塌陷的范围时，或考虑采用手术治疗时，可行 CT 或 MRI 检查。

当末梢脉搏搏动有变化或高度怀疑有动脉损伤时，可考虑行血管造影术。对于非侵入性方法，譬如超声波检查，对于确定是否有动脉内膜撕裂并不可靠，一般不能作为肯定的检查。

五、治疗方法

治疗胫骨平台骨折的目的是获得一个稳定的、对线和运动良好以及无痛的膝关节，并且最大限度地减少创伤后骨关节炎发生的危险。要想获得合理的治疗，一定要掌握这种损伤的个体特点，仔细地进行体检和相关的影像学研究，并且熟悉治疗这种复杂骨折的各种技术。

一个很具挑战性的问题是具体到每一个患者，是采取保守治疗好，还是采取手术治疗好。已经认识到，理想的膝关节功能取决于关节稳定，对合关系良好，关节面正常，以允许均衡地传导通过膝关节的载荷。

关节轴向对线不良或不稳定时，可以加速膝关节退行性过程。进行骨折复位时，首先要复位膝关节的力线，避免出现膝关节的内外翻畸形；同时要尽可能的复位好关节面，尽量达到解剖复位，使关节面平整。

治疗方法的选择取决于患者的伤情，骨折类型和医师的临床经验。对骨折移位小的老年患者可采取保守治疗。手术治疗常常是比较复杂和困难，需要具备一定的经验和内固定技术，可使用大、小接骨板和螺丝钉以及混合型外固定架。熟练的护理和理疗有助于术后的早期康复。

胫骨平台骨折是一种常见损伤，手术和非手术的优点常存在争议。有的学者报告，保守或手术治疗并未获得关节的解剖复位，但膝关节功能良好。

有几个研究结果都认为，损伤后不稳定是决定治疗方案的唯一重要因素。残存的不稳定和对线不良常常导致远期疗效不佳。手术治疗的主要适应证是膝关节的不稳定，而不是骨折块移位的程度。

（一）非手术治疗

保守治疗包括闭合复位，骨牵引或石膏制动。尽管避免了手术治疗的危险，但却易造成膝关节僵硬和对线不良。长期制动所带来的某些问题可通过采用牵引使膝关节早期活动来克服之。主要适用于低能量损伤所致的外侧平台骨折。相对适应证包括如下。

（1）无移位的或不全的平台骨折。

（2）轻度移位的外侧平台稳定骨折。

（3）某些老年人骨质疏松患者的不稳定外侧平台骨折。

（4）合并严重的内科疾病患者。

（5）医师对手术技术不熟悉或无经验。

（6）有严重的、进行性的骨质疏松患者。

（7）脊髓损伤合并骨折患者。

（8）某些枪伤患者。

（9）严重污染的开放骨折（GustiloⅢB型）。

（10）感染性骨折患者。

保守治疗可使用可控制活动的膝关节支具。对粉碎骨折或不稳定骨折可采取骨牵引治疗，可在胫骨远端踝上部位穿入骨圆针，把肢体放在 Bohler-Braun 架或 Thomas 架和 Pearson 副架上，牵引重量 10～15 磅（4.5～6.8 kg）左右，通过韧带的整复作用可使胫骨髁骨折复位。

但是，对于受嵌压的关节内骨折块单纯通过牵引或手法不能将其复位，因为它们没有软组织附丽将它们向上拉起。保守治疗的目的不是使骨折获得解剖复位，而是恢复轴线和关节活动。因为膝关节的力线异常和不稳定可以对膝关节负重的不利影响，故只有额状面上不超过 7°的对线异常才可以接受。当考虑保守治疗时，应与健侧比较。

患者为无移位或轻度移位的外侧平台骨折时，治疗上应包括抽吸关节内血肿，并注入局麻药物，常同时配合静脉给予镇静剂，然后对膝关节进行稳定性检查。用支具制动膝关节1~2周期间，调整支具，使其活动范围逐渐增加。3~4周时，屈膝应达90°。支具共用8~12周时间，骨折愈合后去除。

正如所有的关节内骨折一样，负重时间对于轻度移位的骨折应延迟4~6周。采用骨牵引治疗粉碎骨折时，在牵引下早期进行膝关节屈曲活动是有益的。根据临床体征、症状和骨折愈合的放射学表现，伤后可用骨折支具或膝关节铰链支具治疗3~6周，但8~12周内仍勿负重，直到骨折获得牢固的愈合为止。

（二）手术治疗

尽管影像学技术和非侵入性手术方法得到了很大发展，但对于胫骨平台骨折的治疗仍有争论。平台出现塌陷或"台阶"时，采取保守治疗好，还是采取手术治疗好，仍无统一的意见，亦未达成共识。某些学者认为，超过3 mm或4 mm的塌陷，必须进行恢复关节面的解剖形态和牢固内固定的手术治疗。

对于有移位的，出现"台阶"的不稳定和对合不良的胫骨平台骨折，可选择切开复位内固定（ORIF）或外固定架治疗。手术指征和获得稳定的方法取决于骨折类型、部位、粉碎和移位程度，以及合并的软组织损伤的情况。深刻分析X线片和CT或MRI图像，以便制订严格的术前计划。

应依据损伤的"个性"制订手术步骤，以便选择和决定手术切口的位置、内固定的类型和部位，是否需要植骨，术后的前期治疗计划等。

手术治疗的绝对指征包括：①开放胫骨平台骨折。②胫骨平台骨折合并筋膜间室综合征。③合并急性血管损伤。相对指征包括：①可导致关节不稳定的外侧平台骨折。②多数移位的内髁平台骨折。③多数移位的胫骨平台双髁骨折。

1. 手术时机

开放骨折或合并筋膜间室综合征或血管损伤，需要紧急手术治疗。若属多发创伤的一部分，应待患者全身状况允许后尽早手术。在许多病例，可在进行胸腹手术的同时，处理膝部创伤。在危重患者，或软组织损伤重的患者，可采用经皮或局限切口对关节面进行固定，并结合临时使用关节桥接外固定架，使这些严重损伤得以稳定。

对于高能量损伤所致的平台骨折，若患者情况危重，不可能获得早期的稳定，在这种情况下，可采用简单的关节桥接外固定架，或在胫骨远端横穿骨圆针进行牵引，以替代石膏固定。

外固定架或牵引能比较有效地恢复长度和对线，减少骨折端的后倾和移位，比较方便地观察软组织情况和评估筋膜室内压力。若属单纯的闭合骨折，手术时间主要取决于软组织状况，其次是能否获得适当的放射学检查，以及手术小组的经验和适当的内固定物。若无禁忌证，尽早进行手术是可取的，但必须明确软组织损伤的情况。在高能量损伤所致骨折的患者，肢体广泛肿胀，直接暴力作用于胫骨近端的前方，可致胫前软组织损伤。

此种情况下，必须慎重考虑用接骨板螺丝钉内固定，手术可延期至肿胀减轻和皮肤情况改善后进行。在某些患者，手术可延迟几天或几周后进行，但应将患者放在Bohler-Braun

架上或行胫骨远端骨牵引术，以便较好地维持长度和改善淋巴、静脉回流，过早进行手术可增加伤口的并发症。

2. 术前计划

对比较复杂的骨折应制订术前计划。可拍摄对侧膝关节 X 线相作为模板。牵引下的 X 线片可减少折块间重叠，更易于观察骨折形态。术前的绘图，可以推断出解决问题的最好方法，将减少术中软组织剥离，缩短手术时间，明确是否需要植骨并选择合适的内固定物，以最大限度地改善手术效果。

3. 手术切口

除外有其他特殊情况，一般应把整个患肢和同侧髂嵴都进行消毒、铺单，并使用消毒的止血带。手术应在可透 X 线的手术床上进行，以便术中用 C 形臂机影像增强器进行监测。手术床最好可以折叠，以便于术中屈膝，有利于显露和直视关节内情况。根据骨折累及内髁或外髁的情况，可采用内侧或外侧的纵切口。应避免使用"S"字形或"L"字形以及三向辐射状切口（"人"字形）。对于双髁骨折，可以用膝前正中纵切口。

在特殊复杂的病例，采用 2 个切口：第一个在正前方，第二个在后内或后外方。前正中纵切口的优点是暴露充分，对皮瓣的血供损伤小，而且若需晚期重建，亦可重复使用此切口。

4. 手术固定原则

胫骨平台骨折的手术内固定的目的首先要恢复膝关节的力线，其次要尽量解剖复位胫骨平台关节面。胫骨平台骨折手术复位固定后，不允许存在膝关节内外翻畸形；要根据胫骨平台骨折的粉碎程度，尽量恢复关节面的平整。对于没有塌陷，单纯劈裂的骨折块，一定要做到解剖复位坚强内固定。对纵向劈裂的骨折块，除用拉力螺钉加压固定外，一般需要附加支撑接骨板固定。

对于粉碎塌陷的胫骨平台骨折，如严重的 Schatzker V、Ⅵ型骨折，即使关节面不能完全解剖复位，膝关节对位也不允许出现内外翻畸形。胫骨平台骨折多的固定多需要应用接骨板螺丝钉系统。锁定接骨板对减少手术创伤，维持关节复位后的关节力线有其特有的技术优势。胫骨平台后方的塌陷骨折一定要有良好的复位，并用支撑接骨板固定；此时通常须在胫骨后缘附加切口进行单独操作固定。混合型外固定架对于开放骨折的固定有其独特优势。对粉碎的胫骨近端骨折，应用混合型外固定架进行功能复位，维持膝关节力线也是一个良好的选择。对于胫骨平台塌陷骨折复位后出现的骨缺损，应该应用人工骨、自体骨或异体骨进行填充植骨。

5. 术中合并损伤的处理原则

（1）血管损伤：高能量损伤，特别是 Schatzker Ⅳ、Ⅴ、Ⅵ型损伤则有可能并发腘动脉或腘动脉分支处的断裂。

最基本的临床检查是评估末梢脉搏情况。若对血管的完整性存在怀疑，明智的做法是进行血管造影术，以除外隐匿性血管损伤。

血管损伤的治疗取决于缺血的严重程度和骨折后的时间。若末梢脉搏搏动良好，应首先固定骨折。若动脉损伤诊断明确后，应立即重建血液循环，进行临时性的动脉血流转路或行血管修补术，常需静脉移植或人工血管移植来进行动脉修补。

无论何时，均应同时修补受损的静脉。对缺血时间超过 6 小时，再灌注后筋膜间室内张力增加或有广泛软组织损伤者，应积极行筋膜切开减张术，监测筋膜间室压力也是有益的。

（2）韧带损伤：胫骨平台骨折合并膝关节韧带损伤比较多见，但对其发生率和严重性常常估计不足。

临床研究表明，多达 1/3 的平台骨折合并有韧带损伤。遗憾的是，哪些韧带损伤可导致创伤后膝关节不稳定仍不十分明确。随着 MRI 检查和关节镜的普遍应用，发现高达 1/3～2/3 的病例合并有软组织损伤，主要包括：内侧副韧带损伤、半月板撕裂、前交叉韧带（ACL）损伤。

此外，若存在有腓骨头骨折或髁间棘骨折，亦应高度怀疑有韧带撕裂。

对膝关节韧带损伤伴有较大的撕脱骨折块应行一期手术修补已达成共识。对交叉韧带实质部断裂进行一期修补目前认为临床效果并不可靠。

六、并发症

胫骨平台骨折术后并发症分为两类，一类是早期并发症，包括复位丧失、深静脉血栓形成、感染；另一类是晚期并发症，包括骨不愈合、内植物失效、创伤后骨关节炎等。

（一）感染

感染是最常见也是最严重的并发症之一。常常因对软组织损伤的程度估计不足，通过挫伤的皮肤进行不合时宜的手术切口，并做广泛的软组织剥离来放置内固定物，导致伤口早期裂开和深部感染。

谨慎地选择手术时机，骨膜外操作，对粉碎折块行有限剥离，可减少感染的发生率。采用股骨牵开器行间接复位，或通过韧带复位法经皮夹持固定置入较小的内固定物或中空拉力螺钉，也可减少软组织血供进一步的丧失，降低伤口裂开和深部感染的发生率。

对伤口裂开或渗出应行积极的外科治疗，将坏死的骨质和软组织进行彻底清创和冲洗。有时感染可累及膝关节，为防止软骨破坏，应对膝关节进行全面评估和灌洗。深部感染伴有脓肿形成时，应保持伤口开放，二期闭合。若有窦道形成，但无明显的脓液流出，可彻底清创和冲洗，放置引流管，闭合伤口。应进行细菌培养，静脉给予有效的抗生素。若有软组织缺损，可应用皮瓣或肌瓣转移手术覆盖伤口。少数病例可能需要游离组织移植。感染症状消退后，若骨折迟延愈合，可行植骨术或开放植骨术。在发生感染后对内固定行翻修手术，则需要慎重地考虑。

（二）骨折不愈合

低能量损伤所致的平台骨折极少发生不愈合，这归因于松质骨有丰富的血液供应。常见的不愈合发生在 Schatzker Ⅵ 型损伤的骨干与干骺端交界区域，常因骨折严重粉碎、内固定不稳定、植骨失败、内固定力学失效、感染以及其他一些因素所致。

（三）创伤后关节炎

在已发表的文献中，远期研究不多，故平台骨折后创伤性关节炎的发生率仍不十分清楚。但已有多位学者证实，关节面不平滑和关节不稳定可导致创伤后关节炎。若关节炎局限于内侧室或外侧室，可用截骨矫形来纠正；若是 2 个室或 3 个室的严重关节炎，则需行关节融合或人工关节置换术。在决定是否手术治疗时，年龄、膝关节活动范围及是否有感染等因素起着重要作用。

（四）膝关节僵硬

胫骨平台骨折后膝关节活动受限比较常见，但严重程度较股骨远端骨折为轻。这种难治的并发症是由于伸膝装置受损、原始创伤致关节面受损以及为内固定而行的外科软组织暴露所致。而骨折术后的制动使上述因素进一步恶化，一般制动时间超过 3～4 周，常可造成某种程度的关节永久僵硬。

对多数胫骨平台骨折来讲，早期行稳定的内固定，仔细地处理软组织，术后立刻行膝关节活动，可望最大限度地恢复活动范围。一般在术后 4 周，屈膝应达 90°以上。

七、术后处理与康复

闭合骨折内固定术后应静脉使用头孢菌素 24 小时；开放骨折术后应再加用氨基苷类抗生素。常规放置引流管 1～2 日。

下肢关节内骨折的治疗特点是早期活动和迟延负重。若固定较稳定，建议使用 CPM，可增加关节活动、减轻肢体肿胀，改善关节软骨的营养。对 SchatzkerⅠ、Ⅱ、Ⅲ型骨折，一般 4～6 周可以部分负重，3 个月时允许完全负重。对高能量损伤者，软组织包被的情况可影响膝关节活动恢复的时间和范围。

无论何时，即使活动范围不大，也应尽可能使用 CPM。一般患者完全负重应在术后 3 个月左右，此时 X 线相上应出现骨折牢固愈合的证据。对采用韧带复位法和混合型外固定架固定的患者，何时去除外固定架，必须具体病例具体分析，在这些病例中，骨折愈合慢，特别是在骨干与干骺端交界区域，过早地去除外固定架可导致成角和短缩畸形，可行早期植骨，以缩短骨愈合时间。

何时取出内固定物，并没有一个统一的标准，其手术指征是在体力活动时有局部不适。若手术时将内固定物置于皮下常会造成局部症状，特别是 6.5 mm 或 7.0 mm 的空心拉力螺钉，无论是放置在内侧或外侧，其螺帽常常凸出。对多数低能量损伤者，骨折愈合快，一般伤后 1 年可将内固定物取出。

高能量损伤所致骨折，其愈合相对较慢，若未植骨，则不出现或仅出现极少量的外骨痂，应谨慎地推迟至术后 18～24 个月再取出内固定物，以避免发生再骨折。

应注意并不是所有的患者都需要取出内固定物。对多数老年患者来讲，麻醉和手术的危险或许超过了常规取出内固定物带来的益处，

但是，若有持续性局部疼痛，而且骨折愈合良好，亦无内科禁忌证，则可将其内置物取出。对生理年龄年轻者，若无或仅有轻微的与内置物有关的症状，亦没有必要常规取出内固定物。取出内置物后，应常规用拐杖保护 4～6 周，何时恢复剧烈的体力活动应因人而异，一般需延迟至 4～6 个月。

第七节 骶尾椎损伤

一、概述

骶骨骨折常与骨盆骨折伴发,单纯骶骨骨折很少见。骨盆骨折患者中骶骨骨折的发病率为35%(4%～74%)。正常情况下骶骨抗压缩应力很强,而抗剪力和张力较弱;而在骨盆环完整时,除了直接暴力外骶骨只能受到压缩应力作用,所以骶骨骨折常伴发于骨盆骨折。骶骨骨折常常是单侧下肢或者单侧躯体的暴力沿髋骨间接作用于骶骨所致,最常见的应力是张力和剪力。

二、损伤机制

(一)旋转力

伴发耻骨联合分离或者耻坐骨支骨折的严重暴力。作用于下肢的强大的过伸张力导致髋骨沿骶髂关节的水平轴旋转,如果骶髂关节不旋转(骶髂关节抗这种应力的能力很强),就会发生经 $S_{1\sim2}$ 的骶孔骨折。骨折后髂后上棘上移而髋骨不上移。反方向的髋骨旋转可见耻骨联合端上移,这种损伤相对少见。

(二)杠杆作用

一旦骨盆环的前方被破坏,骨盆的两个半环产生明显分离,常见于碾压伤或者下肢极度外展。低髂关节张开到极限,就会产生经骶骨翼的骨折;骨折常常介于第1、2骶孔水平之间。其机制类似于完全张开的合页将固定螺钉拔出。反方向的损伤导致耻骨联合端相互重叠,相对少见。

(三)剪切力

坐位时暴力作用于膝部,使半侧骨盆直接向后移位。这种暴力更容易导致髋关节后脱位;但是如果受伤时髋关节轻度外展,就可能导致半侧骨盆向后向上移位,导致骶椎侧块承受剪切力而骨折。

具体到某一例患者各种应力结合到一起并占不同的比例,因此不可能精确地分析某种应力的作用。例如在坠落伤时,身体的重力和下肢、骨盆传导地面的抵抗力共同作用于骶骨水平,使骨盆沿水平轴旋转同时骶骨则受到来自身体重力的作用而产生垂直向尾侧移位的倾向,从而导致骶骨的横行骨折。

三、骨折分型

目前尚无统一的骶骨骨折分类方法。骶骨骨折分类总体而言可以分为3种。第一种分类方法是将骶骨骨折作为骨盆环损伤的一部分。Letournel,Tile等将骨盆骨折按照损伤机制和骨盆的稳定程度分为3种类型,在此基础上发展出 AO-ASIF 分类。

(一)A 型骨折

单纯髂骨骨折或骶尾骨骨折,由于骨盆后弓仍保持完整,骨盆稳定性不受影响。

(二)B 型骨折

由旋转暴力而致伤,骨盆环的完整性受到不完全破坏,骨折表现为旋转不稳。B_1 型为单侧"翻书样"（Open book）外旋损伤；B_2 型为侧方挤压性内旋损伤，骶骨前方受到撞击而发生压缩骨折，同时合并对侧或双侧的耻骨支骨折；B_3 型则损伤更为严重，表现为双侧的翻书损伤或内旋损伤。

（三）C 型骨折

C 型骨折为一侧或双侧骨盆环的完全性断裂，不仅表现为旋转不稳，而且存在后方及垂直不稳。此时骶骨骨折已不应被作为孤立性损伤来对待，而是应将其作为不稳定性骨盆骨折的一部分来处理。

第二种骶骨骨折分类方法针对累及腰低交界的骨折，这类骨折非常不容易诊断。腰骶韧带非常坚强，除非有骨质疏松，这个节段的损伤通常只发生于高能量外伤。Isler 根据主要骨折线相对于 $L_5 \sim S_1$ 椎小关节的位置，以及腰骶交界稳定性将这种损伤分为三型。

Ⅰ型：$L_5 \sim S_1$ 椎小关节外侧的经骶骨翼的骨折，这种骨折不影响腰骶的稳定性，但是可能影响骨盆环稳定性。

Ⅱ型：经 $L_5 \sim S_1$ 椎小关节的骨折，这种骨折可能会影响腰骶稳定性及骨盆的稳定性，可伴有不同程度移位和神经损伤。

Ⅲ型：累及椎管的骨折，这类骨折都不稳定，如果是双侧骨折则可以导致腰骨盆分离，需要予以固定。

最后一种骶骨骨折分型强调骶骨的内在特征。根据 Denis 分区对骶骨骨折进行分类，即1区（骶孔外侧）骨折、2区（累及骶孔但未累及低管）骨折和3区（累及低管）骨折。

Roy-Camille、Strange-Vognsen 和 Lebch 将 DenisⅢ区的横行骨折进一步进行分类。Ⅰ型损伤最轻，表现为后凸畸形而没有移位或者轻度移位；Ⅰ型骨折表现为后凸畸形，骶骨不完全向前脱位；Ⅲ型表现为骶骨完全脱位；Ⅳ型骨折包含的范围比较大，包括伴有 S_1 椎体粉碎性骨折的全部上述 3 个类型的骨折，这种类型的骶骨骨折非常少见。Roy-Camille 的骨折分型仅考虑到发生于 $S_{1\sim2}$ 的横行骨折；但是在少数情况下，横行骨折也可以发生于 S_3 以下。根据横行骨折发生的位置，又将发生于 $S_{1\sim2}$ 的骨折称为高位骶骨骨折，发生于 S_3 以下的骨折称为低位骶骨骨折。

而 Gibbons 等则将 DenisⅢ型骨折又分为两型：纵行和横行骨折。纵行常伴有严重的骨盆损伤；横行常见于高处坠落伤和交通伤，常伴有严重的神经损伤，又称为跳跃者骨折，或自杀者骨折。当横行骨折同时伴有纵行骨折时，根据骨折线的形状，可以将骶骨骨折分成 H、U、L 及 T 型骨折。

此外，根据骶骨骨折的原因不同还可分为暴力性骨折和骶骨不全骨折（SIF）。骶骨不全骨折是指非肿瘤因素引起的骶骨强度下降而发生的应力性骨折，好发于 60 岁以上的女性。

四、临床表现与诊断

据报道，有 24％～70％的骶骨骨折患者在首诊时被漏诊。骶骨骨折的延误诊断可能会对患者的预后；产生不良影响。骶骨骨折的患者常常有多发损伤。对于高能量钝性损伤的患者必须进行全面的物理检查；尤其是对于有骨盆周围疼痛的患者更应该高度警惕骶骨损伤，应全面检查骨盆环的稳定性。

除了检查患者的运动和感觉功能以及下肢的反射，神经系统检查还应当包括肛门指诊，并记录肛门括约肌的自发收缩和最大主动收缩的力量，肛周 $S_{2\sim5}$ 支配区轻触觉和针刺觉的情况，以及肛周刺激收缩反射、球海绵体反射和提睾反射的情况。女性患者怀疑有骶骨骨折时应当考虑进行阴道检查。除了支配膀胱和直肠的神经受损外，外伤和骨折移位也可能会损伤支配生殖系统功能的神经。必要时需要请泌尿外科及妇科医生会诊。

骶骨骨折，尤其是伴有神经系统损伤时需要对双侧下肢的血供进行检查。除了评估远端的动脉搏动情况外，还应当测量踝臂指数。发现异常时应当考虑行下肢血管造影。

骨盆周围有软组织损伤时应当考虑到有骶骨骨折的可能性。如果有皮下积液，提示腰骶筋膜脱套伤，应当特别重视；因为经该区域的手术感染风险很高、切口不易愈合。

骶骨骨折的患者常常伴发胸腰椎骨折，在进行神经损伤评估时，应当全面地检查分析。

常规的骨盆 X 线正侧位片表现为骶孔线、椎间盘线的异常，如模糊、中断、消失、结构紊乱、硬化、左右不对称等征象。

（一）脊髓造影检查

脊髓造影解决了脊神经根不能显影的困难，同时理想的脊髓造影片也可对 S_1、S_2 以上脊神经根袖内的部分神经显影，而对于 S_2 以下骶神经根、硬脊膜外神经根、骶丛神经、坐骨神经均不能显影。

（二）CT 检查

CT 检查能很好地显示骨结构，确定骨折部位，显示椎管形态及椎管内有无骨折块。

（三）MRI 检查

MR 较其他影像技术对神经、软组织有良好的显像，采用先进的 MRI 技术，使用适当的表面线圈和脉冲序列能够获得较清楚的周围神经影像。

（四）放射性核素扫描（^{99m}Tc）

诊断骶骨不全骨折（SIF）的敏感性很高，表现为单侧或双侧骶骨翼上位于骶髂关节与骶孔之间核素异常浓聚。不过此种检查特异性差，炎症、肿瘤也可有浓聚征。

五、治疗方法

处理骶骨骨折患者时，必须首先遵循创伤患者诊治的总体原则。骶骨骨折时常伴有骨盆环的破坏、神经根损伤、马尾神经损伤以及脊柱的损伤，它们之间相互影响。总体而言，应当根据骨盆环和腰骶的稳定性、神经损伤情况以及患者的全身状况来制订治疗方案。

骶骨骨折应当初步分为以下四类。

（1）伴有稳定或不稳定性骨盆环损伤。

（2）伴有腰骶椎小关节损伤。

（3）伴有腰低分离。

（4）伴有神经损伤及马尾神经或脊髓压迫。

（一）伴有骨盆环损伤的骶骨骨折

必须对骨盆环的稳定性进行评估。当存在明显的骨盆环不稳定时，需要对骨盆环进行初步的复位和固定；方法包括骨牵引、外固定架、骨盆固定带、骨盆钳等。这些方法都可以达到复位骨折、减少出血的目的。如果患者的血流动力学不稳定，可以考虑进一步行血管造影栓塞。

对于骨盆环稳定，并且无神经损伤、软组织损伤也较轻的患者，保守治疗效果比较好。

具体方法：对于无移位的稳定骨折采用卧床休息，早期不负重下床活动；对于移位的骶骨骨折可手法复位后行骨牵引，牵引复位时需要准确地设计好牵引的方向和力量。牵引重量一般为患者自身体重的 1/5～1/4，牵引时间应在伤后 24 小时内完成且不少于 8 周。

（二）伴有腰骶椎小关节损伤的骶骨骨折

Isler 第一个提出了腰骶交界损伤与不稳定性骶骨骨折的关系。他提出骨折线经过 S_1 上关节突或者位于 S_1 上关节突内侧的垂直型骶骨骨折会影响腰骶交界的稳定性。他还发现腰骶交界损伤与半骨盆脱位有关。这种类型的损伤见于 38％的垂直不稳定型骶骨骨折和 3.5％的旋转不稳定型骶骨骨折。

但是 Isler 可能低估了伴有腰骶椎小关节损伤的骶骨骨折的发病率，因为限于那个时代的影像学检查条件，很多病例可能漏诊了。对于经骶孔的尤其是伴有移位的骶骨骨折，应当考虑腰骶交界损伤的可能，应当行进一步检查。一旦确诊，应进行手术固定。

（三）腰骶脱位的骶骨骨折

腰骶脱位，也称为创伤性腰骶前脱位，非常少见。临床表现为腰椎滑脱至骶骨前方，可能伴有双侧 L_5～S_1 椎小关节脱位、同侧的椎小关节骨折，或者经骶骨椎体的骨折。可能有多种受伤机制，都属于高能量损伤。

腰骶脱位非常少见、表现通常不典型，而且患者的病情通常都非常重，所以腰骶脱位在首诊时常漏诊。脊柱骨盆分离（也称为 U 型骶骨骨折）的损伤与此类似，治疗相当困难。它们的共同特征是骶骨与腰椎及骨盆分离，都是高能量损伤所致，患者存活的概率很小。这种损伤高度不稳定。

固定方法包括骶髂螺钉、接骨板螺钉及腰椎—骨盆桥接固定等。因为发病率很低，虽然各种方法都有一定的临床应用效果的报道，但是各种固定方法的优缺点及临床适应证目前还无法准确评价。

（四）伴有神经损伤和压迫的骶骨骨折

神经损伤的情况对治疗方法的选择也有指导作用。马尾神经完全横断的患者减压固定手术的重要性比马尾神经不完全断裂患者就差一些。

骶骨骨折手术治疗指征是：有神经损伤的表现同时存在神经压迫的客观证据，伴有软组织裂伤以及广泛的腰骶结构损伤。对于多发伤患者固定骶骨骨折后早期活动，可作为相对手术指征，有利于患者康复。手术的目的是稳定骨折、恢复腰骶对线、改善神经状态、充分的软组织覆盖以及改善全身状况。

（五）减压

骶骨骨折时神经损伤的程度不同；轻者可为单一神经根病变，重者可能马尾神经完全横断。横行骶骨骨折时马尾神经完全断裂的发生率是 35％。根据骶骨骨折的移位和成角情况，骶神经根可能会受压、挫伤或者受牵拉。

因此可以通过骨折复位间接减压，也可以通过椎板切除或骶孔扩大来直接减压。对于马尾神经横断或者骶神经根撕脱的患者，单纯减压是没有意义的。

减压手术没有绝对的适应证，术后的结果也无法预测。然而在伴有神经损伤的骶骨骨折患者，骨折愈合后神经周围纤维化、骶管及骶孔内瘢痕的形成会令骶神经根减压更加困难。因此，神经减压最好在受伤后的 24～72 小时内完成。对于伴有足下垂的患者行保守治疗或者延期手术，75% 的患者预后差。

尽管 L_5 神经根在骶骨水平位于椎管外，但是骶骨翼的骨折块向上向后移位可能会导致 L_5 神经根受牵拉、压迫甚至卡压于骨折块与 L_5 横突之间，需要手术减压。

（六）固定

骨折的手术固定通常是与减压同时进行的，因为减压本身就可能会加重不稳定。固定手术指征包括伴有骨盆环或腰骶不稳定以及软组织裂伤的骶骨骨折。固定方法包括前方骨盆固定、骶髂螺钉、骶骨直接固定以及腰骨盆固定等。建议对大多数骶骨骨折患者采用骶髂螺钉固定。

对于需要手术固定的骶骨骨折，应当首先考虑到恢复骨盆前环的稳定性。利用接骨板、外固定架等固定骨盆前环，可以增加骨盆后方结构（包括骶骨）的稳定性。在俯卧位行后路手术时，前方固定还可以起到保护骨盆的作用。但是对伴有垂直不稳定骨盆骨折的骶骨骨折，单独固定骨盆前环并不能为骶骨骨折提供足够的稳定性，还应当手术固定骶骨骨折。

骶骨固定方法的选择不单纯取决于骨折的移位程度和生物力学需要，还应当考虑到局部软组织条件。理想的固定系统应当能够提供足够的生物力学稳定性，同时对软组织刺激小、软组织并发症（如伤口裂开、感染等）少。大多数的骶骨骨折都可以用骶髂螺钉固定。

1. 骶髂螺钉

最初设计用于骶髂关节损伤的骶髂螺钉在治疗垂直型骨盆后方损伤及骶骨骨折时非常有用，在 U 型骶骨骨折的治疗中也取得了很好的疗效，但是很少用于横行骶骨骨折。患者仰卧位或俯卧位，可以在透视条件下经皮植入螺钉。螺钉的植入高度依赖于透视成像。这种技术的安全性已经得到广泛验证。相对常见的并发症包括骨折复位的丢失和骨折复位不良，神经损伤或肠道结构损伤非常少见。考虑到骶孔可能会受损，应当避免加压。骶骨翼及骶骨斜坡的解剖存在变异，这种解剖变异可能会导致植入螺钉过程中的神经损伤。此外，经皮骶髂螺钉固定不适用于腰骶严重解剖异常以及无法闭合复位的患者。

2. 骶骨棒

后路骶骨棒固定手术简单、安全、创伤小。缺点如下。

（1）过度加压可能致骶骨压缩骨折加重，损伤骶神经。

（2）双侧骶髂关节脱位或骨折不适用。

（3）髂后上棘损伤也不适用。

骶骨棒适用于 Denis Ⅰ型骨折，如用于 Denis Ⅱ型、Denis Ⅲ型骨折，骶骨棒的横向加压作用可能引起或加重骶神经损伤。骶骨棒加外支架治疗也可用于治疗 Tile C 型骨折，能够达到很好的复位固定，也可将骶骨棒穿过髂骨、骶骨，然后穿过对侧髂骨固定，用于双侧骶髂关节脱位或骨折、中度分离骨折，甚至产后骨盆带不稳定者。由骶骨棒和 CD 棒组合而成的 π 棒也可用于治疗骶骨骨折，由于有 CD 棒的纵向支撑对抗骶骨的垂直移位，骶骨棒无须加压过紧，对于Ⅱ、Ⅲ型骨折可使用在髂后棘内侧的螺帽防止过度加压，从而避免损伤骶神经。由于骶骨的复杂化和个体变化大，骶骨棒固定方法操作复杂、难度大、技术要求高，术前应仔细设计骶骨棒的通道。

3. 三角接骨术

三角接骨术即联合应用椎弓根螺钉系统和骶骨横行固定系统（骶髂螺钉或骶骨接骨板），适用于治疗垂直剪力引起的骶骨骨折，提供了多平面的稳定，术后即可下床，疗效良好。对于垂直不稳定骶骨骨折治疗，三角固定接骨较单独应用骶髂螺钉固定更稳定。三角固定为静力固定，虽然固定牢靠，但可能产生应力遮挡效应而影响骨愈合，且手术创伤大。

4. 接骨板

后路或前路接骨板固定骨盆前环骨折合并骶髂关节骨折，可采用后侧小块接骨板局部固定骶髂关节骨折，单纯后侧接骨板固定的抗分离及抗旋转能力与单枚骶髂螺钉固定相近，但比 2 枚骶髂螺钉固定差。

也可采用 2 块 3～4 孔重建接骨板前路固定，前路接骨板固定可解剖复位，提高关节的稳定性，其缺点如下。

（1）对骨折仅起连接作用，抗旋转作用差，不能早期下地。

（2）手术创伤大，前路显露困难，操作复杂，出血多。

5. 锁定加压接骨板

随着内固定器材的发展，锁定加压接骨板的出现，微创技术的要求及骨质疏松症患者的增多，近来出现了引入内支架治疗骶骨骨折的理念，将 LCP 用于骶骨骨折治疗。LCP 可用于骨质疏松症患者或骨质薄的患者（Denis I 型、Denis II 型骨折及粉碎性骨折）。LCP 固定创伤小，不足之处在于费用较高。

6. 腰椎—骨盆桥接固定

在改良 Galveston 技术基础上发展而来的腰椎—骨盆固定技术包括 L_3～S_2 椎弓根螺钉、髂骨钉、骶髂钉、Jackson 棒、纵向的连接棒以及横联构成，适用于伴腰骶不稳定的骶骨骨折。通过腰椎—骨盆桥接提供腰骶及骶骨骨盆间的稳定性。患者可以不借助支具早期活动。手术过程中可以进行广泛的神经根减压，还可以与骶髂螺钉联合应用。对于腰骶交界部骨折以及 L_5～S_1 椎间盘突出的患者还可以行 L_5～S_1 的椎间融合。

近年来，该方法得到不断改进，应用也越来越多，但是该技术对软组织条件要求高，内固定断裂、深部感染、切口愈合困难等并发症不容忽视。

（七）骶骨不全骨折的治疗

几乎所有学者都认为卧床休息是最好的治疗方法，可有效控制疼痛，一般 1 个月内疼痛缓解，6～12 个月内疼痛消失。同时应针对骨质疏松治疗。

但也有学者主张早期下床活动，因为骶骨不全骨折属于稳定性骨折，不需手术，且患者多为老年人，卧床休息时间过长将导致肌肉、心脏、呼吸、消化、泌尿生殖、血管、内分泌等系统的并发症，严重影响 SIF 患者的治疗效果和生活质量，某些并发症甚至会导致患者死亡。在控制疼痛、严密监控的情况下，让患者借助支撑物早期下床活动将会有效减少上述并发症，并可减少患者的住院时间和费用。

近年来兴起的骶骨成形术为 SIF 的治疗提供了新的选择；这项技术可以达到即刻缓解疼痛的目的，但是目前还没有随机对照的临床研究和长期临床应用结果的报道。

（八）尾骨骨折的治疗

1. 非手术疗法

非手术疗法包括急性期和慢性期的治疗。

（1）急性期：卧床休息 3～5 日后逐渐下床活动，坐位时垫以充气物或海绵垫。对有骨折移位者，在局部麻醉下通过肛门指诊行手法复位（采取上下滑动、加压，以使远折端还纳原位），3 日后再重复 1 次。由于肛周肛提肌的牵拉作用，常难以获得理想复位。

（2）慢性期：可行理疗、坐浴等疗法，并注意局部勿多受压。病重者，可行骶管封闭疗法，每周 1 次，3～4 次为一疗程。对症状顽固者，可酌情行尾骨切除术。

2. 手术疗法

手术疗法主要为尾骨切除术。

手术病例选择：主要是尾骨损伤后长期疼痛且无法缓解的病例。其具体原因不明确，可能是由于瘢痕组织压迫尾神经所致。

参考文献

[1] 徐冬，肖建伟，李坤，等. 实用临床外科疾病综合诊疗学 [M]. 青岛：中国海洋大学出版社，2021.

[2] 杨军. 神经外科诊疗基础与手术实践 [M]. 北京：中国纺织出版社. 2021.

[3] 刘秦鹏. 现代临床外科疾病诊断与治疗 [M]. 天津：天津科学技术出版社，2020.

[4] 陈世杰. 脊柱外科与骨科疾病诊疗指南 [M]. 昆明：云南科学技术出版社，2020.

[5] 李兴泽. 临床外科疾病诊疗学 [M]. 昆明：云南科技出版社，2020.

[6] 沙静涛. 肛肠外科疾病基本知识与技术 [M]. 天津：天津科学技术出版社，2020.

[7] 简学仲. 临床肝胆外科疾病诊治 [M]. 沈阳：沈阳出版社，2020.

[8] 马同强. 现代外科诊疗精要 [M]. 北京：科学技术文献出版社，2020.

[9] 程伟才. 现代外科手术新进展 [M]. 哈尔滨：黑龙江科学技术出版社，2020.

[10] 李辉. 新编外科常见病的诊断与治疗 [M]. 沈阳：沈阳出版社，2020.

[11] 倪强. 外科疾病诊疗学 [M]. 天津：天津科学技术出版社，2020.

[12] 李志鸿. 外科疾病综合诊疗学 [M]. 昆明：云南科学技术出版社，2020.

[13] 李海青，孙建波，王玉治. 实用外科疾病诊疗技术 [M]. 北京：中国纺织出版社，2020.

[14] 尹峰燕. 现代临床外科疾病诊断与治疗 [M]. 青岛：中国海洋大学出版社，2020.

[15] 陈刚. 新编实用临床外科诊疗常规 [M]. 天津：天津科学技术出版社，2020.